# 胎儿介入治疗
# 与手术麻醉

# Anesthesia for Fetal
# Intervention and Surgery

**主　编**
Laura B. Myers. MD　　Linda A. Bulich. MD

**主　译**
连庆泉

**副主译**
上官王宁　宋兴荣　陈卫民

**主　审**
吴军正　周　捷

**编译秘书**
时亚平　卢园园

人民卫生出版社

Anesthesia for Fetal Intervention and Surgery, Myers and Bulich, et al

The original English language work has been pubished by BC Decker, Inc. Hamilton, Ontario, Canada

© 2004 BC Decker Inc.

Now published and distributed by
People's Medical Publishing House-USA, Ltd.
2 Enterprise Drive, Suite 509, Shelton, CT 06484, USA
Tel: (203)402-0646
E-mail: info@pmph-usa.com

**图书在版编目(CIP)数据**

　　胎儿介入治疗与手术麻醉/(美)梅尔斯(Myers)主编;
连庆泉主译. —北京:人民卫生出版社,2012.7
　　ISBN 978-7-117-15767-4

　　Ⅰ.①胎⋯　Ⅱ.①梅⋯②连⋯　Ⅲ.①胎儿-介入性治
疗②胎儿-外科手术-麻醉学　Ⅳ.①R714.505②R614

　　中国版本图书馆 CIP 数据核字(2012)第 076353 号

| | |
|---|---|
| 门户网:www.pmph.com | 出版物查询、网上书店 |
| 卫人网:www.ipmph.com | 护士、医师、药师、中医师、卫生资格考试培训 |

**胎儿介入治疗与手术麻醉**

主　　译:连庆泉
出版发行:人民卫生出版社(中继线 010-59780011)
地　　址:北京市朝阳区潘家园南里 19 号
邮　　编:100021
E - mail:pmph @ pmph.com
购书热线:010-67605754　010-65264830
　　　　　010-59787586　010-59787592
印　　刷:中国农业出版社印刷厂
经　　销:新华书店
开　　本:889×1194　1/16　印张:12
字　　数:371 千字
版　　次:2012 年 7 月第 1 版　2012 年 7 月第 1 版第 1 次印刷
标准书号:ISBN 978-7-117-15767-4/R·15768
定　　价:78.00 元

　　打击盗版举报电话:010-59787491　E-mail:WQ @ pmph.com
　　　(凡属印装质量问题请与本社销售中心联系退换)

# 译　者

（按姓氏笔画排序）

上官王宁　温州医学院附属第二医院、育英儿童医院
王晓俏　广州市妇女儿童医疗中心
卢园园　温州医学院附属第二医院、育英儿童医院
申彦杰　温州医学院附属第二医院、育英儿童医院
叶琦刚　温州医学院附属第二医院、育英儿童医院
朱雪琼　温州医学院附属第二医院、育英儿童医院
连庆泉　温州医学院附属第二医院、育英儿童医院
何芳芳　温州医学院附属第二医院、育英儿童医院
余高锋　广州市妇女儿童医疗中心
宋兴荣　广州市妇女儿童医疗中心
迟庆胜　温州医学院附属第二医院、育英儿童医院
陈卫民　中国医科大学附属盛京医院
屈王蕾　温州医学院附属第二医院、育英儿童医院
赵英花　温州医学院附属第二医院、育英儿童医院
赵晓春　中国医科大学附属盛京医院
洪　涛　中国医科大学附属盛京医院
蒋懿斐　温州医学院附属第二医院、育英儿童医院

# 主　审

（按姓氏笔画排序）

吴军正（Junzheng Wu，MD，Ph. D）　美国辛辛那提医学院儿童医学中心
周　捷（Jie Zhou，MD，MS，MBA）　美国哈佛医学院布莱根妇女医院

# 主 编

**Laura B. Myers, MD**
Assistant Professor
Department of Anesthesiology,
Perioperative and Pain Medicine
Harvard Medical School
Assistant in Anesthesia
Department of Anesthesia
Advanced Fetal Care Center
Children's Hospital
Boston, Massachusetts

**Linda A. Bulich, MD**
Assistant Professor
Department of Anesthesiology,
Perioperative and Pain Medicine
Harvard Medical School
Senior Associate in Anesthesia
Department of Anesthesia
Advanced Fetal Care Center
Children's Hospital
Boston, Massachusetts

# 参 编 人 员

**Linda A. Bulich, MD**
Department of Anesthesiology,
Perioperative and Pain Medicine
Harvard Medical School;
Department of Anesthesia
Advanced Fetal Care Center
Children's Hospital
Boston, Massachusetts

**Nicholas M. Fisk, FRCOG, PhD**
Department of Reproductive and
Developmental Biology
Imperial College;
Department of Obstetrics and
Gynecology
Queen Charlotte's and Chelsea
Hospital
London, England

**David L. Hepner, MD**
Department of Anesthesiology,
Perioperative and Pain Medicine
Harvard Medical School;
Weiner Center for Preoperative
Evaluation
Brigham and Women's Hospital
Boston, Massachusetts

**Philip Hess, MD**
Department of Anesthesia and
Critical Care
Beth Israel Deaconess Medical
Center;
Harvard Medical School
Boston, Massachusetts

**Sreelata Maddipati, MD**
Department of Anesthesia
The Permanente Medical Group, Inc
Fremont, California

**Annabelle L. Mang, MD**
Department of Anesthesia
University of Saskatchewan;
Regina General Hospital
Regina, Saskatchewan

**Audrey C. Marshall, MD**
Department of Pediatrics
Harvard Medical School;
Department of Cardiology
Advanced Fetal Care Center
Children's Hospital
Boston, Massachusetts

**Nicola M. Miller, MBChB**
Department of Reproductive and
Developmental Biology
Imperial College;
Department of Obstetrics and
Gynecology
Borders General Hospital
Melrose, Scotland

**Laura B. Myers, MD**
Department of Anesthesiology,
Perioperative and Pain Medicine

Harvard Medical School;
Department of Anesthesia
Advanced Fetal Care Center
Children's Hospital
Boston, Massachusetts

**Stephen Pratt, MD**
Department of Anesthesia and
Critical Care
Beth Israel Deaconess Medical
Center;
Harvard Medical School
Boston, Massachusetts

**Richard P. Smith, MRCOG, PhD**
Department of Reproductive and
Developmental Biology
Imperial College;
Department of Obstetrics and
Gynecology
St. Michael's Hospital
Bristol, England

**Wayne Tworetzky, MD**
Department of Pediatrics
Harvard Medical School;
Department of Cardiology
Advanced Fetal Care Center
Children's Hospital Boston
Boston, Massachusetts

# 译 者 序

胎儿医学是一项新兴的医学项目,目前欧美国家已经从围生医学阶段进入到胎儿医学时代。在中国,胎儿医学是一个新兴交叉学科,起步很晚,直到 20 世纪 90 年代初,国内医师才接触到"把胎儿视为患者"的观念。"以前胎儿有问题,按常理都会建议放弃,不敢作尝试,但是患者都有治疗权。"宫内治疗因其母儿创伤小,并发症少,风险低,已成为胎儿医学的一个重要组成部分。它提高了胎儿外科的技术发展水平,对于降低新生儿死亡率、围生期胎儿死亡率、发病率,改善新生儿远期预后,提高其生活质量,产生巨大的影响。避免了一部分患病胎儿的出生,从而保证更多正常后代出生。

几年前,当我到国外医院参观学习时,听说胎儿做手术,心中是既茫然又好奇。胎儿手术麻醉?对其的了解只能说是一片空白。我的困惑,相信也是国内一些同行的困惑。由于国内相关书籍寥寥,很高兴从本书的出版商获得中文翻译的版权,能够有机会把目前国际上最新、最先进的理念带入国内,为国内的麻醉医师特别是小儿麻醉医师提供了一个学术交流的平台,也希望借此能够为推动国内胎儿手术麻醉的发展起到绵薄之力。

翻译过程是艰苦的,尤其是没有具体的临床实践经验,其中的许多专业英语对我们也是一个不小的考验和挑战。本书承蒙哈佛大学医学院布莱根和妇女医院周捷教授和辛辛那提儿童医院吴军正教授审校,由衷感佩。同时也感谢参与本书编译并付出辛勤劳动和汗水的所有译者,感谢所有关心并支持本书出版的全国同道同行,感谢温州医学院附属第二医院/育英儿童医院麻醉科全体工作人员,感谢编译秘书时亚平老师和卢园园医师的无私奉献和辛勤付出。书中疏漏之处难免,恳请读者批评指正。

天道酬勤,深望此书出版后能对那些想了解、学习和研究胎儿手术麻醉的人们有所助益。

译者

2012 年 5 月

# 原 著 序

数年前,胎儿介入手术实施的例数还很少,所有胎儿原发病理生理疾病都是采用经皮技术直接治疗。虽然宫内外科手术矫形修补的概念有一定的理论依据和支持,但实践中需要面对很多障碍,最大的挑战为术后早产。随后多年动物研究及外科手术、麻醉和保胎技术的进展,胎儿介入手术已经能够成功治疗各种胎儿病变(除外致死性病变)。此外,产前影像技术的发展使得许多解剖结构异常的胎儿能够在孕早期得到诊断,也为在永久性损害发生之前进行有创胎儿介入治疗提供了机会和条件。虽然胎儿介入手术仍然被认为是带有实验性的操作治疗,但目前的进展使得很多人相信它将会成为未来治疗某些胎儿疾病的常规方法。美国国家儿童健康和发育研究院(national institute of child health and development)指出,到 2020 年,许多先天性畸形胎儿发生继发病变之前给予宫内诊断和治疗将成为常规。在当代新生儿治疗中,胎儿手术是大多畸形胎儿的标准治疗方法。

目前,胎儿治疗包括各种外科手术方式,如直视介入、胎儿镜手术和超声引导经皮介入。直视胎儿手术在麻醉医师的辅助下已经开展,但值得一提的是,许多已经报道的微创胎儿介入手术都是在母体或胎儿没有麻醉或镇痛的情况下进行的。此外,早期的胎儿手术报道,虽然手术很成功,但由于早产导致的最终结果不尽如人意。在本书中提到,母体疼痛和胎儿应激都是宫内应激源,是早产的原因或诱因。因此,通过麻醉医师的工作可以减少应激,是改善母婴预后的关键环节。

新的手术方式需要新的麻醉技术。随着胎儿介入手术的开展,麻醉医师在胎儿手术中处于特殊并且重要的位置。麻醉医师需要同时给两位甚至是三位患者(母体和胎儿)提供麻醉,而患者(母体与胎儿)间存在个体差异,在大多数时候需要个体化的麻醉才能满足需求,因此,常常会有麻醉方式上的矛盾。此外,如果面对一个胎儿介入手术,麻醉医师对胎儿疾病不熟悉(如双胎输血综合征,双胎反向动脉灌注综合征),或在手术前麻醉医师没有获得必要的信息,或无法获得全面的文献资料,就无法保证母婴安全及手术成功。即使麻醉医师得到足够的相关文献资料,在阅读不同专业的文献时也难免会有理解上的问题。因此,本书特别为麻醉医师的临床需要而著,旨在为临床麻醉医师提供胎儿介入手术中诸多必要的信息,帮助麻醉医师安全、个体化地完成各种胎儿介入手术麻醉。

无论从事何种亚专业麻醉,优秀麻醉医师的标准都是:对患者疾病的病理过程有深入的理解,熟悉外科介入和手术,并能够预测任何可能发生的并发症,作好准备随时对并发症进行干预和抢救。一位出色的麻醉医师,需要研究并补充相对不足的麻醉相关学科知识,虽然一些必需并且有用的学科知识和经验可能不会在短时间内被其他学科医师接受,但通过对麻醉相关学科的研究,可填补麻醉相关知识的空白,这必将提高胎儿介入手术的整体成功率。

基于此,本书的目的十分简单,即我们不断证实已经了解事物的确定性,我们也在将所确信的东西变成为现实,但我们也明白最重要的是自己仍然需要不断学习。在开展每一例胎儿介入手术的过程中,都会获得一些新的经验和结果,但同时也会出现更多的需要被解答的新问题。这也是本书需要面临的和向广大读者提出的挑战。我们希望本书能够给读者提供一些相关胎儿介入和手术的病史、手术及转归的信息,通过我们在实践中的成功和失败案例,激励更多的麻醉医师探索诸多未知、未解答的难题。我们诚邀所有的读者参与到对未知的探索中来。当本书中所涉及的未知问题得到圆满的解答,就是本书需要进行更新之时。

**Laura B. Myers, MD**

**Linda A. Bulich, MD**

2004

(上官王宁 译)

# 目　录

# 第一章 胎儿患者

原著 NICOLA M.MILLER　NICHOLAS M.FISK
译者 卢园园　叶琦刚　连庆泉
审校 周 捷

胎儿手术常常不同于其他一般的外科手术,因为它涉及孕妇和胎儿两个患者的处理问题。孕妇能够和医师沟通,能够直接被监测,用药也相对容易。而对于胎儿的处理,我们只能间接地推断疼痛的程度,投用药物也更为复杂,在发育早期的药物投用和操作处理也可能给胎儿带来远期的损害。遗憾的是,目前对于这些方面的研究仍相当局限。

## 第一节 妊娠中晚期的胚胎发育

### 神经系统的发育

自孕中期开始,胎儿的脊髓已经基本成形,但大脑和脊髓真正的发育仍在于妊娠后期,在此期神经外胚层逐步分化形成神经管。孕4周后胎儿神经嵴细胞逐步向周围移行形成周围神经,7天后突触形成[1]。妊娠第8周后,脊髓间形成突触联系。一般而言,运动神经的突触先于感觉突触形成。因此,脊髓反射的形成始于妊娠第8周。

孕第8~18周是神经系统发育的高峰时期,每分钟就有200 000个神经细胞新生形成。脑室区的神经上皮细胞沿着神经胶质细胞生长,这些神经胶质细胞因而呈辐射状排列,新的神经细胞以波浪状向外移行形成新皮质,神经细胞由深层到浅层,逐渐移行植入。神经细胞增殖后,突触先在外周的结构中形成,然后中心部分逐渐跟进。而自孕第20周以后,这些形成过程需部分依赖于感觉冲动的刺激。实际上,最初许多神经细胞的增殖并非是功能性的需求,它们中大多数(约30%~70%)重复的神经细胞都将在出生前进入细胞凋亡过程[2]。

髓鞘形成是非常重要的标志,它的出现意味着局部神经已成熟并形成功能。就传导速度而言,有髓神经的传导速度明显快于无髓神经。髓鞘由神经少突细胞产生。它由神经胞体向轴突逐步延伸。孕第11~14周时,胎儿的脊髓开始形成髓鞘,孕4个月时,运动神经根形成髓鞘,1个月后感觉神经根也形成髓鞘。大脑半球区域的髓鞘早在胎儿时期即已开始形成,并持续形成至出生后若干年。而脑干和丘脑区域的髓鞘形成于孕第30周。

胚胎发育第8周时大脑皮质开始形成,中枢神经系统不断皱褶形成大脑半球。最初,大脑皮质表面是光滑的,妊娠第4个月时才逐渐出现大脑沟回,从而使大脑表面积成倍增加。皮质的分化在妊娠第17周,直至童年时期。出生时脑重量约400g,而在成年脑的重量增至1600g。

正如上述,感受疼痛的反应系统的发育与中枢神经系统发育保持一致。妊娠第7周时,出现口周围感受器,而后第11周,出现脸面部、手掌及足底部感受器,直至妊娠第20周后,感受器才遍及全身皮肤和黏膜表面[3]。因此,如果感受器是疼痛感受的重要部分,那么胎儿对痛觉的感受在妊娠中期即已存在。但似乎并不如此,当感受器感受刺激后,脊髓神经参与反射,而非高级中枢神经,这种生理反射是痛觉感受所必需的条件。随着反射的逐渐复杂化,脑干反射形成,可参与血压及心率的调整。但是这些反射没有大脑皮质的参与,因而也不会产生知觉。我们普遍认为大脑皮质必须存有电生理活动时,特别是大脑皮质的IV层和VI层,才可能出现意识[4]。这意味着意识的形成并非是瞬时的结果,而是一个持续的逐步形成的过程[5]。

丘脑负责中转整合脊髓的信号到大脑皮质(图1-1),因此,假若大脑皮质是痛觉感受所必需的,那么丘脑-大脑皮质之间联系的形成是极其重要的,它使胎儿能够意识到疼痛的存在。丘脑形成于孕22~23天,它与大脑的联系也产生于这时期,起初仅为大脑壁的移行区,收集大脑皮质信息。大脑半球的神经细胞不断成熟,最终变成一个具有特殊功能的区域。丘脑皮质连接最终形成于妊娠第26周左右[6]。实际上,有研究认为丘脑皮质间的胆碱能神经元突触联系早在妊娠20周就已形成[7]。这也被认为胎儿感知伤害性疼痛的最早期阶段。然而,脑电诱发电位研究已证明妊娠29周后才出现大脑皮质感觉冲动[8]。

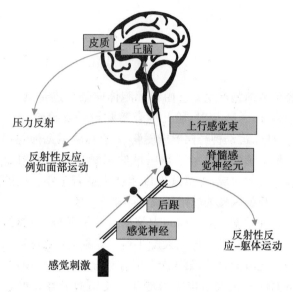

**图 1-1　胎儿感觉传导通路**

下行性抑制是通过抑制脊髓背角的下行性5-羟色胺神经元,从而使痛觉传导过程在脊髓水平被阻断[9]。这个过程的发育从胚胎时期开始,一直到出生仍未完全成熟。在大鼠,这种下行性抑制直到出生后10天才产生作用[10]。因此,从理论上讲,孕晚期的胎儿对痛觉的反应比成人更敏感,而并非不能感知疼痛。

## 呼吸系统的发育

### 肺 的 发 育

呼吸系统的发育可分为5个阶段。第一阶段为胚胎期,内胚层腹侧外翻形成支气管肺段。第二阶段,妊娠第7~16周时为假性腺样结构期,经过此期,大量的气道形成,并开始分化出肺泡上皮、纤毛、支气管平滑肌细胞和软骨,妊娠第13周后,纤毛开始活动,杯状细胞分泌黏液。

第三阶段,尽管基本的气道已形成,但真正有效的气体交换功能仍在妊娠中期形成。在此时期,呼吸性细支气管和肺泡管、肺泡囊形成。肺泡间的间质变薄,毛细血管紧贴肺泡生长,从而为进一步的气体交换提供条件。但毛细血管发育仍未成熟,血管壁仍较厚。约在妊娠20~22周时,肺泡分化出

Ⅰ型(进行气体交换功能)和Ⅱ型肺泡上皮细胞(分泌肺泡表面活性物质)。这阶段称之为微小管期,大约从妊娠16到26周~28周。

第四阶段(从妊娠26~28周直至36周)为囊性期。在此阶段,肺泡继续发育,肺泡间质变得更薄,柱状上皮转变成立方上皮,随着肺泡间质不断皱褶,呼吸性细支气管的间隔形成,气体交换的表面积也不断增大。妊娠20周后Ⅱ型肺泡上皮细胞开始分泌肺泡表面活性物质[11]。足月儿肺泡表面活性物质分泌约100mg/kg,而早产儿分泌量近似于成人,仅约5mg/kg[12,13]。

第五阶段为肺泡期,肺泡细胞继续发育达到成人水平(约30亿个)。尽管肺泡期开始于胎儿出生前,但它常持续发育到出生后2年。实际上,新生儿总的气体交换面积仅为3~4m²,而成人为75~100m²。

### 肺发育的病理学改变

胎儿介入治疗时,我们应当考虑到引起呼吸系统发病的两个重要因素:羊水过少和早产。如果存在这两个因素中的任何一个,在做介入治疗时,胎儿肺发育所处的阶段对于评估可能出现的损害程度是至关重要的。

未足月胎膜早破(PPROM)常导致羊水过少,常见原因有自发性胎膜早破或医源性因素,有直接损伤或宫腔感染因素等。羊水过少也继发于胎儿尿量减少,可能是胎儿肾功能不全(如肾发育不全或尿路梗阻)或继发于胎盘功能不全。

尸检时可通过以下一些方法诊断肺发育不良:肺重量占体重的比例小,放射性肺泡计数减少,脱氧核糖核酸(DNA)占体重的比例小。妊娠中期以后肺泡发育不全的发生率约为9%~25%[14]。一般而言,发生率与妊娠期胎膜早破、待产期和羊水量等呈反相关[15,16]。妊娠20周前胎膜早破、待产期超过8周、羊水最厚区少于1cm出现胎儿肺发育不全概率最高[17]。结合这些风险因素,其致死性的肺发育不全的阳性预测值为86%[17]。假如未足月胎膜早破(PPROM)发生于妊娠24周后,肺发育不全的风险因素将显著减少[18],有研究证明妊娠26周前胎膜早破发生肺发育不全仅27%[19],相比而言,妊娠25周以前,严重的羊水过少伴随胎膜早破、待产期超过2周,其新生儿死亡预测值大于90%[20]。

在绵羊实验中发现,羊水过少可导致脊椎弯曲,从而压迫腹内容物,膈肌移位,压迫肺组织[21]。这种肺与羊膜腔的压力阶差的增加,肺内液体减少,从而阻止肺扩张有关[21]。非分娩期子宫收缩使

通过进一步增加胸膜腔内压和肺内液体外流而导致这种压迫更加恶化[21]。肺内液体作为未成熟肺的扩张物质,约以 4.5ml/(kg·h)的速率产生[22]。它通过气管外流,或被吞咽或排向羊膜腔。假如结扎气管可导致肺过度膨胀,假如仅结扎一侧主支气管可引起单侧肺过度膨胀[24]。过去研究认为胎儿缺乏呼吸运动的能力是导致肺发育不全的重要因素,但现在许多研究(人或绵羊的研究)已证明羊水过少的胎儿呼吸运动仍是存在的[25~27]。

羊水排放的动物实验已经证明羊水过少可导致子代肺发育不全[28],重新补充羊水后能有效预防肺发育不全的发生[29]。越来越多的证据显示未足月胎膜早破的孕妇给予羊膜腔内灌注可有效改善胎儿肺发育。Cameron 和同事报道[30]了一个很不寻常的肾发育不全的胎儿病例,在给予 17 周的系列羊膜腔内灌注治疗后,胎儿出生时未患肺发育不全及常见的面部压迫 Potter 综合征。Fisk 和同事[25]对孕龄小于 22 周胎膜早破的孕妇进行的羊膜腔内灌注的前期研究发现胎儿的肺发育不全的发病率明显减少(为 22%)。Locatelli 和同事[15]对孕龄小于 26 周胎膜早破的孕妇进行的羊膜腔内灌注的较大样本研究发现尽管羊膜腔内灌注在 70%孕妇的羊水不能维持,但结果证明胎儿的肺发育不全的发病率明显减少到仅 10%。显然,这些研究给未足月胎膜早破的治疗带来了希望,毕竟这些未予以处理的未足月胎膜早破的孕妇,其胎儿围生期死亡率达到 49%~90%[20,31],但仍需要更大样本的对照试验进一步证明这些方法的可行性、有效性和可靠性。

肺表面活性物质由肺泡Ⅱ型上皮细胞分泌,是一种磷脂及肺表面蛋白(SP)的复合物,肺表面蛋白(SP)可分为四种:SP-A、SP-B、SP-C、SP-D。肺表面活性物质可减少肺表面张力,从而防止肺泡萎陷。糖皮质激素、甲状腺素和 β-肾上腺素受体激动剂可刺激肺泡Ⅱ型上皮细胞合成和分泌肺表面活性物质。它自孕 23 周开始产生,但直到孕 34 周时呈直线增加,才具有真正改善通气作用。临床上可通过羊膜腔穿刺,测定羊水中磷脂酰胆碱/鞘磷脂的比率来评估胎儿的肺生化成熟程度,近期也有人使用羊水板层小体计数(LBC)技术预测胎儿肺生化成熟程度[32]。自从 1972 年 Liggins 和 Howie 应用激素方法加速肺表面活性物质的分泌一直沿用至今[33],现临床上常用倍他米松 12mg,两个疗程,或地塞米松治疗。最近的循证医学(Cochrane 的综述[34])显示早产儿产前应用激素治疗的新生儿的死亡风险(比

值比 0.6;95%可信区 0.48~0.75)和呼吸窘迫综合征风险(比值为 0.53,95%可信区 0.44~0.63)已明显降低[34]。大剂量激素疗法改善胎肺发育的有效性未得到有效证实,但大剂量激素的远期疗效已受到广泛关注[35,36]。

## 心血管系统的发育

胎儿血液循环的解剖和生理与出生后婴儿明显不同(图 1-2)。第一,胎儿的氧合血不是来自于肺循环,而是来自于胎盘,通过脐静脉、静脉导管进入右心房。孕 20 周,30%脐静脉血[40~60ml/(min·kg)]通过静脉导管回流,但在孕 20 周后,通过静脉导管回流减少[20ml/(min·kg)]而通过肝门静脉入肝的脐静脉血将增加[37]。当胎儿低氧血症或出血时,血细胞比容将增加,从而导致肝血管阻力增加,使通过静脉导管回流的血液将增加,以便增加脑和心脏的血供[38]。通过肝的回心血(相对氧饱和度少 15%)与静脉导管的脐静脉血汇聚下腔静脉回心[38]。那部分去氧饱和的回心血,其输送动能相对较低,流入右心房速度减慢(而后流至右心室)[38]。而通过静脉导管回心的氧饱和血具有高速输送动能,优先通过卵圆孔直接进入左心,通过主动脉弓供应心脏和上半身的发育。脐静脉血氧饱和可达到 80%~85%,经右心房,升主动脉混合血氧饱和约 65%。左心室血氧饱和约 15%~20%,但仍超过右心室氧饱和。约 90%的右心室去氧饱和血直接越过高阻力的肺血液循环通路,经过动脉导管旁路进入降主动脉而供应下半身,进而回流至胎盘进行气体交换。

主动脉峡部位于左锁骨下动脉和动脉导管根部,是维系左右心间的血液循环的重要结构。如此,它能平衡左右心血流及各自的循环阻力。正常胎儿心脏收缩期的血总是正向通过主动脉峡,而在孕 20 周时,收缩末期可出现切迹,表示短暂的血流暂停或舒张末期的逆流,这种现象直到孕 30 周才消失[39]。一些导致外周血管阻力增加的因素如胎盘功能不全都有可能增加这种逆流的机会[40]。

出生后婴儿的左右心室心排血量近似相等,而胎儿左右心室的心排血量并不相等,有项多普勒下研究发现,妊娠后期,胎儿右心室每搏输出量超过左心室每搏输出量 28%。

许多因素影响胎儿心率,使其始终快于窦房结的固有心率,孕晚期的绵羊胎儿的实验研究证明其机制可能与迷走神经、交感神经及儿茶酚胺的释放有关[41~43]。胎儿在整个妊娠期间,随着心脏发育,每

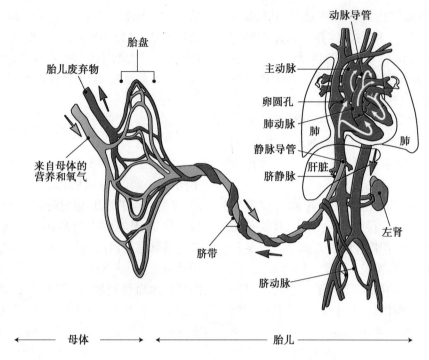

图 1-2　胎儿的血液循环

搏量的增加,其心率下降 6～15 次/分,而绵羊胎儿下降 25 次/分[46]。妊娠晚期,低氧血症可引起胎儿一过性的反射性心动过缓,而几分钟后立即纠正或反应性心动过速,在切除颈动脉窦神经(即去除颈动脉化学感受器)后,这种化学反射随即消失[47]。这种心动过缓并非是颈动脉窦压力反射的结果,因为它早于动脉血压升高前发生,且酚妥拉明降压对此产生并无影响[48]。而其后的反应性心动过速可能与 β-肾上腺素受体激活,儿茶酚胺分泌有关[49]。胎儿出血也可引起心动过速,这可能与压力反射有关。

动脉血压由心排血量和总外周血管阻力所决定。胎儿的心排血量取决于心率[50],总外周血管阻力受交感神经(小动脉的 α-肾上腺素受体)影响。孕 110 天的绵羊胎儿其动脉血压为 40mmHg,到孕130 天,动脉血压升至 50mmHg,主要的原因是胎儿心排血量不断增加[46],也因为胎儿身体的增长快于血管系统的增长,从而与血管阻力增加有关[41]。尽管这种创伤性操作不可能在人体实验,但这种胎儿血压的变化仍是可以理解的。低氧血症可导致动脉血压逐渐升高,但这种血压的升高可被酚妥拉明或切除颈动脉窦神经所阻断[47,48]。

正如成人一样,胎儿的动脉血压和心率相互影响,并受压力感受器的反射调节。实验证明绵羊胎儿静注去氧肾上腺素后,动脉血压升高而引起反射性心率的下降[51]。

胎儿左右心室的总心排血量为 450ml/(kg·min)[52]。胎儿出生后根据发育的需求通过增加心率或每搏量而增加心排血量。然而,每搏量的增加是极有限的,因为心肌未完全发育,收缩性组织相对较少。绵羊胎儿的心肌 60% 是由非收缩性组织组成,而在成年绵羊只占有 30%[53]。因此,如果血容量因出血而减少,心脏并不能用每搏量增加而代偿,然而如果血容量增加,也不能使心肌扩张,从而导致心功能下降。但这种继发的影响可被胎盘循环减少。胎儿的心率增加也相当有限,因为胎儿 β-受体密度较低,交感神经未发育成熟。

胎儿处于一个相对低氧的环境中,动脉氧分压($PO_2$)是成人的 1/4 左右。脐静脉血氧分压为30mmHg。胎儿的血红蛋白氧解离曲线常左移,因为胎儿的 F 型血红蛋白和 2,3-二磷酸甘油酸(2,3-DPG)相对较低。2,3-DPG 与还原血红蛋白有较高亲和力,因此,它与血红蛋白结合,可降低血红蛋白的携氧能力。然而胎儿的 2,3-DPG 仅仅发挥成人的 40%的作用。因此,与母体比,胎儿具有更高的氧亲和力。成人 $P_{50}$($P_{50}$ 是氧饱和度为 50% 时的氧分压)为27mmHg,而胎儿的 $P_{50}$ 仅约 20mmHg。妊娠期间,随着血红蛋白 A 的含量增加,胎儿的 2,3-DPG 也不断增加[54]。胎儿血红蛋白浓度相对较高(18g/dl),因此,它的氧运载能力将更强。

## 第二节　胎儿的氧合

胎儿的氧供取决于多种因素（表 1-1）：①母体的氧合状况。手术中母亲必须进行氧合状况的监测，必要时给予吸氧治疗。②充足的氧合血供应胎盘循环。许多因素可影响到胎盘循环，如母体大出血可导致胎盘供血不足。膨大的子宫可压迫主动脉从而导致胎盘供血不足，故治疗过程中应置孕妇左侧倾斜位，以减少主动脉压迫。膨大的子宫也可压迫下腔静脉，导致子宫静脉压增高，从而影响子宫胎盘灌注，另外回心血量减少而致动脉血压下降，又进一步加重胎盘供血不足[55]。有研究证明剖宫产术可使绵羊子宫胎盘供血减少 73%，而胎儿镜手术对此无明显改变[56]。尽管剖宫产可明显减少胎盘血供，并且有研究显示这样的血供减少可导致胎儿酸血症、血液再分配等影响，但胎儿常常能够良好地代偿，以维持自身氧耗。如果酸血症进一步发展，胎儿也将失代偿。

**表 1-1　围术期子宫胎盘血供的影响因素**

| 影响胎盘血供或氧合状况的因素 | 影响子宫血供或胎儿循环的因素 |
| --- | --- |
| 母体氧合不足或贫血 | 脐血管痉挛 |
| 母体失血性疾病 | 胎儿心排血量不足 |
| 大动脉压迫 | 胎儿出血或胎儿低血红蛋白血症 |
| 药物影响 | 胎儿低血压 |
| 子宫创伤 | 胎盘血供不足或氧供障碍 |
| 宫缩 | 脐带扭结 |
| 胎盘功能不足（PET、IUGR） | |
| 羊水过多（压力效应） | |
| 母体儿茶酚胺过度分泌致外周血管阻力过高 | 胎儿儿茶酚胺过度分泌致胎盘血管阻力过高 |

IUGR：胎儿宫内发育迟缓；PET：子痫前期

宫缩抑制剂可用于预防早产，同时也可改善子宫血液，因为子宫收缩本身就减少了子宫血供。母体的有些药物治疗也可减少子宫血供，如异氟烷吸入全麻及丁哌卡因硬膜外神经阻滞均可扩张外周血管，导致母体低血压而影响子宫供血。

即使子宫血供良好，胎儿还依赖于胎盘血供和脐静脉血流。羊水过多，羊膜腔压力过高，也可损害胎盘血供[57,58]。有研究显示孕妇羊水过多可导致胎儿酸血症和 73% 的脐静脉低氧血症，并显示胎盘血供与羊膜腔压力呈负相关[59]。动物实验证明，当胎儿动脉血气 $PO_2$ 下降时，胎盘血供已减少 50% 以上[60]。外科手术的刺激可引起母体儿茶酚胺分泌过度，胎盘血管阻力增加，胎心后负荷也随之增加[61]。胎膜早破的孕妇可发生脐带扭结，脐带血流中断，从而导致严重的胎儿血供障碍。处理脐带时也可导致脐血管痉挛，影响脐静脉血流。还有胎儿的应激反应也可导致脐带血管收缩，影响胎儿血供。

与成人不同，胎儿心排血量的增加只是通过心率增加而代偿，而不能增加心每搏量。尽管如此，胎儿对出血的代偿仍很强。研究发现绵羊胎儿急性失血 20% 后，没有任何干预下，绵羊胎儿的血压及心率仍能够快速恢复[62]。甚至于急性失血 40% 后，绵羊胎儿的血压也能在 2 分钟内恢复，心率也能在 35 分钟内恢复[63]。原因在于胎儿血液的再分配和来自胎盘、血管外组织间隙的容量代偿给予胎儿心脑的充分的氧供[63]。

孕妇麻醉药品的选择需考虑到胎儿的远期影响。所有的吸入麻醉药都能透过胎盘屏障。胎儿的摄取相对较母亲长，但由于胎儿的肺泡麻醉药浓度相对较低，胎儿的麻醉诱导时间不比母亲长[64]。减少胎儿应激反应也是胎儿麻醉的重要部分，因为应激后儿茶酚胺大量分泌可减少胎盘血液，加剧胎儿宫内窘迫[61]。

吸入麻醉药也可使母体外周血管扩张，从而引起甚至加重胎儿的缺氧。缺氧绵羊胎儿的动物实验证明异氟烷可加重胎儿的酸血症[65]。同时，异氟烷也使胎儿对缺氧的血液再分布反应变得迟钝。但由于胎儿的大脑的氧需也被相应减少，故胎儿大脑的氧供需平衡并未受影响。绵羊胎儿的实验发现缺氧可引起胎儿血压增高和心动过缓等反应，而氟烷不抑制血液再分布反应，但可抑制血压增高和心动过缓的反应[66]。氟烷可明显降低孕妇的血压，但并不减少子宫动脉的血流[66]。而异氟烷可减少 30% 的子宫动脉血流[65]。静脉麻醉药硫喷妥钠也可明显减少子宫动脉血流，但丙泊酚不会减少子宫血流[67]。而无论是异氟烷还是丙泊酚都不会加重胎儿酸血症[67]。β-受体阻断剂可使胎儿对酸血症的代偿能力减弱。与对照组相比较，β-受体阻断剂组的胎儿对酸血症的心率、脑血流和心排血量代偿反应均未明显增加[68]。这些绵羊胎儿乳酸值常更高，pH 更低，恢复到基线水平也相对较慢。在实际中，使用 β-受体阻断剂的胎儿有大部分不能恢复，甚至死亡。

体感诱发电位实验显示被抑制,表明β-受体阻断剂可抑制机体神经生理学反应[68]。

酸血症使氧解离曲线右移,血红蛋白氧饱和度下降。缺氧后脑干血流增加 100%,大脑血流增加 60%[66]。

# 第三节 妊娠中晚期的生理局限性

胎儿麻醉时有许多问题需要考虑周到,这也是胎儿手术麻醉的独特之处。

实施手术首先要考虑如何接近胎儿?如何进行手术操作?胎位是至关重要的问题。前置胎盘可能阻碍手术操作,可使手术复杂化,并可增加出血,影响子宫血供。假如子宫松弛不够或继发宫缩,可明显影响手术操作。应用一些宫缩抑制剂可抑制子宫收缩,以便操作,同时增加子宫血供,因为子宫收缩可影响子宫血供。胎儿手术的最大风险仍然是早产,因为进入子宫操作可诱发子宫收缩而引起早产,所以抑制子宫收缩是胎儿手术的重要环节[69]。

孕妇实施全麻时药物可透过胎盘而影响胎儿或者胎儿体外手术时药物直接应用于胎儿,但现代的胎儿手术对胎儿的影响仍相对较轻,因为大部分手术都应用微创技术及内镜技术,很多手术甚至都是门诊手术。对于胎儿的麻醉仍是一项非常严峻的挑战[5]。有许多麻醉途径可应用,如羊膜腔内注射、肌内注射或静脉注射通过胎盘而起作用。每种途径都是一种有创操作,都存有一定的风险。

遗憾的是胎儿手术期间常缺乏一些有效的监测手段。目前,胎儿心电图监测正在发展中,它通过母体下腹部放置的电极进行监测,随着抗母体心电干扰技术的发展,胎儿心电图监测变得越来越可靠[70]。但胎儿心电图还尚未成为临床的常规监测技术。胎儿血气分析和胎儿注射同样也非常困难。它们可导致胎儿夭折的风险,但不及胎儿外科手术的风险。

一般而言,低分子、易溶解、非解离的药物相对较易透过胎盘屏障。几乎所有的吸入麻醉药均极易透过胎盘,其中异氟烷最快速。但当胎盘血流障碍时,将影响这些药物的胎盘吸收过程,这也关系到胎儿麻醉是否成功及从母亲麻醉到胎儿麻醉的间隔期的长短问题。

对于母亲用药,无论用药目的是作用于母亲或者是胎儿,我们必须要清楚地了解母体-胎盘-胎儿之间的药代动力学过程。母亲的药物代谢过程见于第二章"孕妇患者"、第三章"子宫松弛"和第五章"胎儿监护"部分。大部分药物的跨胎盘转运,其程度和比例随着孕龄的增加而增加[71]。由于胎儿的血浆蛋白结合率低,药物的游离型浓度相对较高[72]。胎儿 16 周时肝脏的氧化还原反应已经存在,但酶活性及浓度均较低,意味着胎儿的药物代谢比母亲更长[73]。在孕早期,胎儿的药物排泄是通过胎盘排泄,尔后,随着胎儿肾脏的不断成熟,药物经肾排泄至羊膜腔成为主要的排泄途径。羊膜腔也就变成了药物的蓄积库,并可引起药物的重吸收[72]。

使用子宫抑制剂可引起较多的胎儿副作用。β-受体激动剂即便母体用量极少也可引起胎儿心动过速[74]。荟萃分析证明环氧化酶(COX)抑制剂具有较强的子宫抑制作用[75]。但 COX Ⅱ选择性抑制剂可引起胎儿少尿和动脉导管收缩等副作用,因此限制了它的临床应用[76]。短期内使用,它的副作用可在停药后 72 小时内逆转[76]。而文献证明长期应用吲哚美辛可使小于 30 周龄的早产儿的肾功能不全、坏死性小肠结肠炎、颅内出血和动脉导管未闭的发生率明显增高[77]。阿托西班是一种催产素拮抗剂,至今还未发现任何有关胎儿的副作用[78]。钙通道阻滞剂如硝苯地平可抑制平滑肌细胞的收缩,动物实验证明硝苯地平导致子宫血流减少和胎儿代谢性酸中毒,而临床试验并未发现有关胎儿的副作用[79,80]。有报道示这些副作用的原因部分归咎于它的乙醇溶媒的作用[81]。硫酸镁可降低胎儿心率的变异性[82]和抑制胎儿右心室功能[83]。这些药物能快速地通过胎盘屏障,而通过胎儿肾排泄较慢,这就有可能导致胎儿的中毒,引起呼吸抑制和中枢神经系统抑制[84]。硝酸甘油等亚硝酸盐制剂对胎儿的副作用相对较少[85]。

胎儿麻醉除了需考虑其胎儿生理方面因素,还需考虑外部因素。胎儿的皮肤菲薄,极易损伤,对体液蒸发和热丢失的保护作用较差。因此,手术室室内温度应维持在 26℃左右[86],羊膜腔置换液(生理盐水)必须接近人体生理温度[64]。孕晚期的绵羊胎儿(115~142 天)的实验证明胎儿对低温有一定的心血管和儿茶酚胺释放等调节反应,但低温下胎儿仍可形成严重的酸血症和低氧血症。胎儿缺乏正常的甲状腺素升高和游离脂肪酸释放反应,从而使它们对低温的损害更加敏感[87]。就本身而言,急性羊水丢失不会导致严重结果,只要手术后给予适度的羊水置换。有实验显示胎膜早破数小时没有发现对胎儿肺发育的影响,尽管这些方面的影响仍存在争议,但胎膜早破可能与胎儿呼吸运动减少有关[27,88]。急性羊水丢失时,羊水置换并不能增加胎儿呼吸运动[86]。

预防感染是预防术后早产的重要措施,因为25%以上的术后早产与亚临床宫内感染有关[89]。这也是抗生素预防性应用的依据。

镇痛是胎儿麻醉必要的措施。阿片类药已广泛地应用于新生儿麻醉。胎儿自孕 20 周时大脑及脊髓中即已存在大量的阿片类受体[90,91],这为阿片类药使用提供依据。有实验证明芬太尼能减少早产儿对手术创伤的应激反应,也能减少胎儿宫内针操作时胎儿的应激反应[92,93]。然而,胎儿对镇痛药物也有明显的心血管反应。我们近期已经证明静注芬太尼后孕晚期绵羊胎儿的心率及颈动脉血流发生改变,并伴有血 pH 和氧分压下降[94]。

# 第四节 孕晚期胎儿的疼痛与应激反应

就目前技术而言,我们仍无法确切知道胎儿什么时候开始感知痛觉,而只能依靠胎儿对刺激的反应间接地了解。许多对胎儿反应的研究已经应用许多不同的指标,但它们这些指标只是儿童或成人的生理学反应指标。观察指标归结于以下四类:运动反应、内分泌反应、心血管反应和皮质脑电活动。

## 运 动 反 应

运动反应最早见于孕 7.5 周时,我们通过超声波可以观察到胎儿身体对刺激的躲避反应。但我们无法区分这种胎儿的运动反应是胎儿自身活动还是刺激后的反应?在什么情况下发生?哪个水平下发生?是肌肉、脊髓?还是脑干?

胎儿对触摸的反应首先出现于孕 8 周左右时的口周区域。孕 14 周时,身体大部分区域都存在触摸反应。随着妊娠周期增加,胎儿运动变得越来越复杂,胎儿对刺激的反应减弱,例如只表现肢体运动[95]。振荡听觉刺激法已经应用于胎儿反应的评估,Gagnon 和同事[96]证明自孕 26 周开始,胎儿对振荡听觉刺激表现为心率增加的反应。孕 33 周时,胎儿伴有身体运动的增加,但当孕 36 周后,胎儿对刺激的反应表现为呼吸运动减弱[96]。Kisilevsky 和同事[97]证明孕 30 周,胎儿对听觉刺激表现为活动和心

率增加。Shahidullah 和 Hepper[98]证明自孕 20 周开始,胎儿对低频的听觉刺激产生反应,随着孕周期增加,频率范围也随之增大,孕 28 周时胎儿对听觉刺激开始出现心率改变反应。所有这些研究都涉及胎儿运动反应和听觉器官,其反应性和完整性是这些研究的重要限制因素。孕晚期绵羊胎儿的实验证明胎儿对振荡听觉刺激表现为脑电活动去同步化,结合耳蜗切除实验证明,外周听觉器官在振荡听觉刺激的反应中是必不可少的[99]。

尽管我们不知道胎儿对刺激是否存有意识,但胎儿对刺激的反应与新生儿相似。然而,对刺激缺乏体动反应并不意味着胎儿对刺激没有感受,因为胎儿对刺激的体动反应涉及许多因素。胎儿早在孕 23 周时可出现听觉刺激的耐受性反应,这也暗示着胎儿有感觉的能力和部分记忆能力。

在新生儿监护室,我们可以清楚地观察到早产儿对痛刺激的面部表情和行为反应。成人对人工通气的反应情况常与早产儿不同,因为他们常给予一定的镇静镇痛处理。有研究显示芬太尼明显减少孕 28～32 周的早产儿的疼痛相关的行为活动如烦躁、不适及痛苦表情[100]。

口服蔗糖可缩短苯丙酮尿症新生儿足跟切开术 31% 的哭泣时间[101]。在幼年大鼠也观察到同样的结果,而这种结果可被纳洛酮拮抗[102]。由此推测,蔗糖的镇痛效应源于内源性阿片样物质的作用结果。

与疼痛的生理反应不同,这些行为学指标显示早产儿能意识到疼痛。然而,即便是胎龄相同,拿早产儿与胎儿相比,也不一定完全正确。

## 内分泌反应

绵羊胎儿实验已经证明胎儿对经皮心脏血液取样可直接产生儿茶酚胺分泌(图 1-3)[103]。早产儿对外科手术可产生明显的应激反应,而众多学者认为去除这些应激反应可改善早产儿的预后。有研究证明胎儿外科手术期间,儿茶酚胺大量分泌,并产生高糖血症和高乳酸血症[104]。一组随机对照试验:芬太尼用于平均胎龄 28 周的婴儿的动脉导管未闭手术中发现,实验组肾上腺素水平明显低于对照组,乳酸和丙酮酸也低于对照组,并且术后并发症更少。随机对照试验证明吗啡可减少早产儿呼吸机治疗后的神经后遗症(对照组发生率为 24% 而治疗组仅为 4%)[105]。实验证明芬太尼可减少呼吸机治疗的早产儿(平均胎龄 28 周)的皮质醇水平[100]。

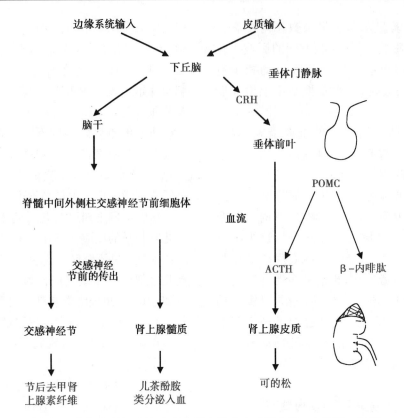

**图 1-3**　胎儿下丘脑-垂体后叶素-肾上腺和交感肾上腺。ACTH＝促肾上腺皮质激素；CRH＝促肾上腺皮质激素释放激素；POMC＝阿片-促黑素细胞皮质素原

胎儿自孕 18 周开始即出现应激的内分泌反应。Giannakoulopoulos 和同事首先证明持续肝内静脉置管（IHV）行子宫内输血的胎儿血浆皮质醇及 β-内啡肽浓度增高[106]。这些应激反应的强度常与刺激的持续时间有关。血浆皮质醇浓度平均增加 590％，β-内啡肽浓度平均增高 183％。而胎儿通过无神经分布的脐静脉置管行输血治疗，显示未出现明显的应激反应。Gitau 和同事对胎儿行肝内输血治疗的研究发现自孕 18 周开始胎儿 β-内啡肽浓度增高，β-内啡肽浓度不依赖于孕周期的长短和孕妇的应激反应[107]。研究也证明自孕 20 周开始胎儿血浆皮质醇浓度也增高，而胎儿的血浆皮质醇浓度的高低也不依赖于孕妇的应激反应水平，但随着孕周期的增加，皮质醇水平也随之增加[107]。胎儿静脉注射 μ-阿片受体激动药芬太尼能抑制胎儿肝内静脉置管（IHV）的 β-内啡肽反应和部分抑制皮质醇反应，揭示镇痛对应激的影响（图 1-4）[93]。

研究发现 IHV 的胎儿自孕 18 周开始去甲肾上腺素水平也快速增高，胎儿的去甲肾上腺素的高低也不依赖于孕妇的应激程度，但随着孕周期的增加，去甲肾上腺素浓度也有一定程度的增加[108]。

由此可见，胎儿下丘脑-垂体-肾上腺反应轴已趋于成熟，自孕 18 周时即可产生 β-内啡肽反应，孕 20 周时产生皮质醇和去甲肾上腺素反应。从这些研究显示胎儿对疼痛的生理性内分泌反应已经存在，但这些反应仍不能证明胎儿对疼痛存有意识。

## 心血管反应

当寒冷、缺氧或严重出血时，成人表现为交感活性增加，血液重新分配，末梢循环减少，血液流向重要脏器如脑、心和肾上腺等器官。许多动物实验已经证明当子宫供血不足[109]、胎儿宫内窘迫[110,111]及出血时[63]，胎儿也具有上述血流再分布的改变。一项孕晚期绵羊胎儿的实验显示圈套结扎法减少子宫血供，使胎儿血氧分压从 24mmHg 减少到 17mmHg（3.2～2.3kPa），重要脏器的血流如脑增加 75％、心增加 69％，而肾脏减少 15％、小肠减少 30％、皮肤减少 37％[109]。

多普勒超声波能够观察胎儿的血流改变，是一种无创而实用的方法（图 1-5）。中、重度贫血的胎儿的脑保护模型显示脑血流速率波形的收缩速度峰值提高到高于 1.5MoM，这提示局部血管扩张[112]。这些血流再分布是超声诊断胎儿生长受限的有利证据。多普勒超声显示脑[113]及肾上腺[114]血流速

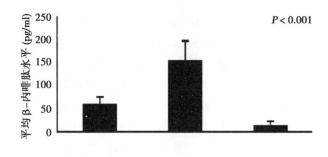

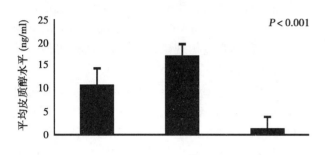

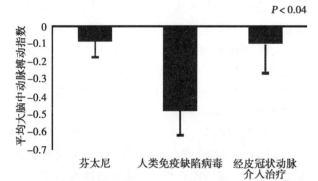

图 1-4　胎儿直接静注芬太尼镇痛后,其对肝内静脉穿刺和输血时 β-内啡肽、皮质醇及大脑中动脉搏动指数(MCA PI)的影响。PCI 显示无芬太尼镇痛下脐带穿刺和 IHV 的参数对照变化。引自 Anesthesiology,2001;95:828-835

波的阻力指数减少,提示血管扩张,而外周器官血管床如肾[115]、下肢[116]、肺[117]的血流速波指数增加,提示血管收缩。多普勒也显示脾动脉收缩速率峰值降低[118]。

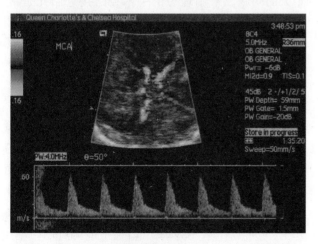

图 1-5　大脑中动脉多普勒声波图和它的流速波形

大量的动物实验已经证明胎儿急性血流再分布的存在,而人类胎儿的研究受到多方面的限制,因为这些研究只能观察胎儿在施行临床操作时(作为急性应激源)的情况。由此,这种情况下的许多胎儿都并非处于正常状态。然而,人类胎儿宫内穿刺的研究证明,早自孕 16 周始,胎儿脑血流减少是有节制的[119]。研究显示,在胎儿股动脉搏动指数增加 22% 时,平均大脑动脉搏动指数只减少 10%[120]。动物实验已经揭示了胎儿缺氧后心血管反应的机制原理[121]。颈动脉化学感受器可能参与这反射过程,因为切除化学感受器传入神经后,缺氧后外周血管阻力增加反射消失[122]。化学感受器传入神经是一种含 α 肾上腺素能的交感神经纤维[123]。在慢性血流再分布状态下,胎儿还是能维持他们的自身循环,这已经得到证实,即当暴露于震动声音刺激时,胎儿随之产生的心率加快和大脑及脐带血管搏动指数降低的反应能力并未受损[124]。

## 皮质脑电活动

意识和脑电活动之间的关系可通过脑电图(EEG)评估和记录。EEG 的大部分数据仅来自于早产儿的 EEG 模型,因为少于孕 24 周的胎儿不能获得的有效的 EEG 数据,而脑干电活动早在孕 12 周时就已经出现。少于孕 25 周的胎儿脑电图记录的脑皮质电活动是不连续的电活动。一个脑电周期内等电位持续 8 分钟,而爆发活动电位仅 20 秒(爆发电位仅占总周期的 2%)。孕 25～29 周时,脑活动电位持续时间延长,直到孕 30 周,尽管 EEG 活动仍是不连续电活动,有两段明显的脑电活动节律已经基本形成,它是成人脑电模式的雏形(其实,一些胎儿直到足月前几周才在静态睡眠状态出现连续电活动节律)。起初,这些脑电活动和行为状态并不一致,即眼睛和身体活动时 EEG 不是表现为觉醒的模式。而经几周时间后,它们的一致性明显改善[125]。直到孕 34 周后,脑活动电位占总周期的80%。孕 34～37 周时,胎儿脑电图中睡眠/清醒周期已经能清楚区分。

最早什么时候胎儿脑电活动可作为胎儿意识的指标呢?仍存有较多争议,但目前比较认同的是把孕 20 周作为界线,因为孕 20 周以前胎儿缺乏皮质活动电位。意识其实并非突然出现,随着脑活动周期逐渐延长,其间的间距逐渐缩短,意识活动也就逐渐出现。孕 30 周后胎儿脑电模式相对较成熟,可作为有效的监测手段[126]。

## 第五节　程序效应

疼痛对胎儿在发育过程中有什么影响呢？当考虑到这里时，我们必须要考虑到人道主义，去减轻手术及其他有创操作给胎儿带来的疼痛伤害，同时要考虑到疼痛可能影响发育早期，导致永久性的生理改变。这个概念被称为"程序"，它是被 Barker[127] 定义为在重要的发育过程中那些刺激或伤害导致组织结构、生理和代谢等方面永久性的改变。

目前，大量文献已经报道有关围生期应激反应的影响。动物的研究（主要是大鼠，也有猴子）已经证明应激刺激后动物胎儿的海马及下丘脑区域的糖皮质激素受体数量永久性减少。从而导致应激后的负反馈调节减弱，胎儿的皮质醇及皮质酮基础水平和应激反应水平明显增加，并持续至成年，这也导致行为学的改变，如应变反应较差。

有文献报道大鼠另一种有关早期疼痛的"程序"效应。新生大鼠鼠爪注射刺激物 Freund's 后观察发现：同侧的传入神经纤维目数永久性的增多、兴奋性增高，并持续至成年[128]。假如出生后14天再注射刺激物，上述现象不再出现。新生大鼠皮肤创伤也同样导致局部感觉神经增生，从而形成超敏感的区域，该区域的神经分布稠密（增加3倍）。这种改变在新生鼠表现明显，而新出生天数越少，改变越明显[129]。在新生儿重症监护中心，最常见的有创操作是足后跟针刺血液采样。Anand 和同事进行新生大鼠模拟这种刺激的实验发现这些新生大鼠每天多次遭受刺激后，其痛阈明显降低，并伴有明显的焦虑行为和防御回避反应[130]。许多实验有关早期疼痛的远期影响的研究仅仅局限于新生儿期，并非是宫内的胎儿期开始研究。但是，就神经发育角度而言，新生大鼠的神经发育仅相当于人类孕晚期胎儿的神经发育水平。

但有关人类的研究数据仍是相当有限的。Taddio 和同事比较第4~5天的新生儿行包皮环切术与4~6个月的婴儿注射疫苗的反应，显示包皮环切的新生儿表现出更强烈的行为反应和更长的哭喊时间，而行局部麻醉后，这种行为反应明显减轻[131~133]。

作者自己的研究显示了出生时期的应激损害（以皮质醇升高为标志）和出生后2个月接种疫苗时皮质醇升高反应之间的联系[134,135]。出生后4~6个月接种疫苗时皮质醇反应与其他出生后的应激参数有关，这些被作为"非理想的出生条件"[136]。在 NICU 的早产儿处于脑发育的早期阶段，常遭遇到多种疼痛因素的影响。Grunau 和同事[137]研究证明，18个月的小儿，如出生时为极低体重早产儿与足月儿相比，其痛阈更低。而一项比较足底针刺的疼痛反应的试验：同样32周大小的婴儿分为两组，一组早4周前出生，另一组最后4天内出生，结果显示，早出生组对许多有创疼痛刺激，行为学表现迟钝一些[138]。Fitzgerald 和同事[139]发现足底无创的局部炎症致使局部痛觉过敏现象，而局部麻醉药可使这种痛觉过敏减轻。

Jacobson 和 Bygdeman 认为出生时应激损害可产生远期影响，直至成年。Albeit 的一项回顾性调查中发现那些曾在出生时受损害的人，他们使用暴力手段自杀的比例高出其他人4倍多。然而，假如在出生阶段给予阿片类药镇痛处理后，此种现象将明显减少[140]。但是，另一些研究认为母亲使用阿片类药分娩镇痛与胎儿阿片类药物成瘾有关[141]。这些研究提示了产科干预的远期影响，也包括怀孕期及分娩期的药物处理的影响。Robust 正在着力研究这些可能的远期损害。

围生期应激损害远期影响的另一些可能机制是血液再分布机制，血液再分布可破坏正常脏器的血液供应，造成功能性改变，甚至器质性改变。例如，我们研究证明慢性循环改变与双胞胎输注综合征相关，导致胎儿血管顺应性改变。而通过宫内激光切除术可以切断双胎间的灌流[142]。

## 第六节　总　结

胎儿手术面临着前所未有的挑战，它关系到两个人的问题。采用理想的手术径路接近胎儿是常见的难题之一，胎盘的位置、抑制宫缩、药物处理和胎儿监测都是我们必须所考虑的问题。任何处理都必须根据胎儿各系统生理功能的具体情况全面综合考虑，谨慎处理。

肺发育不全仍然是影响早产儿生存率的重要因素，任何可能激发早产的处理因素都必须要认真考虑到这点。在心血管系统，胎儿心搏量代偿有限，但它的血液再分布的调节能力强，能够代偿40%的血容量丢失。胎儿在怀孕早期即能感受伤害性刺激，但胎儿是否存有意识尚有较大争议。胎儿孕20周时丘脑-皮质连接已基本形成，可能存在最早期的认知能力。胎儿"程序效应"的概念证明胎儿时期的疼痛和应激可导致远期的生理性损害的可能。因此，胎儿期给予合适的疼痛治疗是极其重要的，不仅仅是人道主义的原因。

# 参 考 文 献

1. Okado N, Kakimi S, Kojima T. Synaptogenesis in the cervical cord of the human embryo: sequence of synapse formation in a spinal reflex pathway. J Comp Neurol 1979;184(3):491–518.

2. Rabinowicz T, de Courten-Myers GM, Petetot JM, et al. Human cortex development: estimates of neuronal numbers indicate major loss late during gestation. J Neuropathol Exp Neurol 1996;55(3):320–8.

3. Smith S. Commission of inquiry into fetal sentience. London: CARE; 1996.

4. Crick F. The astonishing hypothesis. London: Simon and Schuster Ltd.; 1994.

5. Glover V, Fisk NM. Fetal pain: implications for research and practice. Br J Obstet Gynaecol 1999;106(9):881–6.

6. Royal College of Obstetricians and Gynecologists. Fetal awareness: report of a working party. London: RCOG Press; 1997.

7. Kostovic I, Rakic P. Developmental history of the transient subplate zone in the visual and somatosensory cortex of the macaque monkey and human brain. J Comp Neurol 1990;297(3):441–70.

8. Lloyd-Thomas AR, Fitzgerald M. Do fetuses feel pain? Reflex responses do not necessarily signify pain. BMJ 1996;313 (7060):797–8.

9. Fitzgerald M. Development of pain pathways and mechanisms. In: Anand KJS, editor. Pain research and clinical management. Amsterdam: Elsevier; 1993. p. 19–38.

10. Fitzgerald M, Koltzenburg M. The functional development of descending inhibitory pathways in the dorsolateral funiculus of the newborn rat spinal cord. Brain Res 1986;389(1–2):261–70.

11. Jobe AH, Ikegami M. Surfactant metabolism. Clin Perinatol 1993;20(4):683–96.

12. Jackson JC, Palmer S, Truog WE, et al. Surfactant quantity and composition during recovery from hyaline membrane disease. Pediatr Res 1986;20(12):1243–7.

13. Jobe A. The role of surfactant in neonatal adaptation. Semin Perinatol 1988;12(2):113–23.

14. Kilbride HW, Thibeault DW. Neonatal complications of preterm premature rupture of membranes. Pathophysiology and management. Clin Perinatol 2001;28(4):761–85.

15. Locatelli A, Vergani P, Di Pirro G, et al. Role of amnioinfusion in the management of premature rupture of the membranes at < 26 weeks' gestation. Am J Obstet Gynecol 2000; 183(4):878–82.

16. Rotschild A, Ling EW, Puterman ML, Farquharson D. Neonatal outcome after prolonged preterm rupture of the membranes. Am J Obstet Gynecol 1990;162(1):46–52.

17. Laudy JA, Tibboel D, Robben SG, et al. Prenatal prediction of pulmonary hypoplasia: clinical, biometric, and Doppler velocity correlates. Pediatrics 2002;109(2):250–8.

18. Spong CY. Preterm premature rupture of the fetal membranes complicated by oligohydramnios. Clin Perinatol 2001;28(4):753–9, vi.

19. Nimrod C, Varela-Gittings F, Machin G, et al. The effect of very prolonged membrane rupture on fetal development. Am J Obstet Gynecol 1984;148(5):540–3.

20. Kilbride HW, Yeast J, Thibeault DW. Defining limits of survival: lethal pulmonary hypoplasia after midtrimester premature rupture of membranes. Am J Obstet Gynecol 1996;175(3 Pt 1):675–81.

21. Harding R, Hooper SB, Dickson KA. A mechanism leading to reduced lung expansion and lung hypoplasia in fetal sheep during oligohydramnios. Am J Obstet Gynecol 1990;163(6 Pt 1):1904–13.

22. Mescher EJ, Platzker AC, Ballard PL, et al. Ontogeny of tracheal fluid, pulmonary surfactant, and plasma corticoids in the fetal lamb. J Appl Physiol 1975;39(6):1017–21.

23. Carmel J FF, Adams F. Fetal tracheal ligation and lung development. Am J Dis Child 1965;109:452–6.

24. Moessinger AC, Harding R, Adamson TM, et al. Role of lung fluid volume in growth and maturation of the fetal sheep lung. J Clin Invest 1990;86(4):1270–7.

25. Fisk NM, Parkes MJ, Moore PJ, et al. Fetal breathing during chronic lung liquid loss leading to pulmonary hypoplasia. Early Hum Dev 1991;27(1–2):53–63.

26. Dickson KA, Harding R. Decline in lung liquid volume and secretion rate during oligohydramnios in fetal sheep. J Appl Physiol 1989;67(6):2401–7.

27. Kilbride HW, Thibeault DW, Yeast J, et al. Fetal breathing is not a predictor of pulmonary hypoplasia in pregnancies complicated by oligohydramnios. Lancet 1988;1(8580): 305–6.

28. Moessinger AC, Bassi GA, Ballantyne G, et al. Experimental production of pulmonary hypoplasia following amniocentesis and oligohydramnios. Early Hum Dev 1983;8(3–4):343–50.

29. Harrison MR, Nakayama DK, Noall R, de Lorimier AA. Correction of congenital hydronephrosis in utero II. Decompression reverses the effects of obstruction on the fetal lung and urinary tract. J Pediatr Surg 1982;17(6): 965–74.

30. Cameron D, Lupton BA, Farquharson D, Hiruki T. Amnioinfusions in renal agenesis. Obstet Gynecol 1994; 83(5 Pt 2):872–6.

31. Hadi HA, Hodson CA, Strickland D. Premature rupture of the membranes between 20 and 25 weeks' gestation: role of amniotic fluid volume in perinatal outcome. Am J Obstet Gynecol 1994;170(4):1139–44.

32. Neerhof MG, Haney EI, Silver RK, et al. Lamellar body counts compared with traditional phospholipid analysis as an assay for evaluating fetal lung maturity. Obstet Gynecol 2001;97(2):305–9.

33. Liggins GC, Howie RN. A controlled trial of antepartum glucocorticoid treatment for prevention of the respiratory distress syndrome in premature infants. Pediatrics 1972;50(4):515–25.

34. Crowley P. Prophylactic corticosteroids for preterm birth. Cochrane Database Syst Rev 2000(2):CD000065.

35. Jobe AH, Newnham JP, Moss TJ, Ikegami M. Differential effects of maternal betamethasone and cortisol on lung maturation and growth in fetal sheep. Am J Obstet Gynecol 2003;188(1):22–8.

36. Huang WL, Harper CG, Evans SF, et al. Repeated prenatal corticosteroid administration delays astrocyte and capillary tight junction maturation in fetal sheep. Int J Dev Neurosci

2001;19(5):487–93.

37. Kiserud T, Rasmussen S, Skulstad S. Blood flow and the degree of shunting through the ductus venosus in the human fetus. Am J Obstet Gynecol 2000;182(1 Pt 1):147–53.

38. Kiserud T. The ductus venosus. Semin Perinatol 2001;25(1):11–20.

39. Fouron JC, Zarelli M, Drblik P, Lessard M. Flow velocity profile of the fetal aortic isthmus through normal gestation. Am J Cardiol 1994;74(5):483–6.

40. Ruskamp J, Fouron JC, Gosselin J, et al. Reference values for an index of fetal aortic isthmus blood flow during the second half of pregnancy. Ultrasound Obstet Gynecol 2003;21(5):441–4.

41. Hanson MA, Spencer JAD, Rodeck CH. The circulation. Cambridge, UK: Cambridge University Press; 1993.

42. Jones CT, Robinson RO. Plasma catecholamines in foetal and adult sheep. J Physiol 1975;248(1):15–33.

43. Martin AA, Kapoor R, Scroop GC. Hormonal factors in the control of heart rate in normoxaemic and hypoxaemic fetal, neonatal and adult sheep. J Dev Physiol 1987;9(5):465–80.

44. Eden RD, Seifert LS, Frese-Gallo J, et al. Effect of gestational age on baseline fetal heart rate during the third trimester of pregnancy. J Reprod Med 1987;32(4):285–6.

45. Snijders RJ, Sherrod C, Gosden CM, Nicolaides KH. Fetal growth retardation: associated malformations and chromosomal abnormalities. Am J Obstet Gynecol 1993;168(2):547–55.

46. Kitanaka T, Alonso JG, Gilbert RD, et al. Fetal responses to long-term hypoxemia in sheep. Am J Physiol 1989;256(6 Pt 2):R1348–54.

47. Giussani DA, Spencer JA, Moore PJ, Hanson MA. The effect of carotid sinus nerve section on the initial cardiovascular response to acute isocapnic hypoxia in fetal sheep in utero. J Physiol1990;432:33P.

48. Giussani DA, Spencer JA, Moore PJ, Hanson MA. Effect of phentolamine on initial cardiovascular response to isocapnic hypoxia on intact and carotid sinus denervated sheep. J Physiol 1991;438:56P.

49. Cohn HE, Piasecki GJ, Jackson BT. The effect of beta-adrenergic stimulation on fetal cardiovascular function during hypoxemia. Am J Obstet Gynecol 1982;144(7):810–6.

50. Gilbert RD. Control of fetal cardiac output during changes in blood volume. Am J Physiol 1980;238(1):H80–6.

51. Itskovitz J, LaGamma EF, Rudolph AM. Baroreflex control of the circulation in chronically instrumented fetal lambs. Circ Res 1983;52(5):589–96.

52. Cohen LS, Friedman JM, Jefferson JW, et al. A reevaluation of risk of in utero exposure to lithium. JAMA 1994;271(2):146–50.

53. Mitchell SC, Korones SB, Berendes HW. Congenital heart disease in 56,109 births. Incidence and natural history. Circulation 1971;43(3):323–32.

54. Delivoria-Papadopoulos M, Oski FA, Gottlieb AJ. Oxygen-hemoglobulin dissociation curves: effect of inherited enzyme defects of the red cell. Science 1969;165(893):601–2.

55. Gaiser RR, Kurth CD. Anesthetic considerations for fetal surgery. Semin Perinatol 1999;23(6):507–14.

56. Luks FI, Johnson BD, Papadakis K, et al. Predictive value of monitoring parameters in fetal surgery. J Pediatr Surg 1998;33(8):1297–301.

57. Bower SJ, Flack NJ, Sepulveda W, et al. Uterine artery blood flow response to correction of amniotic fluid volume. Am

J Obstet Gynecol 1995;173(2):502–7.

58. Fisk NM, Tannirandorn Y, Nicolini U, et al. Amniotic pressure in disorders of amniotic fluid volume. Obstet Gynecol 1990;76(2):210–4.

59. Fisk NM, Vaughan J, Talbert D. Impaired fetal blood gas status in polyhydramnios and its relation to raised amniotic pressure. Fetal Diagn Ther 1994;9(1):7–13.

60. Skillman CA, Plessinger MA, Woods JR, Clark KE. Effect of graded reductions in uteroplacental blood flow on the fetal lamb. Am J Physiol 1985;249(6 Pt 2):H1098–105.

61. Fenton KN, Heinemann MK, Hickey PR, et al. Inhibition of the fetal stress response improves cardiac output and gas exchange after fetal cardiac bypass. J Thorac Cardiovasc Surg 1994;107(6):1416–22.

62. Itskovitz J, Goetzman BW, Rudolph AM. Effects of hemorrhage on umbilical venous return and oxygen delivery in fetal lambs. Am J Physiol 1982;242(4):H543–8.

63. Meyers RL, Paulick RP, Rudolph CD, Rudolph AM. Cardiovascular responses to acute, severe haemorrhage in fetal sheep. J Dev Physiol 1991;15(4):189–97.

64. Myers LB, Cohen D, Galinkin J, Gaiser R, et al. Anaesthesia for fetal surgery. Paediatr Anaesth 2002;12(7):569–78.

65. Baker BW, Hughes SC, Shnider SM, et al. Maternal anesthesia and the stressed fetus: effects of isoflurane on the asphyxiated fetal lamb. Anesthesiology 1990;72(1):65–70.

66. Cheek DB, Hughes SC, Dailey PA, et al. Effect of halothane on regional cerebral blood flow and cerebral metabolic oxygen consumption in the fetal lamb in utero. Anesthesiology 1987;67(3):361–6.

67. Alon E, Ball RH, Gillie MH, et al. Effects of propofol and thiopental on maternal and fetal cardiovascular and acid-base variables in the pregnant ewe. Anesthesiology 1993;78(3):562–76.

68. Kjellmer I, Dagbjartsson A, Hrbek A, et al. Maternal beta-adrenoceptor blockade reduces fetal tolerance to asphyxia. A study in pregnant sheep. Acta Obstet Gynecol Scand Suppl 1984;118:75–80.

69. Rosen MA. Anesthesia for fetal procedures and surgery. Yonsei Med J 2001;42(6):669–80.

70. Taylor MJ, Smith MJ, Thomas M, et al. Non-invasive fetal electrocardiography in singleton and multiple pregnancies. BJOG 2003;110(7):668–78.

71. Juchau MR, Dyer DC. Pharmacology of the placenta. Pediatr Clin North Am 1972;19(1):65–79.

72. Rayburn. Transplacental drug treatment. In: Fisk N, Moise K, editors. Fetal therapy. Cambridge, UK: Cambridge University Press; 1997.

73. McMurphy DM, Boreus LO. Pharmacology of the human fetus: adrenergic receptor function in the small intestine. Biol Neonat 1968;13(5):325–39.

74. Hancock PJ, Setzer ES, Beydoun SN. Physiologic and biochemical effects of ritodrine therapy on the mother and perinate. Am J Perinatol 1985;2(1):1–6.

75. Kierse M, Grant A, King J. Preterm labour. Oxford: Oxford University Press; 1995.

76. Sawdy RJ, Lye S, Fisk NM, Bennett PR. A double-blind randomized study of fetal side effects during and after the sulindac, and nimesulide for the treatment of preterm labor. Am J Obstet Gynecol 2003;188(4):1046–51.

77. Norton ME, Merrill J, Cooper BA, et al. Neonatal complications after the administration of indomethacin for preterm labor. N Engl J Med 1993;329(22):1602–7.

78. Fisk NM, Chan J. The case for tocolysis in threatened preterm

labour. BJOG 2003;110 Suppl 20:98–102.

79. Harake B, Gilbert RD, Ashwal S, Power GG. Nifedipine: effects on fetal and maternal hemodynamics in pregnant sheep. Am J Obstet Gynecol 1987;157(4 Pt 1):1003–8.

80. Blea CW, Barnard JM, Magness RR, et al. Effect of nifedipine on fetal and maternal hemodynamics and blood gases in the pregnant ewe. Am J Obstet Gynecol 1997; 176(4):922–30.

81. Papatsonis DN, Lok CA, Bos JM, et al. Calcium channel blockers in the management of preterm labor and hypertension in pregnancy. Eur J Obstet Gynecol Reprod Biol 2001;97(2):122–40.

82. Stallworth JC, Yeh SY, Petrie RH. The effect of magnesium sulfate on fetal heart rate variability and uterine activity. Am J Obstet Gynecol 1981;140(6):702–6.

83. Kamitomo M, Sameshima H, Ikenoue T, Nishibatake M. Fetal cardiovascular function during prolonged magnesium sulfate tocolysis. J Perinat Med 2000;28(5):377–82.

84. Ramsey PS, Rouse DJ. Magnesium sulfate as a tocolytic agent. Semin Perinatol 2001;25(4):236–47.

85. Duckitt K, Thornton S. Nitric oxide donors for the treatment of preterm labour. Cochrane Database Syst Rev 2002(3): CD002860.

86. Fisk NM, Talbert DG, Nicolini U, et al. Fetal breathing movements in oligohydramnios are not increased by aminoinfusion. Br J Obstet Gynaecol 1992;99(6):464–8.

87. Gunn TR, Butler J, Gluckman P. Metabolic and hormonal responses to cooling the fetal sheep in utero. J Dev Physiol 1986;8(1):55–66.

88. Roberts AB, Goldstein I, Romero R, Hobbins JC. Fetal breathing movements after preterm premature rupture of membranes. Am J Obstet Gynecol 1991;164(3):821–5.

89. Yoon BH, Park CW, Chaiworapongsa T. Intrauterine infection and the development of cerebral palsy. BJOG 2003;110 Suppl 20:124–7.

90. Magnan J, Tiberi M. Evidence for the presence of mu- and kappa- but not of delta-opioid sites in the human fetal brain. Brain Res Dev Brain Res 1989;45(2):275–81.

91. Ray SB, Wadhwa S. Mu opioid receptors in developing human spinal cord. J Anat 1999;195 Pt 1:11–8.

92. Anand KJ, Sippell WG, Aynsley-Green A. Randomised trial of fentanyl anaesthesia in preterm babies undergoing surgery: effects on the stress response. Lancet 1987; 1(8524):62–6.

93. Fisk NM, Gitau R, Teixeira JM, et al. Effect of direct fetal opioid analgesia on fetal hormonal and hemodynamic stress response to intrauterine needling. Anesthesiology 2001;95(4):828–35.

94. Smith RP, Miller SL, Igosheva N, et al. Cardiovascular and endocrine responses to cutaneous electrical stimulation after fentanyl in the ovine fetus. Am J Obstet Gynecol 2004;190(3):836–42.

95. Hepper P, Shahidullah, S. The beginnings of mind—evidence from the behaviour of the fetus. J Reprod Infant Psychol 1994;12:143–54.

96. Gagnon R, Hunse C, Carmichael L, et al. Human fetal responses to vibratory acoustic stimulation from twenty-six weeks to term. Am J Obstet Gynecol 1987;157(6):1375–81.

97. Kisilevsky BS, Pang L, Hains SM. Maturation of human fetal responses to airborne sound in low- and high-risk fetuses. Early Hum Dev 2000;58(3):179–95.

98. Shahidullah S, Hepper,P. The developmental origins of fetal responsiveness to acoustic stimuli. J Reprod Infant Psychol 1993;11:135–42.

99. Parkes MJ, Moore PJ, Moore DR, Fisk NM, Hanson MA. Behavioral changes in fetal sheep caused by vibroacoustic stimulation: the effects of cochlear ablation. Am J Obstet Gynecol 1991;164(5 Pt 1):1336–43.

100. Guinsburg R, Kopelman BI, Anand KJ, et al. Physiological, hormonal, and behavioral responses to a single fentanyl dose in intubated and ventilated preterm neonates. J Pediatr 1998;132(6):954–9.

101. Blass EM, Hoffmeyer LB. Sucrose as an analgesic for newborn infants. Pediatrics 1991;87(2):215–8.

102. Kehoe P, Blass EM. Behaviorally functional opioid systems in infant rats: II. Evidence for pharmacological, physiological, and psychological mediation of pain and stress. Behav Neurosci 1986;100(5):624–30.

103. Newnham JP, Polk DH, Kelly RW, et al. Catecholamine response to ultrasonographically guided percutaneous blood sampling in fetal sheep. Am J Obstet Gynecol 1994;171(2):460–5.

104. Anand KJ, Brown MJ, Causon RC, et al. Can the human neonate mount an endocrine and metabolic response to surgery? J Pediatr Surg 1985;20(1):41–8.

105. Anand KJ, Barton BA, McIntosh N, et al. Analgesia and sedation in preterm neonates who require ventilatory support: results from the NOPAIN trial. Neonatal Outcome and Prolonged Analgesia in Neonates. Arch Pediatr Adolesc Med 1999;153(4):331–8.

106. Giannakoulopoulos X, Sepulveda W, Kourtis P, et al. Fetal plasma cortisol and beta-endorphin response to intrauterine needling. Lancet 1994;344(8915):77–81.

107. Gitau R, Fisk NM, Teixeira JM, Cameron A, Glover V. Fetal hypothalamic-pituitary-adrenal stress responses to invasive procedures are independent of maternal responses. J Clin Endocrinol Metab 2001;86(1):104–9.

108. Giannakoulopoulos X, Teixeira J, Fisk N, Glover V. Human fetal and maternal noradrenaline responses to invasive procedures. Pediatr Res 1999;45(4 Pt 1):494–9.

109. Jensen A, Roman C, Rudolph AM. Effects of reducing uterine blood flow on fetal blood flow distribution and oxygen delivery. J Dev Physiol 1991;15(6):309–23.

110. Gleason CA, Hamm C, Jones MD Jr. Effect of acute hypoxemia on brain blood flow and oxygen metabolism in immature fetal sheep. Am J Physiol 1990;258(4 Pt 2):H1064–9.

111. Llanos AJ, Riquelme RA, Moraga FA, et al. Cardiovascular responses to graded degrees of hypoxaemia in the llama fetus. Reprod Fertil Dev 1995;7(3):549–52.

112. Mari G, Deter RL, Carpenter RL, et al. Noninvasive diagnosis by Doppler ultrasonography of fetal anemia due to maternal red-cell alloimmunization. Collaborative Group for Doppler Assessment of the Blood Velocity in Anemic Fetuses. N Engl J Med 2000;342(1):9–14.

113. Wladimiroff JW, vd Wijngaard JA, Degani S, et al. Cerebral and umbilical arterial blood flow velocity waveforms in normal and growth-retarded pregnancies. Obstet Gynecol 1987;69(5):705–9.

114. Dubiel M, Breborowicz GH, Marsal K, Gudmundsson S. Fetal adrenal and middle cerebral artery Doppler velocimetry in high-risk pregnancy. Ultrasound Obstet Gynecol 2000;16(5):414–8.

115. Arduini D, Rizzo G. Fetal renal artery velocity waveforms and amniotic fluid volume in growth-retarded and post-term fetuses. Obstet Gynecol 1991;77(3):370–3.

116. Mari G. Arterial blood flow velocity waveforms of the pelvis

and lower extremities in normal and growth-retarded fetuses. Am J Obstet Gynecol 1991;165(1):143–51.

117. Rizzo G, Capponi A, Chaoui R, et al. Blood flow velocity waveforms from peripheral pulmonary arteries in normally grown and growth-retarded fetuses. Ultrasound Obstet Gynecol 1996;8(2):87–92.

118. Oz U, Kovanci E, Jeffress A, et al. Splenic artery Doppler in the prediction of the small-for-gestational age infant. Ultrasound Obstet Gynecol 2002;20(4):346–50.

119. Teixeira JM, Glover V, Fisk NM. Acute cerebral redistribution in response to invasive procedures in the human fetus. Am J Obstet Gynecol 1999;181(4):1018–25.

120. Smith RP, Glover V, Fisk NM. Acute increase in femoral resistance in response to direct physical stimuli in the human fetus. Br J Obstet Gynaecol 2003 ;110:916–21.

121. Giussani DA, Spencer JA, Hanson MA. Fetal cardiovascular reflex responses to hypoxaemia. Fetal Maternal Med Rev 1994;6:17–37.

122. Giussani DA, Spencer JA, Moore PJ, et al. Afferent and efferent components of the cardiovascular reflex responses to acute hypoxia in term fetal sheep. J Physiol 1993; 461:431–49.

123. Iwamoto HS, Rudolph AM, Mirkin BL, Keil LC. Circulatory and humoral responses of sympathectomized fetal sheep to hypoxemia. Am J Physiol 1983;245(5 Pt 1):H767–72.

124. Loy GL, Lin CC, Chien EK, et al. Cerebral and umbilical vascular resistance response to vibroacoustic stimulation in growth-restricted fetuses. Obstet Gynecol 1997; 90(6):947–52.

125. Clancy R. Electroencephalography in the premature and full-term infant. In: Poilin RA, Fox WW, editors. Fetal and neonatal physiology. 2nd ed. Philadelphia: WB Saunders; 1998. p. 2147–65.

126. Burgess JA, Tawia SA. When did you first begin to feel it? — locating the beginning of human consciousness. Bioethics 1996;10(1):1–26.

127. Barker DJ. In utero programming of cardiovascular disease. Theriogenology 2000;53(2):555–74.

128. Ruda MA, Ling QD, Hohmann AG, et al. Altered nociceptive neuronal circuits after neonatal peripheral inflammation. Science 2000;289(5479):628–31.

129. Reynolds ML, Fitzgerald M. Long-term sensory hyperinnervation following neonatal skin wounds. J Comp Neurol 1995;358(4):487–98.

130. Anand KJ, Coskun V, Thrivikraman KV, et al. Long-term behavioral effects of repetitive pain in neonatal rat pups. Physiol Behav 1999;66(4):627–37.

131. Taddio A, Katz J, Ilersich AL, Koren G. Effect of neonatal circumcision on pain response during subsequent routine vaccination. Lancet 1997;349(9052):599–603.

132. Taddio A, Goldbach M, Ipp M,et al. Effect of neonatal circumcision on pain responses during vaccination in boys. Lancet 1995;345(8945):291–2.

133. Taddio A, Stevens B, Craig K, et al. Efficacy and safety of lidocaine-prilocaine cream for pain during circumcision. N Engl J Med 1997;336(17):1197–201.

134. Taylor A, Fisk NM, Glover V. Mode of delivery and subsequent stress response. Lancet 2000;355(9198):120.

135. Miller N, Fisk N, Modi N, Glover V. Stress responses at birth: determinants of cord arterial cortisol and links with cortisol response in infancy. BJOG 2004. [Submitted]

136. Ramsay DS, Lewis M. The effects of birth condition on infants' cortisol response to stress. Pediatrics 1995;95(4):546–9.

137. Grunau RV, Whitfield MF, Petrie JH. Pain sensitivity and temperament in extremely low-birth-weight premature toddlers and preterm and full-term controls. Pain 1994; 58(3):341–6.

138. Johnston CC, Stevens BJ. Experience in a neonatal intensive care unit affects pain response. Pediatrics 1996;98(5):925–30.

139. Fitzgerald M, Millard C, McIntosh N. Cutaneous hypersensitivity following peripheral tissue damage in newborn infants and its reversal with topical anaesthesia. Pain 1989;39(1):31–6.

140. Jacobson B, Bygdeman M. Obstetric care and proneness of offspring to suicide as adults: case-control study. BMJ 1998;317(7169):1346–9.

141. Jacobson B, Nyberg K, Gronbladh L, et al. Opiate addiction in adult offspring through possible imprinting after obstetric treatment. BMJ 1990;301(6760):1067–70.

142. Gardiner HM, Taylor MJ, Karatza A, Vanderheyden T, Huber A, Greenwald SE, et al. Twin-twin transfusion syndrome: the influence of intrauterine laser photocoagulation on arterial distensibility in childhood. Circulation 2003;107(14):1906–11.

# 第二章

# 孕妇患者

原著　ANNABELLE L.MANG　SREELATA MADDIPATI
DAVID L.HEPNER
译者　屈王蕾　连庆泉
审校　周　捷

胎儿介入手术很特别,因为必须权衡孕妇和胎儿的潜在风险,而受益的只有胎儿。以往孕妇常被看做是"一名无辜的旁观者",不得不承担风险,却没有受益[1]。胎儿介入手术的目标是尽可能减少孕妇风险的同时纠正或改善胎儿异常。正确理解孕妇孕期的生理变化以及这些改变对不同药物代谢和动力学的影响,可以帮助麻醉师实现首要而且是最重要的目标。

妊娠是一种独特的状态,从怀孕开始直至整个孕期都充满奇妙的改变。妊娠期间会出现解剖的、激素的和功能性的适应性变化。尽管孕妇可以耐受这些改变,胎儿介入手术研究者仍应该很好地认识这些改变带来的影响。因为即使是很细微的偏差也会长时间影响母体和胎儿。事实证明对于孕妇而言,椎管内麻醉优于全身麻醉,因为局部麻醉相关死亡率明显低于全身麻醉相关死亡率[2]。麻醉相关死亡率的改变在一定程度上源于新的局部麻醉、传导麻醉技术的出现,更多的孕产妇困难插管发生及其缺乏专门的产妇插管训练。矛盾的是,全身麻醉仍旧是胎儿手术首选的麻醉方式,因为它提供了孕妇以及胎儿麻醉的同时,带来的必要的子宫肌肉松弛。

这一章节将复习妊娠期妇女生理以及药理学的改变,研究麻醉干预的影响以便更好的理解如何降低对孕妇的风险。

## 第一节　孕中晚期生理改变以及麻醉注意事项

### 呼 吸 系 统

孕期生理改变对于非产科手术的全身麻醉管理有很大的影响,为了孕妇以及胎儿的安全,必须重视这些改变。孕期母婴的新陈代谢需要量增加,同时由于组织学以及激素水平的影响,造成孕期呼吸以及心血管系统功能的相应的增加。

妊娠导致氧耗以及每分通气量增加,解剖残气量以及功能残气量减少[3]。足月时,氧耗增加约20%～40%,每分通气量增加40%～50%[4]。通气量的增加远远超过了体重和基础代谢的增加。雌孕激素提高的呼吸中枢对二氧化碳的敏感性,由此造成呼吸频率提高15%,潮气量提高40%[5]。通气量的增加减少了呼吸无效腔,同时使肺泡通气量提高70%左右。尽管二氧化碳生成增加,但由于每分通气量的增加,使动脉血内的二氧化碳分压在孕12周下降到30mmHg左右,且一直稳定维持到足月。氧分压上升到107mmHg,到孕中晚期稍稍下降[6]。过度通气导致的典型的呼吸性碱中毒通过代偿性血浆内碳酸氢盐的降低进行纠正,孕中晚期血浆内碳酸氢盐浓度约为20mEq/L。氧离曲线上二氧化碳分压的降低可以通过2,3-DPG水平增高进行调节,使血红蛋白的$P_{50}$(血红蛋白氧饱和度为50%时的动脉氧分压)升高,为胎儿以及组织器官输送更多的氧[7]。虽然非孕妇女呼吸末二氧化碳和二氧化碳分压之间存在差异,但是从早孕期到产后初期这两项指标基本一致[8]。这是因为心排血量的增加、肺泡灌注量的增加导致呼吸无效腔相应减少造成的。

临产的孕妇更易发生缺氧的情况,这是因为当肺容量降至闭合容量以下时,小气道趋向于关闭状态。然而孕期闭合容量无明显改变,仰卧位时功能残气量低于闭合容量,导致肺泡有灌注但无气体交换,导致母体更进一步缺氧[9]。这种功能残气量的降低与特定的体位相关,在肥胖和全身麻醉时进一步降低[7]。

#### 麻醉注意事项

新陈代谢的增加以及解剖学的改变使母体以及胎儿胎盘得到足够的氧灌注,当胎儿手术时,母体全身麻醉将给氧供带来一个挑战(表2-1)。当窒息和肺换气不足时,孕产妇更容易出现缺氧以及高碳酸血症。即使通过适当的预吸氧处理,麻醉状态下呼吸暂停的孕产妇的氧分压仍会比非孕妇每分钟多下降8mmHg[10]。此外,呼吸道管理,如面罩、喉罩、气管插管等方法在技术上实现难度较大,这是因为胸廓前后径的增加、乳房增大、喉头水肿以及体重增加影响颈部软组织结构。这些因素还将在本章气道部分进一步讨论。运气孕期呼吸系统黏膜的毛细血管充血更易造成上呼吸道损伤、出血以及梗阻。缺氧时气道条件不佳的情况下更易发生酸中毒,这是因为孕期血液调节缓冲能力下降。小号的气管导管、轻柔的喉镜检查以及适当的仪器设备更适用于孕产妇的护理。因为终末二氧化碳以及二氧化碳分压之间无明显差异,没有建立有效的呼吸管理之前,终末二氧化碳降至30mmHg以下更易导致子宫血管收缩,使胎盘血供减少。

表2-1　麻醉要注意的呼吸改变

| |
| --- |
| 有效余气量减少 |
| 　快速脱氮 |
| 　呼吸暂停时更易缺氧 |
| 　吸入麻醉药麻醉诱导和苏醒更快* |
| 氧耗增加 |
| 　呼吸暂停时更易缺氧 |
| 呼吸道黏膜毛细血管充血 |
| 　气道上段容易损伤、出血、梗阻 |
| 　困难插管导致喉头水肿增加 |
| PaCO$_2$下降,呼气末CO$_2$与PaCO$_2$接近 |
| 　二氧化碳分析仪读数与PaCO$_2$接近 |
| 　过度透气易导致子宫血流下降 |

*我们不推荐对孕妇使用吸入性麻醉药

并不是所有孕期生理改变都对麻醉是不利的。比如,肺泡通气量的增加以及功能残气量的减少使呼吸频率加快,加速了孕妇的脱氮速度以及肺泡内药物浓度与吸入药物浓度达到一致的速度[11]。虽然紧急情况下,呼吸5次100%纯氧就可以快速去氮,但母体吸入纯氧6分钟是有益的,因为这样可以提高脐血管的氧分压。孕产妇吸入麻醉诱导起效的发生较非孕期妇女更快。这点需要特别重视,因为更快速的诱导以及需要吸入的麻醉药品的量减少,造成孕产妇更易出现吸入性麻醉药品引起的低血压[12]。

## 气　道

安全麻醉最基本的一个原则就是提供一个稳定的气道以便肺气体交换。超过85%的医疗事故索赔与呼吸障碍造成患者损害有关,这种损害包括患者脑损伤或是死亡[13~15]。估计有30%的麻醉相关死亡是因为气道管理失败造成[13]。随着孕龄的增加,孕妇气道肌肉组织水肿,腹部器官因子宫增大造成移位,横膈上升,气管组织向前移位。Pilkington和同事为孕12~38周的孕妇行口腔摄片,结果显示不可视的口腔结构增加到34%左右[16]。这种改变增加了插管困难的概率,插管失败是由于声带暴露困难,这种情况发生在孕妇全身麻醉中的概率约为1/300。这种原因造成的死亡约占麻醉相关孕产妇死亡率的1/3,大约为普通外科手术患者死亡率的7倍。

肺氧气储备减少以及氧需要量增加使孕妇较非孕妇更易受气道管理不当的影响。此外,困难插管的评估并不总是公认的麻醉前气道评价标准内容。通常情况孕产妇术前插管是否成功的评估包括可视观察(比如舌头以及口腔的大小)以及一些测量(甲颏距离,最大张口度,寰枕关节活动度)。这些方法单独或是组合用于评估可能存在困难插管的孕产妇时,预测价值很差。其他物理特征也很重要,比如突出的上颌门牙,孕妇体重以及体质以及糖尿病病史(与关节活动度有关)。

### 心血管系统影响

孕期心血管系统功能适当提高以便适应母体代谢需要以及氧供量。有关孕妇以及非孕妇的对照研究表明早孕期末期心排血量至少提高35%~40%左右[17]。心排血量在孕中期持续增加,直至到达高于非孕妇女50%的水平,早孕期表现为心排血量功能性的增加,孕早、中期表现为心率的增加[17]。心率增加超过孕前15%~25%左右,在孕晚期保持稳定。而每搏输出量到孕中期末期约增加25%~30%并一直持续到足月时[18,19]。

既往有研究表明,孕28~32周以后仰卧位时孕妇心排血量稍有减少,而侧卧位时却没有明显的变化[20]。妊娠期增大的子宫对动静脉的压迫造成心排血量减少30%~50%。坐位或是半坐卧位时心排血量影响较小。但是总体上孕妇体位对于低血压以及胎儿健康的影响不能被过分的夸大[20]。在某种程度上来说,孕妇仰卧位时更易造成下腔静脉以及主动脉的压迫。尽管硬膜外腔静脉以及奇静脉提供静脉回流,但是它们不能提供适当的代偿。仰卧位时大部分妇女没有明显的低血压这是因为全身血管阻力增加,心率以及每搏输出量使血压维持稳定。大约10%的妇女有静脉闭锁或仰卧位低血压综合征,表现为仰卧位数分钟后出现低血压或是大汗淋漓症状[20]。这类孕妇常出现反射性心动过缓,以便机体降低血管紧张度,减少静脉回流,更进一步使血压下降。无论是哪种腔静脉闭锁(隐性或显性)、仰卧位低血压都应该尽量避免,这是因为这会造成胎儿血供及氧供减少。尽管左侧卧位是一种传统常用的方法,也可以采用右侧卧位,特别是当左侧卧位造成胎儿不适时。

孕妇血流动力学的评价表明孕期射血分数增加,表现为左心室舒张末期容量增加,收缩末容量不变。全身血管阻力(SVR)孕20周左右下降约35%,之后一直到足月时缓慢上升到非孕妇女20%以下。SVR下降是由于子宫胎盘循环血管床低阻力以及前列腺素、孕激素、雌激素等物质作用造成血管舒张。增大的妊娠子宫对主动脉的压迫可能造成孕晚期SVR轻度升高。SVR下降造成收缩压的轻度下降以及舒张压的明显下降[21]。孕早期到中期收缩压大概下降8%,直至足月时恢复至孕前水平。造成收缩压缓慢下降的原因可能为孕期主动脉的增大以及继发的每搏输出量的增加[22]。收缩压下降同一时间内舒张压下降20%左右,并持续至足月时恢复到基线水平。中心静脉压、肺动脉舒张压、肺毛细血管楔压在孕期基本不变。左室舒张末期容量显著增加而压力不变是由于左室扩张引起[23]。

胶体渗透压(COP)36周后逐步降低,分娩后进一步下降[24,25]。肺毛细血管胶体渗透压下降导致孕妇更容易发生肺水肿[26]。尽管大部分孕产妇急性肺损伤是由于静水压性肺水肿,仍有少部分病例报道孕妇接受胎儿手术或保胎时出现渗透压增加性肺水肿[27,28]。在这些病例中均提到硝酸甘油,使用硝酸甘油的孕妇较使用其他类药物的孕妇而言,肺损伤更严重、持续时间更长[27]。有推测表示大剂量静脉使用硝酸甘油可以提供更多的一氧化氮从而形成过氧硝酸盐,这种物质与肺损伤以及肺水肿相关免疫复合物有关,从而损伤Ⅱ型肺泡细胞并抑制肺表面活性物质[27,28]。由于这些原因,硝酸甘油很少在胎儿手术时用于抑制子宫收缩。

加利福尼亚大学旧金山分校的一项有关抑制宫缩药物的10年回顾性研究表明,孕产妇发生肺水肿的概率总体为0.5%[27]。从1985～1995年共有65位孕妇接受开放性胎儿手术,其中23%发生肺水肿。接受胎儿手术孕妇同时使用多种宫缩抑制剂经静脉联合应用。与合并静水压性肺水肿患者相比,这类患者的胸片结果、缺氧程度、肺损伤严重程度评分比静水压性肺水肿更严重,治疗时间更长,但与感染造成的渗透压增加性肺水肿孕妇结果相似[27]。

胎儿水肿是指胎儿两处或两处组织以上的部分出现过量水分(如胸腔、腹腔或皮肤),通常情况与羊水过多或胎盘增厚有关[29]。镜像综合征也被称为Ballantyne综合征,假性毒血症,这是一种特有综合征,表现为严重的胎儿水肿,母体严重水肿、子痫前期、早产等[29]。这种综合征是由于水肿的胎盘组织血管改变引起,可以出现在孕早期,也可以通过胎儿治疗得以解决。如果胎儿介入手术不能纠正水肿以及相关的镜像综合征,分娩就成了避免孕妇恶化的唯一治疗方式。分娩因为产后出血以及胎盘残留变得很复杂[29~31]。

### 麻醉注意事项

母体血流以及压力与胎儿血流灌注通过胎盘、子宫动脉紧密相连。子宫血流量占母体心排血量的10%(表2-2)。子宫血流的稳定起决定性作用,这是因为它决定了足够的胎盘循环血量。通过左侧或是右侧卧位避免动脉受压可以防止母体血压降低。然而,胎儿手术时因为需要使用大剂量吸入麻醉剂使子宫肌肉松弛,低血压的快速治疗就变得十分重要。因为子宫胎盘血流无自身调节能力,母体血压下降直接造成胎儿血供下降。排除用药禁忌以及无效的条件下,应当采用静脉内给予麻黄碱(5～10mg)治疗母体低血压。如果无效,可用肾上腺素。此外,由于吸入麻醉药的使用、血管扩张、母体疼痛和(或)低血容量状态造成的持续母体心动过速(心率快于130次/分)也可使用去氧肾上腺素治疗。尽管早期的动物实验研究表明大剂量使用去氧肾上腺素会出现胎儿窒息[32],大量的近期研究表明临产妇使用少量去氧肾上腺素(40～80μg)对新生儿没有任何有害影响[33,34]。

胎儿治疗过程中仔细观察孕产妇血容量状态是很必要的。过度的输液、孕期和产后胶体渗透压的降低以及宫缩抑制药物(镁、β-受体激动剂)的使用使孕妇更容易发生肺水肿。

表 2-2　麻醉要注意的心血管改变

动静脉受压
　仰卧位导致心排血量下降
　可能导致仰卧位低血压综合征
　大部分可通过左侧或右侧卧位纠正
胶体渗透压下降
　孕产妇容易发生肺水肿
母体血容量增加
　孕产妇可以耐受更多的失血
　失血会导致低血压和酸中毒

## 血液和凝血系统

孕中晚期血容量增加约 35%[35]。增加的血容量中绝大部分为血浆,血浆一般从孕早期开始增加 15% 左右,孕中期迅速地增加至一般水平的 50%～55% 以上并持续到足月[36]。孕早期红细胞总量稍有下降,到 16 周左右恢复至正常水平,之后到足月时逐渐增加至正常水平的 30% 以上。双胎妊娠较单胎妊娠时血容量增加更加明显[37]。

红细胞容量随促红细胞生成素水平的增加而增加,同时亦受孕激素、泌乳素以及胎盘催乳素的影响。红细胞容量增加的滞后与血浆促红素浓度到孕早期才上升一致[38]。血浆容量增加超过了红细胞容量增加,这导致孕中期血红蛋白和血细胞比容的下降。这种妊娠期生理性贫血到足月时随着红细胞容积的相对增加得到改善[39]。到妊娠晚期血红蛋白和血细胞比容分别升至 11.6% 和 35.5%。这种血液稀释通过降低血液黏稠度、防止血栓以及梗死形成有利于维持子宫胎盘血流的通畅。

妊娠期处于一种高凝状态,这种高凝状态表现为血小板聚集增加、血浆凝血因子增加,血液抗凝物质(C 蛋白和 S 蛋白)减少以及纤溶活性降低。其中增加的凝血因子包括凝血因子 Ⅰ、Ⅶ、Ⅷ、Ⅸ、Ⅹ 和 Ⅻ。其中一些因子增加超过 100%,表现为血浆凝血酶原时间和部分凝血活酶时间缩短。孕期凝血机制的改变,比如血液凝固时间缩短、血凝块牢固程度增加也可以通过凝血弹性描记法加以证明[40]。这些改变从早孕期开始出现,并一直维持到孕中期,血凝块牢固程度与孕龄呈直线相关,而与血小板下降程度无明显关系,采取适当的措施比如术后早期下床活动,可以有效地预防妊娠相关的静脉血栓性疾病以及术后病死率。

### 麻醉注意事项

孕妇的红细胞及血浆都有所增加,在分娩时有约 500ml 的自体血回输,可以耐受较多的血液丢失(平均 1500ml)而不出现血流动力学改变。然而,一旦超过一个特定的阈值,由于血浆碳酸氢根的减少而导致的缓冲容量降低,将可能出现明显的高血压及酸中毒。由于孕期血浆容量增加大于红细胞量,孕妇的血红蛋白值及血细胞比容值均较低,这些数值升高可能提示子痫前期或者脱水。

手术后的产妇活动限制,合并孕期的高凝状态,需要采取如充气靴、皮下肝素预防注射和术后加强活动等方法来预防术后静脉血栓形成。

## 胃肠道系统

消化系统在孕期发生了重要的生理改变。这些改变对于孕妇是否能承受胎儿手术中的全身麻醉有关键性的影响,因为这些改变可能导致酸误吸综合征。虽然误吸的总发生率低,但与麻醉相关的母亲死亡中有 73% 是由于困难插管后的误吸引发[2]。降低这种可怕的并发症部分依赖于采取预防措施和注意孕期生理变化。

怀孕后的子宫逐渐导致胃上移,向左偏侧膈移位。相对于正常的垂直位,向右侧发生了 45° 的旋转,使腹腔内的食管进入了胸腔。这些解剖上的移位导致孕期食管下端括约肌的调节减弱,更易发生胃食管反流和吸入[41]。孕酮同样可以降低食管下端括约肌的张力,并减少食管蠕动次数。反流现象的发生率随着孕周的增加而增加,在晚孕期间约 72% 的孕妇会有症状。

胃食管反流在高龄孕妇中更常见,且与生育的次数呈正相关[42]。与人种、体重指数及孕期增重无关[42]。研究表明孕期胃酸容量没有增加,而是促胃液素浓度降低[43]。早孕期间胃酸分泌比率下降,在孕 30 周达到最低值,足月时恢复至正常水平[43]。另外,在中晚孕期间,与对照组比较,孕妇胃体积无改变[44]。将接受麻醉手术的非孕妇和进行选择性剖宫产的孕妇相比较,pH 无显著差异[43]。通过运用超声,应用电势成像(applied potential tomography)、染色技术及胃阻抗技术,研究发现与非孕妇对照组相比,中晚孕期的孕妇胃排空时间没有显著延迟[45~47]。

美国麻醉医师学会的最新指南中有大量的关于分娩过程中进食流质的文献[48]。最新的研究数据显示,在分娩的过程中,虽然进食导致胃残余体积的显著增加,流质却可以迅速地从胃内排空。胃排空水和等张的运动饮料的速度在足月及临产时并不会延迟[49,50]。另一方面,非口服的吗啡类药物会导致显著的胃排空延迟[51]。硬膜外给药同样导致明显的胃排空延迟[52]。

### 麻醉注意事项

上述数据提示孕妇与非孕妇之间排空时间和酸水平无显著的差异。然而,由于孕期子宫改变及食管下端括约肌张力降低而引起的解剖学改变,孕妇更容易发生潜在的致命性的酸吸入性肺炎。因此,对实施全身麻醉的孕妇采取严格的禁食,使用制酸剂和胃动力药,以及快速连续诱导等措施。推荐使用非微粒制酸剂,因为吸入物的 pH 是酸吸入发生后导致肺损伤的主要影响因素[53]。甲氧氯普胺(胃复安)不但可以增加转运时间,同时还可以增加食管下端括约肌的张力[54]。

## 肝 脏 系 统

孕期肝脏的大小及形态无明显改变,但由于孕期子宫的增大肝脏位置抬高且移向右侧。虽然母体的心排血量显著增加,但肝脏的血流量在孕期没有增加。怀孕引起肝功能的许多实验室检查数值发生改变,麻醉者需要知道这些改变以便更好地对孕妇进行管理(表 2-3)。虽然在孕晚期由于胎盘分泌的酶导致碱性磷酸酶升高,但血清谷氨酸转氨酶及血清谷草转氨酶一般正常或轻度升高。孕妇在整个孕期总胆红素及间接胆红素浓度均明显低于非孕妇。G-谷氨酰转肽酶在中孕及晚孕期间明显降低[55,56]。在怀孕的后半段,肝脏排泄磺溴酞的能力及胆汁容量受损,提示孕期可能通过微粒体氧化路径或分泌进入胆汁的清除代谢产物途径受到了损害[57]。血清胆固醇及三酰甘油的水平从孕 4 个月开始上升,在足月时达到高峰[57]。

**表 2-3 孕期肝功能**

| 实验室指标 | 非孕期 | 孕期 |
| --- | --- | --- |
| ALT | 3～40mU/ml | ←→,↑ |
| AST | 3～45mU/ml | ←→,↑ |
| GGT | 8～54mU/ml | ←→ |
| 碱性磷酸酶 | 39～117mU/ml | ↑ |
| 总胆红素 | 0.2～1.2mg | ↓ |
| 白蛋白 | 3.5～48g/dl | ↓ |

ALT=谷氨酸转氨酶;AST=谷草转氨酶;GGT=γ-谷氨酰转移酶;

←→=没有改变;↑=上升;↓=下降

与非孕妇相比,孕妇在早孕期之后胆囊体积增

大,而胆囊排空速度及胆汁排空百分比较非孕妇降低 30%[58,59]。这可能导致胆固醇结晶的潴留,使孕妇更易形成胆囊结石[58,59]。

在正常的怀孕过程中,由于孕妇的血浆容量增加了 50%～55%,导致多种血清蛋白的浓度降低,如白蛋白和球蛋白[60]。因此母体的毛细血管渗透压降低,血清胆碱酯酶水平下降了约 30%,且产后仍处于低值[61]。

### 麻醉注意事项

由于孕期肝功能的生理学改变会影响麻醉方案,因此在考虑孕妇正常的肝功能相关值改变前提下能正确判读肝功能就显得非常重要。另外,由于血浆蛋白浓度的下降,与蛋白结合的药物浓度可能升高。血浆胆碱酯酶活性的改变似乎对于琥珀胆碱的存活时间无明显的临床影响,可能被增加的容量所抵消掉[62]。琥珀胆碱 1mg/kg 剂量给药后 25% 单次肌颤搐恢复时间并没有发生延长[62]。

## 内 分 泌 系 统

孕期激素的改变及代谢的需求导致甲状腺功能的改变,血清甲状腺素结合球蛋白水平在早孕期升高。在正常妊娠过程中,为了支持增加的基础代谢率,甲状腺素的生成增加了约 50%,胎盘分泌的人绒毛膜促性腺激素同样能直接作用于甲状腺,造成促甲状腺素水平降低[63]。绒毛膜促性腺激素极度升高的妊娠合并症,如葡萄胎或绒毛膜癌,会导致甲状腺功能亢进[64]。

在妊娠的极早期,血糖刺激的胰岛素分泌增加,胰岛素敏感性没有改变或者增强,糖耐量正常或者轻度增强。然而,在之后的孕期里,由于胎儿生长的加速及一系列促进血糖升高的激素浓度的升高,如人胎盘催乳素,导致了所有孕妇都出现随着孕期进展而进行性加重的胰岛素抵抗。这种胰岛素抵抗的增强在孕 16～26 周最明显,导致了母体对糖的利用减少,剩余葡萄糖更多地用于胎儿的快速生长[65,66]。胰岛素对脂肪分解率的抑制作用在孕晚期也明显降低[67]。

### 麻醉注意事项

虽然妊娠促使母体出现胰岛素抵抗状态,但促血糖升高的激素,如人胎盘催乳素水平在产后降低可能造成妊娠期糖尿病产妇在产后发生低血糖的危险。妊娠期糖尿病患者在麻醉过程中必须频繁检测血糖。

虽然正常的消耗能通过增加的体液部分代偿,

孕妇仍被认为处于一种加速饥饿的状态[68]。这是由于储存的糖原耗尽，需要脂肪代谢来满足日益增长的需求，这种改变有可能导致酮症、低血糖和酸中毒[69]。胎儿手术中的静脉补液不仅可以预防这种加速的饥饿状态，同时预防早产。数个研究证明在静脉注射 1L 的正常生理盐水或林格乳酸盐后一段有限的时间内子宫的活动减少[70,71]。静脉输注液体的种类非常重要，因为注射 5% 及 10% 葡萄糖液可能导致母体的低钠血症和乳酸中毒[72,73]。新生儿反弹性的低血糖和低钠血症被认为与注射葡萄糖水溶液有关[74~76]。这些改变是由于母体血糖水平及代谢产物乳酸水平的升高而引起的。乳酸钠可以氧化成碳酸氢盐或成为葡萄糖异生的前体从而抵消之前液体的稀释作用[77]。

## 神 经 系 统

怀孕引起的中枢神经系统及自主神经系统的改变对于麻醉医师来说是非常重要的。妊娠介导的痛觉缺失是多因子的过程，可通过脊髓阿片类镇痛通路及外周通路，包括卵巢分泌的性激素（雌激素及孕酮）及子宫神经传入系统等。妊娠介导的痛觉缺失可以使孕妇在怀孕晚期痛阈升高[78,79]。在人和大鼠中存在的与妊娠相关的痛觉缺失是由阿片类物质介导的，是兴奋脊髓 $\kappa$ 及 $\delta$（而非运动单元）的阿片类受体的结果。可以通过阻断脊髓 $\alpha_2$ 而不是 $\alpha_1$ 肾上腺素受体来减弱其作用[80]。在大鼠的羊水及胎盘中存在一种称为胎盘阿片类药物增强因子的物质，在产前摄入这种物质，可以加强妊娠介导的痛觉缺失。这种效果可以用阿片拮抗剂纳洛酮阻断[81]。

正常孕妇的中枢交感神经传出增多，而迷走神经兴奋性降低。虽然在怀孕晚期交感神经适度的兴奋有助于孕妇的动脉压恢复到非孕期水平，但过度的兴奋可能导致高血压[82]。这种交感神经输出的改变是由于孕期主动脉下腔静脉被子宫压迫及多种内分泌改变引起的[83]。

### 麻醉注意事项

怀孕期间，女性对许多麻醉药品的敏感性增加，一部分归因于妊娠介导的痛觉缺失，孕妇比非孕妇需要更少的局部及挥发性的麻醉药物。孕期脊髓及硬膜外麻醉的局麻药需要剂量减少。吸入性药物的最小肺泡有效浓度（MAC）下降了将近 30%，因此为了达到想要的麻醉效果，吸入性麻醉药物的浓度需要降低[84]。然而，在胎儿介入治疗时

需要高浓度的吸入性药物以使子宫松弛，这将导致孕妇出现心动过速及低血压。此时需要血管升压类药物，如麻黄碱及去氧肾上腺素，来维持母亲的血压及胎儿的灌注。

目前还没有麻醉药品被证明对人类有致畸作用。事实上，麻醉药物被认为不太可能导致畸形。怀孕期间的手术及麻醉可能增加早产、早产儿、小于胎龄新生儿及流产的发生率[85~88]。但是手术及麻醉并不增加先天性异常的发生率。胎儿介入治疗后的镇痛是非常重要的，因为疼痛是早产的一个可能的触发因素。

鞘内阿片类药物在产科最初应用可追溯到1979 年，当时 Yaksh 和同事们通过对怀孕大鼠实施脊髓内吗啡注射达到镇痛效果[89]。Baraka 及其同事报道了第一次在产科中使用鞘内注射吗啡[90]。1~2mg 的鞘内注射吗啡可以在第一产程达到足够的镇痛效果。然而第二产程的镇痛并不完全，同时存在很多副作用，包括恶心、呕吐、尿潴留、瘙痒及呼吸抑制。由于吗啡的低脂溶性，所以起效较慢，由于向头部扩散而引起的迟发性呼吸抑制。另外，由于低脂溶性及从脊髓中排出较慢，使其有较长的作用时间。由于吗啡具有高度离子化及亲水性的特质，在胎儿介入治疗的麻醉后镇痛非常有用。小剂量的无防腐剂鞘内注射吗啡（0.2mg）可以提供 18~24 小时的镇痛效果而副作用最小[91]。

另一方面，芬太尼和舒芬太尼具有高度离子化和高度脂溶性。这些特质使其具有比吗啡起效快，持续时间短，脑脊液药物浓度低，因此有更多的局部麻醉效果而向中枢转移较少。在鞘内应用脂溶性阿片类药物可以降低吸入性麻醉药物的用量，但是当需要子宫舒张而同时运用挥发性药物时，可能导致明显的高血压。

怀孕期间硬膜外解剖空间的改变，如硬膜外静脉丛的充血，可能会影响硬膜外麻醉的扩散[92]。血管的充血将使硬膜外空间减小，增加了硬膜外麻醉时导管置入血管的风险[93,94]。硬膜外导管置入血管在孕妇中较常见，如果不及时发现可能导致孕妇发生局部麻醉中毒。通过不同的局麻药，应用稀释的局部麻醉药与阿片类药物混合使用，并且仔细观察血管内局麻药注射时的症状和体征对于孕妇来说是非常重要的事情。

## 肾 脏 系 统

在早孕后期，肾脏体积增大，由于孕酮的作用

输尿管扩张。孕期子宫在盆腔边缘压迫输尿管,右侧压迫程度更高,导致右侧输尿管比左侧更容易出现扩张[95]。这种集合系统的扩张可能导致尿潴留,使孕妇更容易发生无症状菌尿。这种菌尿是早产的危险因素,且可能导致逆行性感染,引起肾盂肾炎和败血症。

怀孕伴随着肾脏功能的增强。肾脏血流量增加70%～85%,肾小球滤过率(GFR)增加40%～50%。增加的肾小球滤过率使得血清肌酐及血尿素氮值降低,孕期血肌酐水平0.5～0.6mg/dl,血尿素氮水平8～9mg/dl为正常值(表2-4)。孕妇在这些数值上的轻度升高都可能提示肾脏功能异常。孕期尿蛋白量无改变,但是会出现氨基酸尿。血浆碳酸氢根值降至4mEq/L以代偿由孕激素介导的呼吸性碱中毒。

表2-4 孕期肾功能

| 实验室指标 | 非孕期 | 孕期 |
| --- | --- | --- |
| 血尿素氮 | 7～25mg/dl | ↓ |
| 肌酐 | 0.7～1.4mg/dl | ↓ |
| 尿酸 | 2.5～7.5mg/dl | ↓ |
| 肌酐清除率 | 90～130ml/(min · 1.73m²) | |

↑＝上升;↓＝下降

母体通过降低血管张力来重新设置容量及压力感受器以适应怀孕,引起了血浆渗透压和肾小球滤过率的早期改变。在这些最初适应之后,其他的容量调节机制,如肾素-血管紧张素-醛固酮系统、妊娠激素、心钠肽,对升高的血容量作出相应调节[96]。母体的雌激素和孕酮分泌被认为分别与增加血浆肾素及醛固酮活性有关(肾素-血管紧张素-醛固酮系统),这将导致钠重吸收和水潴留。这种改变导致孕期额外增加了7000ml的水和约900mEq的钠。与非孕期相比,孕晚期血浆肾素活性增加了5倍,血管紧张素Ⅱ的活性也增加了3倍。由于钠重吸收导致母体血浆容量增加,导致整个孕期醛固酮的水平上升[97,98]。在整个孕期,肾脏的近曲小管对葡萄糖的重吸收作用相对于非孕期降低,使得孕期可以出现1～10g/d的生理性糖尿[99]。

**麻醉注意事项**

孕妇的血清肌酐水平和血尿素氮水平的基线降低。轻度的上升,即使是正常值的上限,也应引起注意,因为它们可能提示一定程度的肾脏衰竭,将导致通过肾脏排泄的药物作用时间的延长。孕期的药理学改变,部分由肾脏在孕期的生理性改变所致,将在接下来的章节里讨论。

## 第二节 孕中期和孕晚期的药理变化

在妊娠期间的生理变化可以使许多麻醉药物的药代动力学和药效改变。因为胃排空时间的变化可以改变口服药物的吸收。体内总水分和脂肪组织的增加和血浆蛋白水平下降可以改变许多药物的分布量。虽然肾血流量和GFR的增加可以加快经过肾脏排泄的药物的消除,但是经肝脏代谢的药物由于妊娠期间类固醇激素的竞争可能会被抑制。

### 诱 导 药 物

孕妇对常用的诱导剂可能更敏感。例如,与非妊娠妇女相比,硫喷妥钠诱导所需的剂量低17%～18%[100]。然而,在妊娠早期(6～12周)使产妇对口头命令无应答所需的丙泊酚浓度与非妊娠对照组无差异,这表明妊娠早期要达到意识丧失的目的不可降低丙泊酚的浓度[101]。值得注意的是,丙泊酚已被安全地用于剖宫产时,诱导剂量为2mg/kg时对新生儿的影响最小[102]。氯胺酮也被用来作为择期剖宫产产妇的单独诱导剂,在分娩时静脉注射氯胺酮1.5mg/kg与产妇意识丧失或新生儿呼吸抑制不相关[103]。值得注意的是,接受氯胺酮诱导的产妇(与硫喷妥钠相比较)在术后第一个24小时需要较少的镇痛药物,这是由于氯胺酮具有镇痛特性,可以减少疼痛通道的敏感性,并延伸到术后[104]。总体而言,药理变化目前似乎仅适用于硫喷妥钠,而且即使是硫喷妥钠,其临床意义仍是有限的。

吸入和静脉药物诱导和维持麻醉剂都可以有显著效果。这些药物对子宫收缩和血液流动的影响是非常重要的,因为意想不到的子宫松弛或收缩可能影响胎儿和继续妊娠。传统上,大多数胎儿治疗是要强制子宫松弛。近年来,一些经皮修复胎儿先天性心脏畸形的新的方法无需子宫松弛。氯胺酮、丙泊酚、咪达唑仑对离体孕鼠子宫肌层收缩的影响进行了研究,浓度为$10^{-5}$～$10^{-4}$M,可造成离体孕鼠的子宫肌层自发性收缩活动减少[105]。但这些浓度大于在产科临床实践中用到的[106,107]。

### 肌肉松弛剂

如前所述,虽然在妊娠期间血清胆碱酯酶活性降低 30%，但是在妊娠妇女从 1mg/kg 剂量的琥珀胆碱中复苏的时间并没有延长[62]。由于琥珀胆碱的脂溶性低和解离度高，因此透过胎盘转运很低[108]。同样的，米库氯铵已安全使用于剖宫产而不必常规使用新斯的明拮抗，即使血浆胆碱酯酶活性降低[109]。

孕妇可能对非去极化肌松药的作用更敏感，所以使用维库溴铵要特别注意，因为与非妊娠对照组患者相比，它可造成神经肌肉阻滞更快速的发生和延迟恢复[110]。维库溴铵的长期效果可持续到至少产后 4 天。这是由于肝血流的生理变化和妊娠激素竞争肝脏摄取干扰维库溴铵的清除[111]。诱导剂在临床孕产妇应用有限，与之相反，维库溴铵在晚孕期和产后妇女的用药是非妊娠妇女的 2 倍[112]。在一项关于产后绝育患者的研究中，患者接受的罗库溴铵剂量是基于身体总重量而不是身体净重量，其神经肌肉阻滞直到 25% 的恢复第一次抽搐反应的维持时间更长，而接受剂量基于身体净重量的患者的神经肌肉阻滞时间没有延长。罗库溴铵在产后患者的维持时间的延长可以被解释为剂量计算是基于她们的暂时增加的体重的一个相对的药物过量[113]。相反，在一项比较 0.2mg/kg 顺-阿曲库铵在产后妇女和非妊娠妇女插管的研究中，在产后期平均的发病和恢复时间明显缩短[114]。重要的是，要注意非去极化型肌松药对骨骼肌的神经肌肉交界处的肌肉有松弛作用，对子宫没有松弛的效果。理论上，神经肌肉阻滞逆转剂可能提高乙酰胆碱水平而使子宫张力增加。在未孕猪身上，阿托品减少纵向子宫肌肉收缩而乙酰胆碱增加其收缩[115]。与非妊娠猪相比，在妊娠的猪子宫肌层已被证明有增加乙酰胆碱的收缩反应[116]。因为尚未在临床中观察到这些药物增加肌层收缩的作用，所以妊娠期间使用这些药物还没有禁忌证。

### 挥发性麻醉药

孕妇对挥发性麻醉药的麻醉作用更敏感。氟烷的 MAC 下降了 27%，恩氟烷的 MAC 下降了 30%[84]。与非妊娠对照组比较，在妊娠 8～12 周时异氟烷的 MAC 减少了 28%[117]。这可能会导致在胎儿手术期间麻醉水平超过预期以及药物相对过量导致的孕产妇心脏抑制和低血压。

如前所述，众所周知，挥发性麻醉剂可使子宫舒张，随着挥发性麻醉剂吸入浓度增加，其子宫舒张作用增强。另一个要点是吸入剂已被证实对妊娠期的子宫肌层有更大的抑制作用[118, 119]。它通常使用 0.5MAC 恩氟烷、异氟烷和氟烷可使子宫收缩下降 20%，而 1.5MAC 可使子宫收缩下降 60%[120]。七氟烷可产生剂量依赖性的抑制作用，其有效剂量的中位数为 0.94MAC，子宫活动实际上在浓度大于 3.5MAC 时消失[121]。总之，高浓度吸入剂是子宫松弛所必要的；为了提供这些所需级别，往往需要气管插管和积极利用升压药。

### 区域麻醉和局部麻醉药

妊娠期硬膜外和椎管内麻醉后，可能有一个更广泛的区域传播和正中神经对局部麻醉药更具敏感性，且这种现象持续到产后期[122, 123]。在妊娠期间局部麻醉药的易感性增加其基本机制尚未可知，但已经提出了可能与机械、激素、生化和神经的变化有关。在怀孕兔子中，布比卡因诱导的离体迷走神经的 A、B 和 C 纤维传导阻滞其速度比非妊娠动物（nonpregnant animals）快，这种差异可能与妊娠期间高孕激素水平使其有一个更迅速的扩散和更短的发生阻滞或提高灵敏度有关[124, 125]。有趣的是，神经纤维急性暴露于孕激素中不会增加神经对丁哌卡因的灵敏度，但慢性孕激素治疗和妊娠可导致其敏感性增加[126]。因此，这个机制不像孕激素直接作用于细胞膜，可能涉及激素对蛋白质合成的影响[126]。

妊娠相关蛋白结合的下降可能会导致产妇对局部麻醉影响的改变。它已被证明在整个妊娠期都存在血清中的白蛋白和 $\alpha_1$-糖蛋白水平下降，对应游离丁哌卡因水平的不断提高，孕妇具有易患局部麻醉中毒的可能[127]。

## 第三节　子宫切开术的影响

对胎儿的干预治疗过程往往可能需要进行紧急剖宫产。胎盘植入到子宫肌层的风险随着既往子宫手术的次数增多而增加，或与任何可能对子宫内膜造成不利影响的事件有关，例如感染或外伤[128]。其他易感因素包括：以前的扩宫和刮宫、子宫内膜炎、子宫平滑肌瘤、子宫瘢痕，例如前次的剖宫产、Asherman 综合征以及经产妇[128, 129]。蜕膜缺乏很可能是前置胎盘和胎盘植入的病因，并可能是它们共存发生的高发病率的原因。植入性胎盘的定义是胎盘异常坚固粘连到子宫壁。主要病理组织学特征是蜕膜缺失，使绒毛叶直接粘连或侵入到子宫肌层[129]。在胎盘粘连时，胎盘绒毛附着到子宫肌层。植入性胎盘的绒毛侵入子宫肌层。与穿透性胎盘不同,穿透性胎盘是指胎盘绒毛穿透子宫肌层。异常的粘连可能涉及的全部或胎盘母面绒毛几个子叶(完全或部分胎盘植入)。

由于胎盘的娩出不成功,将发生显著出血。牵引脐带可能会导致子宫内翻和危及生命的出血。因为母体胎盘表面和子宫壁之间不能形成裂隙,去除胎盘的一般难以成功。保守治疗如子宫打包,产妇死亡率较高。常规的治疗是子宫切除术[130]。有数十个病例报道关于髂内动脉、子宫、卵巢动脉的栓塞和结扎,这些技术的成功率都不稳定。

## 第四节 结 论

由于妊娠的生理、机械和激素的变化,目前胎儿干预对麻醉医师提出的重大挑战。由于困难插管的风险增加,产妇全身麻醉的风险较高。一个充足的气道评估在产科全身麻醉的安全管理中是至关重要的。使子宫左旋、加强监测、及时处理吸入性全身麻醉造成的血流动力学影响、有限的静脉补液和大剂量升压药仍然是最有效的确保有利的孕产妇和胎儿的结局的最有效的手段。在过去20年的胎儿治疗中,更好地理解这些改变已改善了孕产妇和胎儿的结局。

在妇产科和外科手术领域的同事密切地沟通是必不可少的,因为他们做了什么,或不做什么,可能直接影响麻醉计划。虽然目前没有明确的指南来有效排除胎儿治疗的候选人,但任何使产妇有更高发病率或死亡率的并发症(例如:出血性疾病、心脏疾病、病态肥胖)将不予考虑。通过这种方式,我们可以通过提供尽可能最安全的麻醉得到最好的孕产妇和胎儿的结局。

## 参 考 文 献

1. Farmer D. Fetal surgery. BMJ 2003;326:461–2.
2. Hawkins JL, Koonin LM, Palmer SK, Gibbs CP. Anesthesia-related deaths during obstetric delivery in the United States, 1979-1990. Anesthesiology 1997;86:277–84.
3. Rosen MA. Management of anesthesia for the pregnant surgical patient. Anesthesiology 1999;91:1159–63.
4. Conklin KA. Maternal physiological adaptations during gestation, labor and puerperium. Semin Anesth 1991; 10:221–34.
5. Machida H. Influence of progesterone on arterial blood and CSF acid-base balance in women. J Appl Physiol 1981;51:1433–6.
6. Templeton A, Kelman GR. Maternal blood-gases. ($PAO_2$-$PaO_2$) physiological shunt and VD/VT in normal pregnancy. Br J Anaesth 1976;48:1001–4.
7. Cohen SE. Physiologic alterations of pregnancy—anesthetic implications. ASA Refresher Course 1993;21:51–63.
8. Shankar KB, Moseley H, Vemula V, et al. Arterial to end-tidal carbon dioxide tension difference during anesthesia in early pregnancy. Can J Anaesth 1989;36:124–7.
9. Russell IF, Chambers WA. Closing volume in normal pregnancy. Br J Anaesth 1981;53:1043–7.
10. Archer GW, Marx GF. Arterial oxygen tension during apnea in parturient women. Br J Anaesth 1974;46:358–60.
11. Norris MC, Kirkland MR, Torjman MC, Goldberg ME. Denitrogenation in pregnancy. Can J Anaesth 1989; 36:523–5.
12. Palahniuk RJ, Shnider SM, Eger EI. Pregnancy decreases the requirement of inhaled anesthetic agents. Anesthesiology 1974;41:82–3.
13. Caplan RA, Posner KL, Ward RJ, Cheney FW. Adverse respiratory events in anesthesia: a closed claims analysis. Anesthesiology 1990;72:828–33.
14. Bemunof JL. Management of the difficult adult airway, with special emphasis on awake tracheal intubation. Anesthesiology 1991;75:1087–110.
15. Bellhouse CP, Dore C. Criteria for estimating likelihood of difficulty of endotracheal intubation with the Macintosh laryngoscope. Anaesth Intensive Care 1988; 16:329–37.
16. Pilkington S, Carli F, Dakin MJ, et al. Increase in Mallampati score during pregnancy. Br J Anaesth 1995;74:638–42.
17. Thornburg KL, Jacobson SL, Giraud GD, Morton MJ. Hemodynamic changes in pregnancy. Semin Perinatol 2000;24:11–4.
18. Robson SC, Hunter S, Boys RJ, Dunlop W. Serial study of factors influencing changes in cardiac output during human pregnancy. Am J Physiol 1989;256:1060–5.
19. Hunter S, Robson SC. Adaptation of the maternal heart in pregnancy. Br Heart J 1992;68:540–3.
20. Milsom I, Forssman L. Factors influencing aortocaval compression by the uterus in late human pregnancy. An arteriographic study. Am J Obstet Gynecol 1968; 100:203–17.
21. Del Bene R, Barletta G, Mello G, et al. Cardiovascular function in pregnancy: effects of posture. Br J Obstet Gynaecol 2001;108:344–52.
22. Hart MV, Morton MJ, Hosenpud JD, Metcalfe J. Aortic function during normal human pregnancy. Am J Obstet Gynecol 1986;154:887–91.
23. Kametas NA, McAuliffe F, Hancock J, et al. Maternal left ventricular mass and diastolic function during pregnancy. Ultrasound Obstet Gynecol 2001;18:460–6.
24. Wu PY, Udani V, Chan L, et al. Colloid osmotic pressure: variations in normal pregnancy. J Perinat Med 1983; 11:193–9.
25. Cotton DB, Gonik B, Spillman T, Dorman KF. Intrapartum to postpartum changes in colloid osmotic pressure. Am J Obstet Gynecol 1984;149:174–7.
26. Mabie WC, Hackman BB, Sibai BM. Pulmonary edema associated with pregnancy: echocardiographic insights and implications for treatment. Obstet Gynecol 1993; 81:227–34.
27. DiFederico EM, Burlingame JM, Kilpatrick SJ, et al. Pulmonary edema in obstetric patients is rapidly resolved except in the presence of infection or of nitroglycerin

tocolysis after open fetal surgery. Am J Obstet Gynecol 1998;179:925–33.

28. DiFederico EM, Harrison M, Matthay MA. Pulmonary edema in a woman following fetal surgery. Chest 1996;109:1114–7.

29. Midgley DY, Hardrug K. The mirror syndrome. Eur J Obstet Gynecol Reprod Biol 2000;88:201–2.

30. Duthie SJ, Walkinshaw SA. Parvovirus associated fetal hydrops: reversal of pregnancy induced proteinuric hypertension by in utero fetal transfusion. Br J Obstet Gynaecol 1995;102:1011–3.

31. Sydorak RM, Kelly T, Feldstein VA, et al. Prenatal resection of a fetal pericardial teratoma. Fetal Diagn Ther 2002;17:281–5.

32. Greiss FC, Gobble FL. Effect of sympathetic nerve stimulation on the uterine vascular bed. Am J Obstet Gynecol 1967;97:962–7.

33. Thomas DG, Robson SC, Redfern N, et al. Randomized trial of bolus phenylephrine or ephedrine for maintenance of arterial pressure during spinal anesthesia for caesarean section. Br J Anaesth 1996;76:61–5.

34. Hall PA, Bennett A, Wilkes MP, Lewis M. Spinal anesthesia for caesarean section: comparison of infusions of phenylephrine and ephedrine. Br J Anaesth 1994;73:471–4.

35. Ueland K. Maternal cardiovascular dynamics: VII. Intrapartum blood volume changes. Am J Obstet Gynecol 1976;126:671–7.

36. Hytten FE, Paintin DB. Increase in plasma volume during normal pregnancy. J Obstet Gynaecol Br Comm 1963;70:402–7.

37. Pritchard JA. Changes in the blood volume during pregnancy and delivery. Anesthesiology 1965;26:393–9.

38. Cotes PM, Canning CE, Lind T. Changes in serum immunoreactive erythropoietin during the menstrual cycle and normal pregnancy. Br J Obstet Gynaecol 1983;90:304–11.

39. Taylor DJ, Dind T. Red cell mass during and after normal pregnancy. Br J Obstet Gynaecol 1979;86:364–70.

40. Sharma SK, Philip J, Wiley J, et al. Thromboelastographic changes in healthy parturients and postpartum women. Anesth Analg 1997;85:94–8.

41. Vanner RG, Goodman NW. Gastroesophageal reflux in pregnancy at term and after delivery. Anaesthesia 1989;44:808–11.

42. Marrero JM, Goggin PM, de Caestecker JS, et al. Determinants of pregnancy heartburn. Br J Obstet Gynaecol 1992;99:731–4.

43. Murray FA, Erskine JP, Fielding J. Gastric secretion in pregnancy. J Obstet Gynaecol Br Emp 1957;64:373–81.

44. Gryboski WA, Spiro HM. The effect of pregnancy on gastric secretion. N Engl J Med 1959;255:1131–4.

45. O'Sullivan GM, Sutton AJ, Thompson SA, et al. Noninvasive measurement of gastric emptying in obstetric patients. Anesth Analg 1987;66:505–11.

46. Sandhar BK, Elliott RH, Windram I, Rowbotham DJ. Peripartum changes in gastric emptying. Anaesthesia 1992;47:196–8.

47. Whithead EM, Smith M, Dean Y, O'Sullivan G. An evaluation of gastric emptying times in pregnancy and the puerperium. Anaesthesia 1993;48:53–7.

48. American Society of Anesthesiologists Task Force on Obstetrical Anesthesia: practice guidelines for obstetrical anesthesia. Anesthesiology 1999;90:600–10.

49. Wong C, Loffredi M, Ganchiff JN, et al. Gastric emptying of water at term pregnancy. Anesthesiology 2002;96:1395–400.

50. Kulbi M, Scrutton MJ, Seed PT, O'Sullivan G. An evaluation of isotonic sport drinks during labor. Anesth Analg 2002;94:404–8.

51. Nimmo WS, Wilson J, Prescott LF. Further studies of gastric emptying during labor. Anaesthesia 1977;32:100–1.

52. Porter JS, Bonello E, Reynolds LF. The influence of epidural administration of fentanyl infusion on gastric emptying in labor. Anaesthesia 1997;52:1151–6.

53. Dewan DM, Floyd HM, Thistlewood JM, et al. Sodium citrate pretreatment in elective cesarean section patients. Anesth Analg 1985;64:34–7.

54. Wyner J, Cohen SE. Gastric volume in early pregnancy: effect of metoclopramide. Anesthesiology 1982;57:209–12.

55. Bacq Y, Zarka O, Brechot JF, et al. Liver function tests in normal pregnancy: a prospective study of 103 pregnant women and 103 matched controls. Hepatology 1996;23:1030–4.

56. McNair RD, Jaynes RV. Alterations in liver function during normal pregnancy. Am J Obstet Gynecol 1960;80:500.

57. Everson GT. Liver problems in pregnancy: distinguishing normal from abnormal hepatic changes. Medscape Womens Health 1998;3:3.

58. Bravermann D, Johnson M, Kern F. Effects of pregnancy and contraceptive steroids on gallbladder function. N Engl J Med 1980;302:362–4.

59. Kern F, Everson G, DeMark B, et al. Biliary lipids, bile acids, and gallbladder function in the human female: effects of pregnancy and the ovulatory cycle. J Clin Invest 1981;68:1229–42.

60. Carter J. Liver function in normal pregnancy. Aust N Z J Obstet Gynaecol 1990;30:296–302.

61. Evans RJ, Wroe JM. Plasma cholinesterase changes during pregnancy. Anaesthesia 1980;35:651–4.

62. Leighton BL, Cheek TG, Gross JB. Succinylcholine pharmacodynamics in peripartum patients. Anesthesiology 1986;64:202–5.

63. Glinoer D. What happens to the normal thyroid during pregnancy? Thyroid 1999;9:631–5.

64. American College of Obstetricians and Gynecologists. ACOG practice bulletin. Clinical management guidelines for obstetrician-gynecologists. Number 37, August 2002. Obstet Gynecol 2002;100:387–96.

65. Stanley K, Fraser R, Bruce C. Physiologic changes in insulin resistance in human pregnancy: longitudinal study with the hyperinsulinaemic euglycaemic clamp technique. Br J Obstet Gynaecol 1998;105:756–9.

66. Yamashita H, Shao J, Friedman JE. Physiologic and molecular alterations in carbohydrate metabolism during pregnancy and gestational diabetes mellitus. Clin Obstet Gynecol 2000;43:87–98.

67. Homke CJ, Sivan E, Reece EA. Fuel metabolism during pregnancy. Semin Reprod Endocrinol 1999;17:119–25.

68. Dumoulin JG, Foulkes JE. Ketonuria during labour. Br J Obstet Gynaecol 1984;9:97–8.

69. Posner NA, Silverstone FA. Carbohydrate metabolism in pregnancy: management of the diabetic gravida. Obstet Gynecol Annu 1977;6:67–125.

70. Cheek TG, Samuels P, Miller F, et al. Normal saline i.v. fluid load decreases uterine activity in active labour. Br J Anaesth 1996;77:632–5.

71. Zamora JE, Rosaeg OP, Lindsay MP, Crossan ML. Haemodynamic consequences and uterine contractions

following 0.5 or 1.0 litre crystalloid infusion before obstetric epidural analgesia. Can J Anaesth 1996;42:347–52.

72. Evans SE, Crawford JS, Stevens ID, et al. Fluid therapy for induced labour under epidural analgesia: biochemical consequences for mother and infant. Br J Obstet Gynaecol 1986;93:329–33.

73. Ames C, Cobbold S, Maddock J. Lactic acidosis complicating treatment of ketosis of labour. BMJ 1975;4:611–3.

74. Tarnow-Mordi WO, Shaw JC, Liu D, et al. Iatrogenic hyponatraemia of the newborn due to maternal fluid overload: a prospective study. BMJ 1981;283:639–42.

75. Lind T. Fluid balance during labour: a review. J R Soc Med 1983;76:870–5.

76. Piquard F, Hsiung R, Schaefer A, et al. Does fetal acidosis develop with maternal glucose infusion during normal labor? Obstet Gynecol 1989;74:909–14.

77. Thomas P, Buckley P, Fox M. Maternal and neonatal blood glucose after crystalloid loading for epidural caesarean section. Anaesthesia 1984;39:1240–2.

78. Cogan R, Spinnato JA. Pain and discomfort thresholds in late pregnancy. Pain 1986;27:63–8.

79. Dawson-Basoa M, Gintzler AR. Gestational and ovarian sex steroid antinociception: synergy between spinal kappa and delta opioid systems. Brain Res 1998;794:61–7.

80. Liu NJ, Gintzler AR. Gestational and ovarian sex steroid antinociception: relevance of uterine afferent and spinal alpha(2)-noradrenergic activity. Pain 1999;83:359–68.

81. Kristal MB, Thompson AC, Abbott P, et al. Amniotic-fluid ingestion by parturient rats enhances pregnancy-mediated analgesia. Life Sci 1990;46:693–8.

82. Greenwood JP, Scott EM, Stoker JB, et al. Sympathetic neural mechanisms in normal and hypertensive pregnancy in humans. Circulation 2001;104:2200–4.

83. Chen GY, Kuo CD, Yang MJ, et al. Return of autonomic nervous activity after delivery: role of aortocaval compression. Br J Anaesth 1999;82:932–4.

84. Chan MT, Mainland P, Gin T. Minimum alveolar concentration of halothane and enflurane are decreased in early pregnancy. Anesthesiology 1996;85:782–6.

85. Shnider SM, Webster GM. Maternal and fetal hazards of surgery during pregnancy. Am J Obstet Gynecol 1965;92:891–900.

86. Brodsky JB, Cohen EN, Brown BW Jr, et al. Surgery during pregnancy and fetal outcome. Am J Obstet Gynecol 1980;138:1165–7.

87. Duncan PG, Pope WDB, Cohen MM, Greer N. The safety of anesthesia and surgery during pregnancy. Anesthesiology 1986;64:790–4.

88. Mazze RI, Kallem B. Reproductive outcome after anesthesia and operation during pregnancy: a registry study of 5405 cases. Am J Obstet Gynecol 1989;161:1178–85.

89. Yaksh TL, Wilson PR, Kaiko RF, Inturrisi CE. Analgesia produced by a spinal action of morphine and effects upon parturition in the rat. Anesthesiology 1979;51:386–92.

90. Baraka A, Noueihid R, Hajj S. Intrathecal injection of morphine for obstetric analgesia. Anesthesiology 1981;54:136–40.

91. Palmer CM, Emerson S, Volgoropolous D, Alves D. Dose-response relationship of intrathecal morphine for postcesarean analgesia. Anesthesiology 1999;90:437–44.

92. Igarashi T, Hirabayashi Y, Shimkizu R, et al. The fiberoscopic findings of the epidural space in pregnant women. Anesthesiology 2000;92:1631–6.

93. Leighton BL, Norris MC, Sosis M, et al. Limitations of epinephrine as a marker of intravascular injection in laboring women. Anesthesiology 1987;66:688–91.

94. Norris MC, Ferrenbach D, Dalman H, et al. Does epinephrine improve the diagnostic accuracy of aspiration during labor epidural analgesia? Anesth Analg 1999;88:1073–6.

95. Schulman A, Herlinger H. Urinary tract dilatation in pregnancy. Br J Radiol 1975;48:638–45.

96. Duvekot JJ, Peeters LL. Renal hemodynamics and volume homeostasis in pregnancy. Obstet Gynecol Surv 1994; 49:830–9.

97. Graves SW, Moore TJ, Seely EW. Increased platelet angiotensin II receptor number in pregnancy-induced hypertension. Hypertension 1992;20:627–32.

98. Watanabe M, Meeker CI, Gray MJ. Secretion rate of aldosterone in normal pregnancy. J Clin Invest 1963;42:16–9.

99. Davison JM, Hytten FE. The effect of pregnancy on the renal handling of glucose. Br J Obstet Gynaecol 1975;82:374–81.

100. Gin T, Mainland P, Chan M, et al. Decreased thiopental requirements in early pregnancy. Anesthesiology 1997; 86:73–8.

101. Higuchi H, Adachi Y, Arimura S, et al. Early pregnancy does not reduce the C(50) of propofol for loss of consciousness. Anesth Analg 2001;93:1565–9.

102. Sanchez-Alcaraz A, Quintana MB, Laguarda M. Placental transfer and neonatal effects of propofol in caesarean section. J Clin Pharm Ther 1998;23:19–23.

103. Baraka A, Louis F, Dalleh R. Maternal awareness and neonatal outcome after ketamine induction of anaesthesia for caesarean section. Can J Anaesth 1990;37:641–4.

104. Kee WD, Khaw KS, Ma ML, et al. Postoperative analgesic requirement after cesarean section: a comparison of anesthetic induction with ketamine or thiopental. Anesth Analg 1997;85:1294–8.

105. Karsli B, Kaya T, Cetin A. Effects of intravenous anesthetic agents on pregnant myometrium. Pol J Pharmacol 1999;51:505–10.

106. Shin YK, Kim YD, Collea JV. The effect of propofol on isolated human pregnancy uterine muscle. Anesthesiology 1998;89:105–9.

107. Yoo KY, Lee J, Kim HS, et al. The effects of opioids on isolated human pregnant uterine muscles. Anesth Analg 2001;92:1006–9.

108. Shnider SM. Serum cholinesterase activity during pregnancy, labor and the puerperium. Anesthesiology 1965;26:335–9.

109. Jan GS, Tong WN, Chan AM, et al. Recovery from mivacurium block with or without anticholinesterase following continuous infusion in obstetric patients. Anaesth Intensive Care 1996;24:585–9.

110. Baraka A, Jabbour S, Tabboush Z, et al. Onset of vecuronium neuromuscular block is more rapid in patients undergoing caesarean section. Can J Anaesth 1992;39:135–8.

111. Khuenl-Brady KS, Koller J, Mair P, et al. Comparison of vecuronium- and atracurium-induced neuromuscular blockade in postpartum and nonpregnant patients. Anesth Analg 1991;72:110–3.

112. Guay J, Grenier Y, Varin F. Clinical pharmacokinetics of neuromuscular relaxants in pregnancy. Clin Pharmacokinet 1998;34:483.

113. Gin T, Chan MT, Chan KL, et al. Prolonged neuromuscular block after rocuronium in postpartum patients. Anesth Analg 2002;94:686–9.

114. Pan PH, Moore C. Comparison of cisatracurium-induced

neuromuscular blockade between immediate postpartum and nonpregnant patients. J Clin Anesth 2001;13:112–7.

115. Taneike T, Bando S, Takasaki K, et al. Muscle layer and regional differences in autonomic innervation and responsiveness to transmitter agents in swine myometrium. J Auton Pharmacol 1994;14:213–27.

116. Kitazawa T, Hatakeyama H, Cao J, Taneike T. Pregnancy-associated changes in responsiveness of the porcine myometrium to bioactive substances. Eur J Pharmacol 2003;469:135–44.

117. Gin T, Chan MT. Decreased minimum alveolar concentration of isoflurane in pregnant humans. Anesthesiology 1994;81:829–32.

118. Naftalin NJ, McKay DM, Phear WPC, et al. The effects of halothane on pregnant and nonpregnant human myometrium. Anesthesiology 1977;46:15–9.

119. Miller JR, Stoelting VK, Stander RW, et al. In vitro and in vivo responses of the uterus to halothane anesthesia. Anesth Analg 1966;45:583–9.

120. Munson ES, Embro WJ. Enflurane, isoflurane, and halothane and isolated human uterine muscle. Anesthesiology 1977;46:11–4.

121. Turner RJ, Lambrost M, Holmes C, et al. The effects of sevoflurane on isolated gravid human myometrium. Anaesth Intensive Care 2002;30:591–6.

122. Datta S, Hurley RJ, Naulty JS, et al. Plasma and cerebrospinal fluid progesterone concentrations in pregnant and nonpregnant women. Anesth Analg 1986;65:950–4.

123. Butterworth JF, Walker FO, Lysak SZ. Pregnancy increases median nerve susceptibility to lidocaine. Anesthesiology 1990;72:962–5.

124. Datta S, Lambert DH, Gregus J, et al. Differential sensitivities of mammalian nerve fibers during pregnancy. Anesth Analg 1983;62:1070–2.

125. Flanagan HL, Datta S, Lambert DH, et al. Effect of pregnancy on bupivacaine-induced conduction blockade in the isolated rabbit vagus nerve. Anesth Analg 1987;66:123–6.

126. Bader AM, Datta S, Moller RA, et al. Acute progesterone treatment has no effect on bupivacaine-induced conduction blockade in the isolated rabbit vagus nerve. Anesth Analg 1990;71:545–8.

127. Tsen LC, Tarshis J, Denson DD, et al. Measurements of maternal protein binding of bupivacaine throughout pregnancy. Anesth Analg 1999;89:965–8.

128. Fox H. Placenta accreta, 1945-1969. Obstet Gynecol Surv 1972;27:475–90.

129. Kamani AA, Gambling DR, Christilaw J, Flanagan ML. Anaesthetic management of patients with placenta accreta. Can J Anaesth 1987;34:613–7.

130. Chestnut DH, Dewan DM, Redick LF, et al. Anesthetic management for obstetric hysterectomy: a multi-institutional study. Anesthesiology 1989;70:607–10.

# 第三章 子宫松弛

原著 STEPHEN PRATT
译者 朱雪琼 何芳芳
审校 周 捷

胎儿手术和其他任何对孕妇的手术过程一样，手术医师和麻醉医师团队必须考虑到胎儿和孕妇双方的健康。对母体使用麻醉剂所产生的对子宫胎盘的影响可以明显影响胎儿手术的进展。麻醉医师的作用就是提供适当又安全的麻醉剂量致使子宫松弛，尤其在一些特定的对胎儿进行干预的手术中这是不可缺少的。在对胎儿手术的早期尝试中，人们认识到提供子宫松弛但没有低血压或者其他合并症是很重要的[1]。本章节概述了胎儿手术中子宫松弛相关的一些概念，包括子宫收缩的生理学机制、抑制子宫收缩的药理学机制以及在胎儿手术中子宫松弛的重要性。另外，也讨论了现行手术中使子宫松弛的方法以及与子宫松弛相关的并发症。

## 第一节 子宫收缩的机制

在各种肌肉收缩的描述中，已经讲到平滑肌是强直收缩或者间期收缩的，根据电刺激的兴奋性大小而产生的[2]。子宫平滑肌也不例外，它具有高度兴奋性，子宫平滑肌的间期收缩还具有自发性和受激动剂诱导的特性[3]。在正常妊娠期，子宫收缩是不规则和不协调的。而在分娩过程中，子宫收缩是规则的、有力的、协调一致的。子宫肌层之所以可以产生如此强有力的收缩，是因为它具有以下几个独特的解剖学特征。首先，子宫肌细胞的结构与骨骼肌不同。在子宫肌层，长条的、粗细不均的肌纤维任意成束，布满肌细胞。这使得子宫肌产生比骨骼肌还要强数倍的收缩力[4]。其次，子宫肌层的收缩力可以向任何方向发出，这使得分娩过程中的娩出力具有多面性。最后，子宫收缩具有立体感。这要求每一个收缩的细胞都必须通过相邻细胞连续去极化而保持在三维的阵列中协调一致。在三维阵列中一个细胞的去极化会导致相邻细胞的去极化，从而导致一个收缩波的产生并在整个子宫中传播。在妊娠过程中这个收缩波缺乏协调，但是在分娩过程中或者在受外源因素影响时这个波是可以变得更加有组织性的[2]。这个收缩波始发的机制尚不清楚。有一种假说认为有专门的"起搏"细胞存在，但目前为止，这种细胞仍未被明确找到[2,5]。相反的，大多数甚至所有的子宫肌层细胞都能产生规则的、自发的兴奋性。

尽管子宫收缩的始发动力仍不十分清楚，但是细胞去极化、收缩、电刺激传导的生物学机制却已相对明确。目前已明确细胞内钙离子浓度的增加是子宫肌纤维收缩的主要动力[3,5]。这种细胞质中钙离子浓度的增加可能是因为细胞外的钙离子通过电压敏感性的 L-型钙通道内流引起，或者是由于细胞内存储于肌浆内质网中的钙离子释放造成[5]。以上两种形式中，细胞外钙离子内流是最重要的机制，因为用硝苯地平抑制 L-型钙离子通道或移去细胞外钙离子都会消除细胞内钙离子浓度的增加，从而阻止子宫收缩[5]。非电压依赖性的钙通道和各种不同激动剂依赖性的机制也能使子宫肌中细胞内钙离子浓度增加[6]。某些子宫收缩激动剂也可以使细胞内钙离子浓度增加。其中临床上以缩宫素和前列腺素 $F_{2\alpha}$ 效果最显著并且最知名。这两者都能与磷脂酶 C 通路中的偶联受体结合[7]。磷脂酶 C 通路的激活可以导致磷脂酰肌醇转变为三磷酸肌醇。三磷酸肌醇浓度的增加又可导致肌浆内质网中存储钙的释放[6]。

一旦子宫肌细胞的细胞膜发生去极化，电压门控型钙通道就会被激活，细胞质内钙离子浓度就会上升，这些变化级联发生最终导致子宫肌收缩。细胞内的钙离子与钙调蛋白结合，后者结合并激活肌球蛋白轻链激酶(MLCK)[4,6]。肌球蛋白轻链激酶使肌球蛋白磷酸化，被磷酸化的肌球蛋白与肌动蛋白相互作用以激活三磷腺苷,三磷腺苷水解产生能量[4]。

妊娠状态会减弱这些级联作用的效能,减弱了正常情况下整个子宫的活性,因此要产生子宫收缩需要更高浓度的钙离子[2,8]。妊娠状态下抑制子宫收缩的机制有若干种。前列腺素能增加子宫的收缩性,而作为前列腺素合成所必需的酶——环加氧酶Ⅱ却在妊娠早期表达降低[2]。另外,在此期间对子宫收缩激动剂起降解作用的各种酶类,包括脑啡肽酶和缩宫素酶等,表达上调[2]。环腺苷酸(cAMP)可减少细胞内钙离子浓度和直接抑制肌球蛋白轻链激酶[6]。$G_s$是一种能激活腺苷酸环化酶并产生环腺苷酸的膜蛋白。$G_s$蛋白浓度、$G_s$蛋白诱导的腺苷酸环化酶活性以及环腺苷酸的浓度均被证实在妊娠期的子宫肌层中有所增加[7]。尽管环鸟苷酸(cGMP)对正常情况下子宫活性的影响尚不清楚,但它同样可以减少妊娠期子宫肌细胞中钙离子的浓度。新近的研究表明肌球蛋白轻链激酶的抑制剂——钙介质素可能对妊娠期子宫活性的调节也有重要意义(图3-1)[8]。

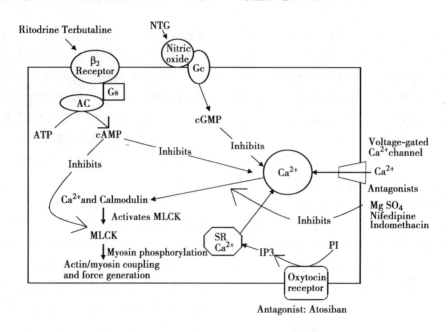

**图 3-1　子宫收缩及其抑制剂的生化反应**

AC＝腺苷酸环化酶;ATP＝三磷酸腺苷;cAMP＝环磷腺苷;cGMP＝环磷鸟苷;IP3＝肌醇三磷酸;MLCK＝肌球蛋白轻链激酶;NTG＝硝酸甘油;PI＝磷脂酰肌醇;SR＝肌浆网 Ritodrine Terbutaline＝利托君、特布他林;$\beta_2$ Receptor＝$\beta_2$ 受体;Nitric Oxide＝一氧化氮;Gs＝三磷酸腺苷在腺苷环化酶;Gc＝鸟苷酸环化酶;Inhibits＝抑制;Voltage-gated $Ca^{2+}$ channel＝电压门控钙离子通道;$Ca^{2+}$＝钙离子;$Ca^{2+}$ and Calmodulin＝钙离子和钙调蛋白;Activates MLCK＝激活肌球蛋白轻链激酶;Myosin phosphorylation＝肌球蛋白磷酸化;Actin/myosin coupling and force generation＝肌动蛋白/肌球蛋白耦合和产力过程;Antagonists＝拮抗剂;$MgSO_4$＝硫酸镁;Nifedipine＝硝苯地平;Indomethacin＝吲哚美辛;Oxytocin receptor＝催产素受体;Antagonist:Atosiban＝拮抗剂:阿托西班

## 第二节　子宫松弛的机制

大多数有关抑制子宫收缩的药理学方法都来自于对早产的预防和治疗的研究[6]。目前有许多减弱子宫活性的通路存在,几乎所有的通路都旨在减少细胞内钙离子的浓度。这些通路包括:①激活 $G_s$ 蛋白使环腺苷酸增加;②抑制磷脂酶C通路,减少肌浆内质网钙的释放;③抑制电压敏感性细胞膜钙离子通道,减少细胞钙内流;④通过活化鸟苷酸环化酶增加环鸟苷酸的浓度;⑤一旦钙离子进入细胞就抑制钙的作用。每一条通路都曾试图用于抑制子宫活性。表3-1和图3-1简略说明了抑制子宫肌收缩的各种药理学方法和它们的作用环节。

### β-肾上腺素能受体激动剂

子宫肌层 $\beta_2$-肾上腺素能受体的活化可导致 Gs 蛋白兴奋,使细胞质中环腺苷酸浓度增加。利托君和特布他林是选择性 $\beta_2$ 肾上腺素能激动剂,并在治疗早产中广泛使用。事实上,利托君是美国食品与药物管理局唯一批准的用于抑制早产的药物。它可以用于肌内注射（每2~4小时给予5~10 mg）或者静脉注射（50~350μg/min微量泵维持）。尽管特布他林未经食品与药物管理局批准，但仍常被用于治疗早产。给药方案包括肌内注射（每1~6小时给

予250 μg）或者静脉注射（2.5~25μg/min）。早期的资料显示，遗传异质性可能会影响对这些药物的反应[9]。这两种药物都有明显的副作用，我们将在本章节中继续讲述。

**表 3-1  抑制子宫收缩的药物**

| 药物名称 | 剂量 | 作用机制 | 副作用 |
|---|---|---|---|
| 特布他林 | 250μg SQ<br>2.5~25μg/min IV | $β_2$ 肾上腺素激动剂 | 心动过速<br>低血压<br>心律不齐 |
| 利托君 | 5~10mg IM<br>50~350μg/min IV | | 高血糖<br>肺水肿<br>低血钾 |
| 硫酸镁 | 4~6g IV（推注）<br>2~4g/h IV | ? 抑制钙内流<br>? 抑制钙调节蛋白 | 肺水肿<br>潮热<br>嗜睡<br>呼吸抑制<br>心搏骤停<br>潜在神经肌肉阻断 |
| 吲哚美辛 | 50~100mg PO/PR<br>25mg 每4~6 小时 PO/PR | 前列腺合成抑制剂 | 恶心<br>消化不良<br>肾功能不全<br>哮喘恶化 |
| 硝苯地平 | 10~40mg PO<br>20mg 每4~8 小时 | L-型钙通道拮抗剂 | 低血压<br>心悸<br>潮热<br>心动过速 |
| 硝酸甘油 | 50~100μg IV（推注）<br>25~200μg/min IV（滴注） | 一氧化氮供体,减少细胞内钙离子 | 低血压<br>肺水肿<br>心动过速<br>头痛 |
| 阿托西班 | 6.75 mg IV（推注）<br>300μg /min IV | 缩宫素拮抗剂 | 很少 |
| 异氟烷、地氟烷等 | 1.5~3MAC | ? | 低血压<br>心动过速（地氟烷）<br>胎儿酸中毒 |

IM:肌内注射;IV:静脉注射;MAC:最小肺泡浓度;PO:口服;PR:经直肠给药;SQ:皮下注射

## 硫 酸 镁

硫酸镁是一种有效且常用的保胎药物。然而它抑制子宫肌肉收缩的机制尚不明确。它可能通过竞争性抑制细胞质膜上的电压门控型钙通道来

影响细胞外的钙离子内流[6],也可能通过减弱细胞内钙-钙调蛋白复合物与肌球蛋白轻链激酶结合的亲和力水平[10]。硫酸镁可以肌内注射、静脉注射或者口服。最常用的是4~6g的静脉推注后予以2~4g/h的静脉滴注。和$β_2$肾上腺素能激动剂一样,

硫酸镁也有明显的副作用。镁离子具有非去极化肌肉松弛的作用,这在使用该药物的时候必须要考虑到[11,12]。

## 钙 拮 抗 剂

已知钙内流对子宫肌肉收缩有重要作用,因此抑制质膜上的钙通道是使子宫松弛的一个重要方法。硝苯地平能特异性地阻滞 L-型钙通道,而且通过体外研究表明当发生去极化时硝苯地平能阻止细胞内钙浓度的升高[5]。硝苯地平可以采用口服或者舌下含服的方式给药。初始剂量通常为 10mg/20min,然后根据需要按每 4～8 小时追加 20mg。

## 前列腺素抑制剂

正如前文所述,前列腺素可以通过磷脂酶 C 通路和肌浆内质网中钙的释放致使子宫收缩。前列腺素是由花生四烯酸经环氧合酶的作用转变而来。非甾体抗炎药(NSAIDs),诸如吲哚美辛等,是环氧合酶的竞争性抑制剂,因此可以减弱子宫收缩力。吲哚美辛可以口服给药或者经直肠给药。负荷剂量为 50～100mg,然后再按每 4～6 小时给药 25mg。尽管通常情况下母体对这个药物的耐受性很强,但是该药对胎儿的副作用依然很明显。与在母体中相比,该药在胎儿体内的半衰期会明显延长。对胎儿的毒性包括羊水量的减少、肾损害、心功能不全以及动脉导管的关闭[13]。

## 一氧化氮供体

一氧化氮通过 Gc 蛋白能增加子宫肌层环鸟苷酸的量,从而减少了细胞内钙离子的浓度,减弱了细胞内钙效应。硝酸甘油就是一种有效的一氧化氮供体。它有使子宫突然松弛的作用,常在持久的强直性子宫收缩和胎儿窘迫的情况下使用[14,15],可以协助胎头外倒转术,促进残留胎盘的排出,矫正子宫内翻,协助双胎中第二胎的胎位内转术,可以促进臀位剖宫产术中头部娩出困难者的分娩[15]。以 1～3μg/(kg·min)的剂量静脉输注可以使近足月的羊的子宫完全松弛[14]。胎盘组织的存在大大增强了硝酸甘油抑制子宫收缩的作用[16,17]。硝酸甘油可以经静脉注射、经皮注射以及舌下含服的途径给药。尽管有报道硝酸甘油的用量为1000μg,但静脉推注 50～100μg 足可以使子宫在30～90 秒内显著松弛[15]。静脉滴注可以使药效时间延长。

## 缩宫素拮抗剂

上文已经提到过缩宫素可以活化磷脂酶 C 通路,导致磷脂酰肌醇向三磷酸肌醇转变,然后导致肌浆内质网中钙的释放。阿托西班是一种缩宫素在受体水平的拮抗剂。它有很强的组织特异性,因此在母体很少出现全身系统性的副作用。起始剂量为静脉注射 7.5mg,然后 300μg/min 静脉滴注。

## 麻 醉 剂

在胎儿手术中使用麻醉药时偶然发现许多麻醉药可以抑制子宫收缩。Karsli 和他的同事们通过大鼠实验证实丙泊酚、咪达唑仑和氯胺酮能显著减弱自发性子宫肌收缩[18]。然而在使用氯胺酮时必须小心谨慎,因为其他学者证实,事实上氯胺酮在非妊娠状态以及早孕时期有增强子宫收缩的作用[19,20]。

通常情况下挥发性麻醉剂对子宫收缩的抑制是剂量依赖性的。Munson 和 Embro 发现恩氟烷、异氟烷和氟烷对人子宫肌层收缩的抑制作用在0.5～1.5 最小肺泡浓度(MAC)之间是逐渐增强的。经试验,这些药物在最高试验剂量,即吸入 1.5最小肺泡浓度时,能抑制 55%～76%的子宫收缩[21]。最近,Dogru 和他的同事们发现吸入 2 最小肺泡浓度的七氟烷和地氟烷基本能完全抑制缩宫素所导致的子宫收缩[22]。与非妊娠状态相比,妊娠期的子宫肌对这些药物所产生的抑制作用更为敏感[23]。

# 第三节　子宫松弛在胎儿
# 手术中的重要性

在胎儿手术中维持子宫静态的重要性再怎么强调也不过分。一旦失败即会导致各种并发症,包括手术无法顺利进行、胎盘早剥、术中或术后分娩以及早产等。这些并发症我们在表 3-2 中一一列出,并在下文中详细讨论。

**表 3-2　胎儿手术时子宫张力增加导致的并发症**

| 问题 | 导致 |
| --- | --- |
| 手术暴露视野减少 | 不能操作 |
| 做胎儿镜时宫内压力增大 | 减少胎儿灌注<br>胎盘或绒毛膜羊膜剥离 |
| 脐带压迫 | 胎儿窒息 |
| 因张力增加使子宫灌注减少 | 胎儿窒息 |
| 发动规律宫缩 | 早产 |

## 手术暴露

不论手术技术如何，在胎儿手术中使子宫适当的松弛和抑制子宫收缩是必要的。在胎儿内镜手术中，子宫腔膨胀以增加手术视野的暴露，创造"工作空间"[24]。常常使用的膨胀介质为等张且温度适中的液体、二氧化碳以及氧化亚氮等[25,26]。子宫的松弛可以使子宫腔更膨胀和提供胎儿干预所必需的更大的工作区域。在开放的胎儿手术操作过程中，剖宫产已经进行，在手术过程中胎儿已部分娩出。适当的子宫松弛保证了在必须进行胎儿手术的位置胎儿娩出的安全性，使脐带缠绕以及受压的危险性降到最低。另外，在胎儿手术中，充分的子宫松弛使胎儿不慎从子宫腔排出的危险性减小到了最低。不管是哪种手术技术，子宫松弛对于充分的手术视野暴露和手术的成功是必不可少的。

## 子宫胎盘的血流量

通过维持子宫的血流量为胎儿提供充足的氧合作用，这在成功的胎儿手术中至关重要。在这个过程中最重要的是要避免母体低血压和主动脉腔的受压，下文将对此进行详细阐述。脐带缠绕和压迫是胎儿手术中因子宫收缩造成胎儿缺氧的最紧急和有潜在危险性的原因。在开放性胎儿手术或者产时子宫外治疗（出路手术，EXIT procedure）的过程中，胎儿会部分娩出而且脐带可能会不慎暴露于子宫切开的位置。这时一阵子宫收缩将会导致急性的脐带断流而使胎儿窒息。脐带意外的另一个原因可能是羊水量的突然急剧减少导致脐带缠绕，抑或胎儿或手术器械不慎压迫脐带。

即使没有任何一个脐带意外发生，子宫收缩也会对子宫胎盘血流循环产生一个显著的负面效应。在没有子宫收缩和母体低血压的情况下，剖宫产时子宫血流减少约30%[27]。子宫收缩更会减少子宫血流的灌注，影响胎儿的安全。对绵羊的动物实验证实，子宫收缩会减少脐动脉和静脉的氧分压[28,29]。Longo和同事发现在子宫收缩时羊水压力明显增加，子宫动脉阻力也增加了10%~14%。这些变化导致子宫动脉灌注减少了将近10%。尽管子宫动静脉血氧含量差增加了，但随着子宫收缩出现了氧输送量的减少[29]。Novy和同事发现缩宫素引起子宫收缩时胎盘血流量平均减少了约73%[30]。Butler和同事创建了一个胎盘血流灌注的数字模型，最终证实了子宫收缩诱导的胎儿缺氧会在母体低血压的情况下更加恶化[31]。

与剖宫产术中子宫胎盘单元中所发生的变化不同，内镜下胎儿手术通常与子宫灌注的细小变化有关[27]。尽管是以开放式的方式接触胎儿，然而为了保证充足的胎儿血流灌注，最大限度的子宫松弛和抑制子宫收缩都是必要的。子宫基底部的张力增加会导致羊膜腔内的压力增加，而子宫收缩更能够增加羊膜腔的压力[31]。羊水压力增高会减少胎儿血流灌注。Skargard和同事证实当羊膜腔压力保持在20mmHg以下时，胎儿和母体的血管灌注都是正常的。然而当羊膜腔压力上升到20mmHg左右时，胎儿和母体的血管灌注都会减少且胎儿氧饱和度会降低[24]。深度的吸入性麻醉可以最大限度地松弛子宫肌层，而且可以使子宫腔的膨胀有良好的顺应性。因此在羊膜腔内压力稍有增加的情况下就可以让大量的液体得以注入并使手术视野充分暴露。Skargard和同事还报道，因为子宫有很强的顺应性，往子宫腔里输注1000ml液体仅会使羊膜腔压力增加3mmHg[24]。另有报道指出，往羊膜腔内输注多于3000ml的液体，羊膜腔内的压力仍然维持在20mmHg以下[32]。子宫收缩时能使羊膜腔压力升高50mmHg甚至更多，这种羊膜腔压力的升高是子宫血流灌注不足的部分原因[31]。因此很显然，在进行胎儿内镜手术时，抑制子宫收缩在维持充足的胎儿血流灌注中是必不可少的。

## 子宫内结构的破坏

胎儿正常分娩后，在子宫收缩所产生的强大切变力的作用下，胎盘从子宫壁分离下来。当子宫收缩引起子宫腔缩小时，胎盘没有子宫那么强的顺应性而且无法变形[33]。快速射血期时胎盘与子宫之间变形能力的差异产生了切应力，并且使胎盘剥离。通常子宫直径变化很大，从5~21cm不等，如此大的变化足以产生强大的张力使胎盘分离。妊娠时由于胎儿的存在这种变化受到阻止，无法产生最大的张力。然而在内镜下胎儿手术时，过度膨胀的子宫腔和不断升高的羊膜腔压力会在胎盘床产生张力，因此应该考虑胎盘剥离的危险性[24,34]。羊水过多患者通常与胎盘剥离有关，这也支持了以上观点[35]。

胎儿内镜手术时，子宫松弛不充分或者羊水压力高都会增加绒毛膜羊膜破裂的风险。约有12%的绒毛膜羊膜破裂都发生在这样的情况下[36]。而绒毛膜羊膜破裂又与早产、绒毛膜羊膜炎、羊膜带形成、脐带脱垂以及胎儿死亡有关[36~38]。Sydorak 和同事发现绒毛膜羊膜分离与液体灌注的应用和子宫腔的过度膨胀所引起的羊膜上压力增加有关[37]。由于子宫松弛不完全以及子宫顺应性差引起的羊膜腔压力升高或者子宫收缩引起的羊膜腔压力升高都会增加绒毛膜羊膜分离的可能性。

### 早产的预防

术后早产可能是胎儿手术成功的最大的障碍[39,40]。手术刺激会增加子宫的活性,因此会增加早产的可能性[40,41]。对子宫操作的程度会影响早产的发生。Galinkin 和 Spielma 及其同事发现在局部麻醉或者硬膜外麻醉下施行相对非侵袭性的胎儿手术时,早产并不是一个严重的问题[42,43]。同样,Wildt 和同事经猕猴实验证实了内镜下胎儿手术不会增加子宫肌层的电刺激[44]。然而开放性的胎儿手术却与发生早产和分娩的高风险性有关。Nakayama 和同事在猴子的实验中发现施行子宫切开手术的猴子发生早产的概率为 50%,与之相比施行微创胎儿手术的猴子发生早产的概率仅为 14%[40]。深度吸入性麻醉常被用于术中抑制子宫收缩,而这种效果一般不会持续至术后。但目前认为,术中的麻醉技术也可以影响到术后的子宫松弛。早产的预防将在第四章中详细进行讨论,而"胎儿手术后的早产",即术中的处理对早产的影响,将在这里讨论。早期的动物实验数据表明术中使用前列腺素拮抗剂吲哚美辛可以显著提高胎儿存活率[45]。目前,开放性胎儿手术前会常规予吲哚美辛口服或经直肠给药。硫酸镁、硝酸甘油和其他保胎药物常在子宫切口关闭后开始使用,并持续应用至术后[41,46]。

适量的术后镇痛成为预防早产的重要措施。这可能与阻止了激素的改变有关,尤其是阻止了与疼痛相关的雌激素的升高有关。Tame 和他的同事们对施行胎儿手术后的狒狒使用双倍剂量的丁丙诺啡,发现狒狒母体血清中的雌激素水平降低了,子宫活性也减弱了[47]。开放性胎儿手术后,为了最大限度地控制疼痛,常推荐使用硬膜外镇痛来减轻术后的疼痛[41,42]。

### 胎儿的麻醉

尽管高浓度吸入性麻醉剂的使用对于术中子宫松弛不是最主要的,但也可以为胎儿麻醉带来益处。胎儿对吸入性麻醉剂的摄入是很缓慢的,而且胎儿血清中麻醉剂的浓度变化明显滞后于母体[46,48]。相应的,胎儿对麻醉剂的需求量明显减少。Gregory 和同事对羊进行实验,发现氟烷在母羊中的最小肺泡剂量为 0.69,而在胎羊中的最小肺泡剂量仅为 0.33[49]。因此约只需能使母体子宫松弛的 2~3 最小肺泡剂量的麻醉剂就可以使胎儿充分麻醉。

## 第四节　子宫松弛的特殊方法

现在还没有很理想的使子宫松弛的方法,而且专业性很强。特殊的目标取决于手术操作时所需的子宫松弛的程度,术后早产发生的风险性取决于子宫操作的程度,也和保胎药物治疗引起的并发症有关。下文中逐一讨论针对不同的胎儿外科技术所采用的合理的子宫松弛的方法。

### 微 创 手 术

在胎儿微创手术(双胎输血综合征的脐带结扎[42]、宫内分流或者胎儿镜检查[43])中,不管是术中或者术后基本不需要子宫松弛。这些手术常常采用局部或者硬膜外麻醉,为了使母体舒适并且减少胎动可以通过母体静脉适当地补充镇静剂。这些技术的优点在于避免了与母体全身麻醉以及各种保胎药物相关的并发症。而且使用硬膜外麻醉可以将硬膜外输注持续至术后,既可以为母体提供术后镇痛,也可以减少早产的风险性。

### 内 镜 手 术

如前文所述,胎儿镜检查时子宫松弛的主要目标是为了增加子宫的顺应性,更有利于子宫膨胀介质的输入,并且当子宫膨胀时抑制子宫收缩。它的目的是确保手术视野充分暴露的情况下防止子宫腔内压力升至 20mmHg 以上。由于对子宫操作的程度都比较浅,因此低浓度的吸入性麻醉剂完全可以达到这个目标,而且基本很少用到辅助药物[25]。一项成熟的手术通常只需要达到 0.75~1 最小肺泡浓度就足够了[46]。只有当术中子宫的张力不符合手术的要求或者已知母体曾有子宫活性增强的病史时,才会需要更高剂量的麻醉剂。术中通常不需要保胎药物治疗,因为早产常在胎儿镜介入术后才会发生[44]。

### 剖 宫 产 手 术

在开放性胎儿手术中子宫松弛的目标包括最

大限度地松弛子宫使手术视野充分暴露;防止脐带压迫或者防止子宫收缩引起的血流减少以维持子宫胎盘灌注;胎儿麻醉以及术后保胎。深度的吸入性麻醉(达到 2～3 最小肺泡浓度)常被用于而且足够用于达到这些术中的目标。没有明显子宫松弛作用的麻醉剂(如氧化亚氮)会加重母体的低血压,在胎儿手术完成之前以及子宫切口关闭之前应避免使用。通过在胎儿手术中早期的研究证实了低浓度的麻醉剂(如 1.5％的异氟烷)是不足以达到子宫松弛的效果[50]。而目前使用的高浓度的麻醉剂能达到满意的松弛效果。然而,也有报道,异氟烷浓度即使高达 2.68％时仍不能使子宫完全松弛[51],该浓度比孕妇的 3 个最小肺泡浓度还要高[52,53]。高浓度(达到 2～3 最小肺泡浓度)的氟烷、异氟烷、七氟烷[54]以及地氟烷[55]的使用已被报道过。必要时,可额外加用硝酸甘油(50～100μg)推注[39,41]或者特布他林以松弛子宫。有学者曾报道高剂量〔最高达 20μg/(kg·min)〕[25,41,56]硝酸甘油可用于减少吸入性麻醉剂的剂量。这可能会降低卤代类吸入性麻醉剂引起的低血压的程度[57],但是对手术而言并无多少益处[41],反而可能会使母体肺水肿的发生率增高,以至于部分学者完全放弃使用它[58]。曾有一个报道描述了在一例恶性高热的患者中应用硝酸甘油 16μg/(kg·min)作为主要保胎的药物,成功抑制了分娩[34]。

术后的保胎疗法通常始于术前,且持续整个手术过程。术前用 50mg 吲哚美辛经直肠给药。一旦子宫切口关闭开始使用硫酸镁(在 20 分钟内静脉推注 4～6g,后再予以 2～4g/h 静脉输注)。如前文所述,适当的术后母体镇痛对于预防早产是必要的。在没有禁忌证的情况下,多数学者推荐使用硬膜外镇痛。

### 产时出路手术

在产时宫外治疗时进行术中子宫松弛的目标与孕早期开放性胎儿手术一样。鉴于它是开放性的手术操作过程,高浓度的吸入性麻醉剂通常是足够的。如果需要额外的子宫松弛,硝酸甘油是理想的选择,因为它是短效的。

因为在产时宫外治疗时胎儿会被娩出,就没必要进行术后的子宫松弛。相反的,麻醉医师更应该关心子宫缺乏张力以及母体出血的问题。一旦胎儿娩出,就应该停用吸入性麻醉剂。这个时候可能需要使用阿片类麻醉剂和氧化亚氮。常用的子宫收缩剂(缩宫素、甲麦角新碱、前列腺素 $F_{2\alpha}$ 以及米索前列醇)被用来诱导子宫收缩,促进胎盘剥离,减少母体出血。

## 第五节 子宫松弛的并发症

胎儿手术所要求的子宫松弛有很多明显的并发症,可能会对母体以及胎儿造成危险。表 3-3 列出了子宫松弛的并发症。麻醉医师应该采取措施试图预防这些并发症的发生,提高警惕监测它们,在并发症即将发生时准备治疗它们。

**表 3-3　子宫松弛的并发症**

| 并发症 | 原因 | 导致 |
|---|---|---|
| 母体低血压 | 血管平滑肌松弛导致动脉或者静脉扩张 麻醉药对收缩力的抑制 | 胎盘低灌注和胎儿窒息 |
| 子宫张力缺乏(尤其是在产时宫外治疗时) | 所有子宫松弛剂 | 母体出血 |
| 肺水肿 | 液体潴留增加(β-拟交感神经药) 毛细血管漏出(硝酸甘油) ? 舒张期功能障碍 | 母体缺氧 插管延长 入住 ICU 发生率高达 23％ |
| 胎儿酸中毒 | 全身麻醉时间延长 ? 胎儿血流分流到胎盘 | 胎儿窒息和酸中毒 大脑灌注不足 |

ICU:重症监护室

### 母体低血压

子宫的脉管系统被认为是低阻力、高血流的系统,自我调节的能力很弱,因此子宫的血流和胎盘的血流灌注取决于孕妇外周血的血压[59]。所以母体低血压会导致胎儿血流灌注不足、缺氧和酸中毒。引起子宫松弛的药物可能也会引起母体出现明显的低血压。高浓度的卤代类吸入性麻醉剂、硝酸甘油、特布他林、硫酸镁以及钙通道阻滞剂都会引起母体动静脉扩张,从而导致低血压。另外,硫酸镁和卤代类麻醉剂可能会减弱母体心肌的收缩力。由这些机制引起的母体低血压是子宫松弛的常见并发症。

预防母体低血压的重要的标准方法包括静脉内充分补充 $10\sim20ml/kg$ 的平衡液（如林格乳酸盐、生理盐水）进行预水化，和倾斜子宫 $15°$ 左侧卧位避免主动脉腔受压。选择不同的吸入性麻醉药可能会影响母体低血压发生的概率与严重性。高浓度的地氟烷与儿茶酚胺的释放、心动过速和血压升高相关[60]。初步的数据提示与使用异氟烷相比，使用地氟烷时发生母体低血压的严重性相对较轻[55]。尽管做了这些预防措施，但是母体低血压仍然可能会发生，需要紧急救治。

麻黄碱作为血管加压药被用于治疗各种原因引起的母体低血压。这是因为面对母体低血压时，麻黄碱不仅能增加母体的血压还能增加子宫的血流[61]。麻黄碱用于收缩全身血管要优于收缩子宫血管，因此，从效果上来说，就把血液分流到子宫了[62]。在对去氧肾上腺素和间羟胺等 $\alpha_1$ 激动剂用于治疗母体低血压早期研究的数据中，发现这些药物会导致子宫动脉血管收缩但不会增加血流量[61,62]。相反的，新近的研究表明，去氧肾上腺素可以有效增加母体血压，而且在新生儿 Apgar 评分和酸碱状态评分方面有与麻黄碱相等的效果，甚至更好的效果[63,64]。近期有一篇关于七个随机试验的综述和 Meta-分析，比较了麻黄碱和这些去氧肾上腺素治疗母体低血压的效果，结果表明麻黄碱没有明显的优势，而去氧肾上腺素对脐血 pH 的改善稍微优于麻黄碱[65]。尽管血管紧张素 II 的使用没有其他升压药物那么频繁，但它在恢复母体的血压时可以更好地维持胎儿酸碱平衡[66,67]。当需要术后子宫松弛时，硫酸镁通常被用来松弛子宫，或许可以在子宫动脉血管压力增加时改善子宫血流[68]。

## 母 体 出 血

在正常分娩后，子宫肌层收缩使子宫血管收缩，阻止了过量出血。但在深度吸入性麻醉和开放性胎儿手术或者产时宫外治疗需要充分的子宫松弛时，不会出现这种子宫血管收缩，往往会导致明显的母体出血。术中的出血可以通过使用一种子宫缝合器来止血（US Surgical Corporation, Norwalk, CT）[39,41]，该缝合器可以切割和缝合子宫肌层。在中孕期或者晚孕期的早期阶段的开放性胎儿手术完成后，子宫切割口被缝合，阻止了进一步的出血。吸入性麻醉剂残存的效果或许有助于阻止早产的发生。然而在产时宫外治疗中，胎儿和随后的胎盘被娩出，因此在子宫达到最大限度松弛

时，必须阻止胎盘床的出血。当停用吸入性麻醉剂（氧化亚氮或者需要时给予的静脉麻醉剂）和注入缩宫素（20U 稀释到 1L 晶体液中）时，子宫就会收缩并且胎盘血管会收缩。当需要加强子宫收缩时，可以使用标准的子宫收缩剂，包括甲麦角新碱、前列腺素 $F_{2\alpha}$、氯化钙和米索前列醇。据报道，在产时宫外治疗中使用了这些药物后，母体失血量很少，大约 $400\sim500ml$[54,69]，最多为 1000ml[70-72]。Scully Noah 和同事比较了 34 位产时宫外治疗与 32 位标准的剖宫产手术患者的出血情况，发现产时宫外治疗患者的平均母体失血量较剖宫产术患者稍有增多（1104ml : 883ml），但是并没有导致术后血细胞比容的明显不同[73]。尽管这个结果令人鼓舞，但是麻醉医师在面对行胎儿手术的孕妇时，必须作好为大量失血的孕妇做复苏术的准备。Scully Noah 和同事同时还发现行产时宫外治疗的孕妇中有超过 9% 的患者需要输血，而在常规的剖宫产术中仅少于 2% 的孕妇需要输血[73]。加利福尼亚旧金山的 Harrison 报道 12% 的行胎儿开放性手术妇女需要输血治疗[74]。基于这个原因，建立两条大口径的静脉通路是必需的，还要为每位患者准备至少两个单位的已经交叉配型成功的血，可供随时使用。

## 肺 水 肿

肺水肿是保胎疗法在治疗或者预防早产时的一种常见并发症。β-拟交感神经药物、利托君和特布他林的使用是与这个并发症相关的最常见的原因，发生概率从 $0\%\sim58\%$ 不等[75,76]。在使用 β-拟交感神经药物时，那些使肺水肿的患病风险增加的因素包括同时使用皮质类固醇类药物[77]、使用生理盐水[75]和隐蔽的母源性感染[78]。肺水肿发生损伤的机制尚未明确，但是现有的理论包括抗利尿激素增加、凝乳酶分泌所导致的水钠潴留[79]、毛细血管通透性增加[80]、交感神经兴奋使心率增加引起的心脏舒张期功能障碍[81]。虽然也有报道孕妇因使用 β-拟交感神经药物引起的肺水肿而致死的病例[83]，但通常情况下，由于使用 β-拟交感神经药物引起的肺水肿，孕妇往往可以耐受，而且可以很快消退[82]。

长时间持续使用硫酸镁会导致孕妇血清胶体渗透压降低、毛细血管渗透性增加以及肺水肿。尽管如此，在初次使用硫酸镁后至少 48 小时内通常不会发生这种情况[84]。

硝酸甘油的使用似乎与肺水肿的高发生率有关。与这种类型的肺水肿相关的母体肺损伤很难

治疗。DiFederico 和同事发现行胎儿手术时使用硝酸甘油后引起肺水肿的孕妇与使用其他抗子宫收缩药物的孕妇相比，导致母体肺损伤的概率高出30%，而且这种肺水肿至少需要 2 倍的时间才能消退[82]。使用硝酸甘油导致肺损伤的机制尚不明确。它可能与毛细血管通透性增加和组织间隙蛋白质堆积有关，提示是一种非心源性的机制[80]。有些学者认为与免疫复合物介导的损伤相关[80,82]。

总的来说，据报道胎儿手术后肺水肿的发生率在 8%[74]～23%[82] 之间。通常会很快消退，但如果是使用硝酸甘油的话可能会延长消退时间。

### 胎儿缺氧和酸中毒

避免胎儿窒息对于一个成功的胎儿手术来说是至关重要的。如上文所述，阻止子宫收缩、维持正常的母体血流动力学、预防和积极地治疗母体低血压以及避免主动脉腔受压是达到这个目标的必要条件。即便这些必要的条件都已经达到，当麻醉时间延长时，仍有可能发生明显的胎儿缺氧和酸中毒。Palahniuk 和 Shnider 在对绵羊的实验中证实使用 2 最小肺泡浓度的氟烷或者异氟烷造成的深度吸入性麻醉会导致胎儿明显的缺氧和酸中毒[85]。作者认为尽管这会导致母体血压降低，引起胎盘血流低灌注，但仍不排除包括胎盘血流分布不均或者胎儿低血压导致胎儿器官血流灌注不足等原因在内的其他原因。Palahniuk 和同事随后发现氟烷会使胎羊的缺氧和酸中毒情况恶化，在脐带受压引起的急性缺氧时脑灌注更加不足[86]。Sabik 和同事通过绵羊实验证实，与使用氟烷相比，使用氯胺酮作为胎儿手术中最基本的麻醉剂具有更好的母体血流动力学、胎盘血流灌注、胎儿血流动力学以及酸碱比率情况。氟烷可能会使胎盘血流分流[87]。Biehl 和同事在对绵羊的研究中证实高浓度氟烷[88]和异氟烷[48]的长时间持续使用会导致胎儿局部血流的改变，导致胎盘血流的减少。他们同样发现使用异氟烷超过 60 分钟会导致胎儿酸中毒，而使用时间减少（少于 30 分钟）不会出现胎儿胎盘血流的分流[48]。

在人体的试验中，Bader 和同事发现长时间持续使用全身麻醉剂会激活胎儿交感肾上腺系统，从而导致胎儿酸中毒[89]。Gaiser 和同事发现在双胞胎分娩时使用异氟烷 58 分钟和 72 分钟会导致明显的胎儿酸中毒和缺氧[51]，而使用时间控制在 10～30 分钟内则不会[72]，认为在对胎儿使用高浓度的吸入性麻醉时应该有一个安全的时间上限。

### 其他并发症

在胎儿手术中用于子宫松弛的若干种药物，在麻醉医师看来都各有药物特异性。硫酸镁可以增强非去极化肌松药的作用[11,12]。麻醉时必须密切监测四项生命体征，并确保在拔管停药前完全可以逆转这个药效。特布他林和利托君与很多心脏血管和代谢的改变有关，这些变化包括心动过速、心律失常、低钾血症和高血糖。非甾体抗炎药与胎儿动脉导管的关闭有关，对于肾功能不全、哮喘和活动性消化性溃疡的患者是禁用的。

## 第六节 结 论

成功的胎儿手术需要一个协作的团队，包括产科医师、儿科医师、麻醉医师以及专业的护士，除此之外还需要其他重要的协助者。在麻醉医师面对行胎儿矫正手术的孕妇时，适当和安全的子宫松弛是至关重要的。降低子宫收缩基本节律以及阻止子宫收缩对于暴露手术视野、避免胎儿窒息和减小子宫破裂风险是必需的，也是预防术后发生早产的重要环节。子宫松弛的程度，尤其在开放性胎儿手术时，可能会使母体以及胎儿发生危险。因此，必须进行严密的监测，在并发症发生前进行积极地预防，在并发症发生时进行积极地治疗。

## 参 考 文 献

1. Adamsons K Jr. Fetal surgery. N Engl J Med 1966;275:204–5.
2. Riemer RK, Heymann MA. Regulation of uterine smooth muscle function during gestation. Pediatr Res 1998;44:615–27.
3. Tribe RM. Regulation of human myometrial contractility during pregnancy and labour: are homeostatic pathways important? Exp Physiol 2001;86:247–54.
4. Normal labor and delivery—clinical course of labor. In: Cunningham FG, Gant NF, Leveno KJ, et al, editors. Williams obstetrics. 21st ed. New York: McGraw-Hill; 2001. p. 252.
5. Wray A, Kupittayanant S, Shmygol A, et al. The physiologic basis of uterine contractility: a short review. Exp Physiol 2001;86:239–46.
6. Jeyabalan A, Caritis SN. Pharmacologic inhibition of labor. Clin Obstet Gynecol 2002;45:99–113.
7. Price SA, Bernal AL. Uterine quiescence: the role of cyclic AMP. Exp Physiol 2001;86:265–72.
8. Li Y, Je HD, Malek S, Morgan KG. ERK1/2-mediated phosphorylation of myometrial caldesmon during pregnancy and labor. Am J Physiol Regul Interg Comp Physiol 2002;284:R192–9.
9. Landau R, Morales MA, Antonarakis SE, et al. Genotype of the beta$_2$-adrenergic receptor determines response to tocolysis [abstract]. Anesthesiology 2003;98 Suppl 1:A20.

10. Ohki S, Ikura M, Zhang M. Identification of magnesium binding sites and the role of magnesium on target recognition by calmodulin. Biochemistry 1997;36: 4309–16.

11. Sinatra RS, Philip BK, Naulty JS, Ostheimer GW. Prolonged neuromuscular blockade with vecuronium in a patient treated with magnesium sulfate. Anesth Analg 1985;64:1220–2.

12. Fuchs-Buder T, Tassonyi E. Magnesium sulphate enhances residual neuromuscular block induced by vecuronium. Br J Anaesth 1996;76:565–6.

13. Heymann MA, Rudolph AM. Effects of prostaglandins and blockers of prostaglandin synthesis on the ductus arteriosus: animal and human studies. In: Coceani F, Olley PM, editors. Advances in prostaglandin and thromboxane research. Vol 4. New York: Raven Press; 1978. p. 363–72.

14. Smith GN, Brien JF. Use of nitroglycerin for uterine relaxation. Obstet Gynecol Surv 1998;53:559–65.

15. Pratt SD. Anesthesia for breech presentation and multiple gestation. Clin Obstet Gynecol 2003;46:711–29.

16. Segal S, Csavoy A, Datta S. Placental tissue enhances uterine relaxation by nitroglycerin. Anesth Analg 1998;86:304–9.

17. Syal A, Okawa T, Vedernikov Y, et al. Effect of placental tissue on inhibition of uterine contraction by nitric oxide donors. Am J Obstet Gynecol 1999;181:415–8.

18. Karsli B, Kaya T, Cetin A. Effects of intravenous anesthetic agents on pregnant myometrium. Pol J Pharmacol 1999;51:505–10.

19. Idvall J, Sandahl B, Stenberg P, et al. Influence of ketamine on non-pregnant uterus in vivo. Acta Anaesth Scand 1992;26:592–5.

20. Oats JN, Vasey DP, Waldron BA. Effect of ketamine on the pregnant uterus. Br J Anaesth 1979;51:1163–6.

21. Munson ES, Embro WJ. Enflurane, isoflurane, and halothane and isolated human uterine muscle. Anesthesiology 1977;46:11–4.

22. Dogru K, Yildiz K, Dalgic H, et al. Inhibitory effects of desflurane and sevoflurane on contractions of isolated gravid rat myometrium under oxytocin stimulation. Acta Anaesth Scand 2003;47:472–4.

23. Naftilin NJ, McKay DM, Phear WPC, Goldberg AH. The effect of halothane on pregnant and nonpregnant human myometrium. Anesthesiology 1977;46:15–9.

24. Skargard ED, Bealer JF, Meuli M, et al. Fetal endoscopic ('FETENDO') surgery: the relationship between insufflating pressure and the fetoplacental circulation. J Pediatr Surg 1995;30:1165–8.

25. Zavisca FG, Skerman JH, Johnson MD. Anesthesia for fetal surgery. In: Birnbach DJ, Gatt SP, Datta S, editors. Textbook of obstetric anesthesia. Philadelphia: Churchill Livingstone; 2000. p. 299–310.

26. Gratacos E, Wu J, Devlieger R, et al. Nitrous oxide amnio-distention compared with fluid amniodistention reduces operation time while inducing no changes in fetal acid-base status in a sheep model of endoscopic fetal surgery. Am J Obstet Gynecol 2002;186:538–43.

27. Luks FI, Peers KHE, Deprest JA, et al. The effect of open and endoscopic fetal surgery on uteroplacental oxygen delivery in sheep. J Pediatr Surg 1996;31:310–4.

28. Jansen CAM, Krane EJ, Beck NFG, et al. Continuous variability of fetal $PO_2$ in the chronically catheterized fetal sheep. Am J Obstet Gynecol 1979;134:776–83.

29. Longo LD, Dale PS, Gilbert RD. Uteroplacental $O_2$ uptake: continuous measurement during quiescence and contractions. Am J Physiol 1986;250:R1099–107.

30. Novy MJ, Thomas CL, Lees MH. Uterine contractility and regional blood flow responses to oxytocin and prostaglandin $E_2$ in pregnant rhesus monkeys. Am J Obstet Gynecol 1975;122:419–33.

31. Butler LA, Longo LD, Power GG. Placental blood flows and oxygen transfer during uterine contractions: a mathematical model. J Theor Biol 1976;61:81–95.

32. Tabor BL, Maier JA. Polyhydramnios and elevated intrauterine pressure during amnioinfusion. Am J Obstet Gynecol 1987;156:130–1.

33. Deyer TW, Ashton-Miller JA, Van Barren PM, Pearlman MD. Myometrial contractile strain at uteroplacental separation during parturition. Am J Obstet Gynecol 2000;183:156–9.

34. Rosen MA, Andreae MH, Cameron AG. Nitroglycerin for fetal surgery: fetoscopy and ex utero intrapartum treatment procedure with malignant hyperthermia precautions. Anesth Analg 2003;96:698–700.

35. Boylan P, Parisi V. An overview of hydramnios. Semin Perinatol 1986;10:136–41.

36. Graf Jl, Bealer JF, Gibbs DL et al. Chorioamniotic membrane separation: a potentially lethal finding. Fetal Diagn Ther 1997;12:81–2.

37. Sydorak RM, Hirose S, Sandberg PL, et al. Chorioamniotic membrane separation following fetal surgery. J Perinatol 2002;22:407–10.

38. Levine D, Callen PW, Pender SG, et al. Chorioamniotic separation after second-trimester genetic amniocentesis: importance and frequency. Radiology 1998;209:175–81.

39. Gaiser RR, Kurth CD. Anesthetic considerations for fetal surgery. Semin Perinatol 1999;23:507–14.

40. Nakayama DK, Harrison MR, Seron-Ferre M, Villa RL. Fetal surgery in the primate II. Uterine electromyographic response to operative procedure and pharmacologic agents. J Pediatr Surg 1984;19:333–9.

41. Rosen MA. Anesthesia for fetal procedures and surgery. In: Hughes SC, Levinson G, Rosen MA. editors. Shnider and Levinson's anesthesia for obstetrics. Philadelphia: Lippincott Williams and Wilkins; 2001. p. 267–85.

42. Galinkin Jl, Gaiser RR, Cohen DE, et al. Anesthesia for fetoscopic fetal surgery: twin reverse arterial perfusion sequence and twin-twin transfusions symdrome. Anesth Analg 2000;91:1394–7.

43. Spielman FJ, Seeds JW, Corke BC. Anaesthesia for fetal surgery. Anaesthesia 1984;39:756–9.

44. van der Wildt B, Luks FI, Steegers EAP, et al. Absence of electrical uterine activity after endoscopic access for fetal surgery in the rhesus monkey. Eur J Obstet Gynecol Reprod Biol 1995;58:213–4.

45. Harrison MR, Anderson J, Rosen MA, et al. Fetal surgery in the primate I. Anesthetic, surgical, and tocolytic management to maximize fetal-neonatal survival. J Pediatr Surg 1982;17:115–21.

46. Myers LB, Cohen D, Galinkin J, et al. Anaesthesia for fetal surgery. Paediatr Anaesth 2002;12:569–78.

47. Tame JD, Abrams LM, Ding XY, et al. Level of postoperative analgesia is a critical factor in regulation of myometrial contractility after laparotomy in the pregnant baboon: implications for human surgery. Am J Obstet Gynecol

1999;180:1196–201.

48. Biehl DR, Yarnell R, Wade JG. The uptake of isoflurane by the foetal lamb in utero: effect on regional blood flow. Can Anaesth Soc J 1983;30:581–6.

49. Gregory GA, Wade JG, Beihl DR, et al. Fetal anesthetic requirement (MAC) for halothane. Anesth Analg 1983;62:9–14.

50. Johnson MD, Birnbach DJ, Burchman C, et al. Fetal surgery and general anesthesia: a case report and review of the literature. J Clin Anesth 1989;1:363–7.

51. Gaiser RR, Kurth CD, Cohen D, Crombleholme T. The cesarean delivery of twin gestation under 2 minimum alveolar anesthetic concentration isoflurane: one normal and one with a large neck mass. Anesth Analg 1999;88:584–6.

52. Zhou HH, Norman P, DeLima LG, et al. The minimum alveolar concentration of isoflurane in patients undergoing bilateral tubal ligation in the postpartum period. Anesthesiology 1995;82:1364–8.

53. Chan MT, Gin T. Postpartum changes in the minimum alveolar concentration of isoflurane. Anesthesiology 1995;82:1360–3.

54. Schwartz DA, Moriarty KP, Tashjian DB, et al. Anesthetic management of the EXIT (ex utero intrapartum treatment) procedure. J Clin Anesth 2000;113:387–91.

55. Galinkin JL, Myers LB, Gaiser RR. Desflurane versus isoflurane for fetal surgery [abstract]. Anesthesiology 2001;94:A37.

56. Fogel ST, Langer JC. Anesthesia for fetal surgery. In: Norris MC, editor. Obstetric anesthesia. 2nd ed. Philadelphia: Lippincott Williams and Wilkins; 1999. p. 196–210.

57. de Rasayro M, Nahrwold ML, Hill AB, et al. Plasma levels and cardiovascular effect of nitroglycerin in pregnant sheep. Can Anaesth Soc J 1980;27:560.

58. Cauldwell CB. Anesthesia for fetal surgery. Anesth Clin North Am 2002;20:211–26.

59. Alahuhta S. Uteroplacental blood flow. In: Birnbach DJ, Gatt SP, Datta S, editors. Textbook of obstetric anesthesia. Philadelphia: Churchill Livingstone; 2000. p. 62–8.

60. Lowenstein E. Sympathetic system activation and hyperdynamic circulation associated with desflurane: not all isomers are created equal. Anesthesiology 1993;79:419–21.

61. McGrath JM, Chestnut DH, Vincent RD, et al. Ephedrine remains the vasopressor of choice for treatment of hypotension during ritodrine infusion and epidural anesthesia. Anesthesiology 1994;80:1073–81.

62. Tong C, Eisenach JC. The vascular mechanism of ephedrine's beneficial effect on uterine perfusion during pregnancy. Anesthesiology 1992;76:792–8.

63. Cooper DW, Carpenter M, Mowbray P,et al. Fetal and maternal effects of phenylephrine and ephedrine during spinal anesthesia for cesarean delivery. Anesthesiology 2002;97:1582–90.

64. LaPorta RF, Arthur GR, Datta S. Phenylephrine in treating maternal hypotension due to spinal anesthesia for cesarean delivery: effects on neonatal catecholamine concentrations, acid base status and Apgar scores. Acta Anaesth Scand 1995;39:901–5.

65. Lee A, Ngan Kee WD, Gin T. A quantitative, systematic review of a randomized controlled trial of ephedrine versus phenylephrine for the management of hypotension during spinal anesthesia for cesarean delivery. Anesth Analg 2002;94:920–6.

66. Vincent RD, Werhan CF, Norman PF, et al. Prophylactic angiotensin II infusion during spinal anesthesia for elective cesarean delivery. Anesthesiology 1998;88:1475–9.

67. Shih GH, Boyd GL, Vincent RD, et al. The EXIT procedure facilitates delivery of an infant with a pretracheal teratoma. Anesthesiology 1998;89:1573–8.

68. Sipes SL, Chestnut DH, Vincent RD, et al. Does magnesium sulfate alter the maternal cardiovascular response to vasopressor agents in gravid ewes? Anesthesiology 1991;75:1010–8.

69. Stevens GH, Schoot BC, Smets MJ, et al. The ex utero intrapartum treatment (EXIT) procedure in fetal neck masses: a case report and review of the literature. Eur J Obstet Gynecol Reprod Biol 2002;100:246–50.

70. Mychaliska GB, Bealer JF, Graf JL, et al. Operating on placental support: the ex utero intrapartum treatment procedure. J Pediatr Surg 1997;32:227–31.

71. Liechty KW, Crombleholme TM, Flake AW, et al. Intrapartum airway management for giant fetal neck masses: the EXIT (ex utero intrapartum treatment) procedure. Am J Obstet Gynecol 1997;177:870–4.

72. Gaiser RR, Cheek TG, Kurth CD. Anesthetic management of cesarean delivery complicated by ex utero intrapartum treatment of the fetus. Anesth Analg 1997;84:1150–3.

73. Noah MM, Norton ME, Sandberg P, et al. Short-term maternal outcomes that are associated with the EXIT procedure, as compared with cesarean delivery. Am J Obstet Gynecol 2002;186:773–7.

74. Harrison MR. Fetal surgery. Am J Obstet Gynecol 1996;174:1255–64.

75. Philipsen T, Eriksen PS, Lynggard F. Pulmonary edema following ritrodrine-saline infusion in premature labor. Obstet Gynecol 1981;58:304–8.

76. Ingemarsson I, Bengtsson B. A five-year experience with terbutaline for pre-term labor: low rate of severe side effects. Obstet Gynecol 1985;66:176–80.

77. Stubblefield PG. Pulmonary edema occurring after therapy with dexamethasone and terbutaline for premature labor. Am J Obstet Gynecol 1978;132:341–2.

78. Hatjis CG, Swain M. Systemic tocolysis for premature labor is associated with an increased incidence of pulmonary edema in the presence of maternal infection. Am J Obstet Gynecol 1988;159:723–8.

79. Hanssens M, Keirse MJ, Symonds M. Activation of the reninangiotensin system during ritodrine treatment in preterm labor. Am J Obstet Gynecol 1990;162:1048–53.

80. DiFederico EM, Harrison M, Matthay MA. Pulmonary edema in a woman following fetal surgery. Chest 1996;109:1114–7.

81. Lampert MB, Hibbard J, Weinert L, et al. Peripartum heart failure associated with prolonged tocolytic therapy. Am J Obstet Gynecol 1993;168:493–5.

82. DiFederico EM, Burlingame JM, Kilpatrick SJ, et al. Pulmonary edema in obstetric patients is rapidly resolved except in the presence of nitroglycerine tocolysis after open fetal surgery. Am J Obstet Gynecol 1998;179:925–33.

83. MacLennan FM, Thomson MA, Rankin R, et al. Fatal pulmonary oedema associated with the use of ritotrine in pregnancy. Br J Obstet Gynaecol 1985;92:703–5.

84. Yeast JD, Halberstadt C, Meyer BA, et al. The risk of pulmonary edema and colloid osmotic pressure changes

during magnesium sulfate infusion. Am J Obstet Gynecol 1993;169:1566–71.

85. Palahniuk RJ, Shnider SM. Maternal and fetal cardiovascular and acid-base changes during halothane and isoflurane anesthesia in the pregnant ewe. Anesthesiology 1974; 41:462–72.

86. Palahniuk RJ, Doig GA, Johnson GN, Pash MP. Maternal halothane anesthesia reduces cerebral blood flow in the acidotic sheep fetus. Anesth Analg 1980;59:35–9.

87. Sabik JF, Assad RS, Hanley FL. Halothane as an anesthetic for fetal surgery. J Pediatr Surg 1993;28:542–7.

88. Biehl DB, Tweed A, Cote J, et al. Effect of halothane on cardiac output and regional flow in the fetal lamb in utero. Anesth Analg 1983;62:489–92.

89. Bader AM, Datta S, Arthur GR. Maternal and fetal catecholamines and uterine-to-delivery interval during elective cesarean. Obstet Gynecol 1990;75:600–3.

# 第四章

# 胎儿手术后早产

原著　PHILIP HESS

译者　赵晓春　陈卫民

审校　周　捷

胎儿术后早产是一个常见的并发症[1]。早产常常发生在术后几日内,发病机制目前尚不清楚。但是在很多情况下,胎儿可以幸运的推迟到 32 周娩出,此时胎儿伤口愈合且肺趋向成熟。而在大多数妇女,由于手术后的子宫收缩可引起早产,最佳的结果是手术后干预成功,最差的结果就是流产[2]。使用保胎药物防止早产可导致孕妇的发病率增加。

早产的定义是妊娠 37 周前分娩。采用这个定义,胎儿外科手术后早产是一个普遍现象[3]。如果没有采用预防的措施,大多数情况下,因胎儿手术行子宫切开后子宫收缩会导致立即分娩。在早期的实验模型中,这种早产率高达 70% 以上,这一数据使得胎儿手术的开展几乎没有可行性[4]。这种早产伴发新生儿较高的发病率和死亡率,包括需要长时间机械通气、神经损伤和死亡。例如,Flake 等报道纠正胎儿膈疝所致气道梗阻 15 例中 2 例胎儿死亡,其中一例为术后发生绒毛膜羊膜炎[5]。其他存活病例均为早产,发生神经损伤的概率是 60%。目前使用保胎药物可以使因子宫切开导致的术后早产率降低到 10%~15%。

虽然大多数情况下,我们可以成功地阻止胎儿手术后即刻发生早产,但是目前的保胎药物预防早产的疗效并不明显。Kitano 等报道费城儿童医院胎儿外科手术先期 27 例的平均妊娠时间达到 32.5 周,手术后维持约平均 8 周[6]。因此,尽管我们采取了细致的努力进行预防和治疗,早产仍然是最常见的并发症之一,限制了的胎儿手术的成功开展。本章中将详细解读复杂的生化过程、激素的相互作用及其触发和调控,这有助于我们了解早产的原因。接下来讨论胎儿手术后早产与一般人群早产的性质区别,本章的后半部分讨论预防和治疗术后子宫收缩的方法。

## 第一节　子宫收缩和分娩的控制

分娩是指子宫出现宫缩、尤其出现强的规律性收缩,导致宫颈的扩张娩出胎儿的临床过程(表 4-1)。

**表 4-1　胎儿外科手术后并发症**

| |
| --- |
| 不能控制的术后宫缩 |
| 早产和分娩 |
| 保胎药物的并发症 |
| 　　母体肺水肿 |
| 　　吲哚美辛诱发脐动脉关闭 |
| 　　药物敏感(例如,室上性心动过速) |
| 胎膜早破 |
| 绒毛膜羊膜炎 |
| 绒毛膜分离 |
| 羊水带症候群 |
| 胎儿死亡 |

考虑到早产,术后有两个重要的时期,一是术后即刻,流产率大约 10%~15%,二是迟发的早产和分娩。早期分娩的指征有:无法控制的宫缩、羊膜早破、绒毛膜羊膜炎和胎儿死亡。对麻醉科医师而言最为关注的是因使用保胎药物所致的并发症如肺水肿。这些并发症通常可以停用目前所用药物换为其他药物而缓解。绒毛膜分离和羊水带症候群可以导致胎儿严重的后果如截肢和窒息

不管是足月产还是早产,自然分娩的发动被认为是一个非常复杂的过程。在妊娠过程中子宫肌层一直是静止的,因一个未知的机制而被激活。以前认为是因为一个触发引起的,目前认为该分娩是子宫收缩抑制的释放,使肥厚的子宫肌层自由收缩[7]。子宫的静止状态可能受激素控制,一些可能的激素已被提出[8,9]。最近,Li 等研究显示,子宫静止的细胞内的机制可能与钙调结合蛋白浓度相关,钙调结合蛋白可防止肌球蛋白和肌动蛋白复合体的激活[10]。释放抑制子宫活动可能由于细胞活化的信号调节激酶(ERK)的通路。该研究小组最近还发

现联合使用 ERK 抑制剂成功延长药物诱导大鼠早产[11]。

虽然导致这些生化抑制功能的信号因子还不清楚,过去几十年的研究已阐明了许多复杂的分娩机制的步骤。早期利用羊的研究建立了一个启动足月和早产胎儿内分泌信号[12]。在羊的模型上,分娩的发动是由丘脑垂体释放促肾上腺皮质激素开始的,促肾上腺皮质激素增加了胎儿肾上腺皮质醇的释放量[13]。后者刺激了胎盘酶系统开始从分泌孕激素转换为分泌雌激素[14]。这个胎儿激素状态导致宫内组织前列腺素和缩宫素产量增加,从而增加子宫肌层对缩宫素的敏感性。事实上,注入的大鼠孕酮拮抗剂必然会产生早产。然而在灵长类动物中,这种激素的变化激发分娩现象并不是一致的,也许是一种细微的从胎儿雌激素为主导到没有黄体酮的撤退的转变。在人类被公认的激素是雌三醇[12]。雌三醇水平在妊娠过程中保持在较低水平,但在分娩前无论是足月还是早产最后几周内升高。换句话说,雌三醇含量可以预测分娩的开始时间。有些研究人员提出前列腺素在分娩级联反应中的初始作用。皮质醇与胎儿滋养层糖皮质激素受体相结合,引起前列腺素 $H_2$ 型合成酶表达增加,导致前列腺素 $E_2$ 增加。该激素上调雌激素合成酶的作用。

## 分娩中的内分泌受体

### 肾上腺素能受体

肾上腺素能系统在子宫肌层的活动中具有重要作用。多种肾上腺素受体分布于子宫。α-肾上腺素受体被刺激后增加子宫收缩速度和强度,而激活 $β_2$-肾上腺受体产生子宫肌层松弛[15]。在人类有三个主要的 β-肾上腺素受体:$β_1$、$β_2$ 和 $β_3$。所有的肾上腺素受体都与 G 蛋白耦合,刺激腺苷酸环化酶。$β_1$-肾上腺素受体作用于心脏,起到正性肌力、正性频率和松弛性。$β_3$-肾上腺素受体位于内脏脂肪,刺激后导致脂肪分解,减少食物的摄入量。$β_2$-肾上腺素受体分布于血管平滑肌、支气管和子宫。事实上,子宫肌层分布了超过 80% 的 $β_2$-肾上腺素受体亚型[16]。最近受体多态性的研究显示某些 $β_2$-肾上腺素受体亚型与早产发生率降低有关[17]。激活 $β_2$-肾上腺素受体刺激腺苷环化酶增加细胞内环化单磷酸腺苷。这就产生两个结果,既减少细胞内钙浓度又使肌球蛋白轻链酶产生脱磷酸作用,从而降低这一分子活化能力[18]。因此,激活 $β_2$-肾上腺素受体导致外周动脉扩张、支气管扩张、子宫松弛。

### 缩 宫 素

至一定时期,子宫将分布很多内源性八肽的缩宫素受体。缩宫素在分娩期从垂体后叶被释放出来,使细胞内钙离子的浓度增加。在静息状态下,子宫肌层呈自发低强度收缩。缩宫素刺激后,不仅收缩的速度和强度都会增加,而且也可以产生强直性收缩。在妊娠子宫,这些强直收缩通过细胞间缝隙连接传导,产生强大的子宫收缩力。虽然已清楚缩宫素是促进子宫收缩、分娩和胎儿娩出关键激素,但是它未必对未成熟子宫有作用。缩宫素血清浓度仅仅在分娩发动后升高[14]。此外,多年的临床经验显示缩宫素单独使用没有诱发分娩的作用。

### 前 列 腺 素

前列腺素(PG)是由环氧酶作用于花生四烯酸由细胞壁脂质双层释出。前列腺素合成于发挥作用的局部组织;促进宫缩和防止宫缩的前列腺素类物质都已得到验证。宫内和母体的前列腺素平衡状态被认为对足月产和早产的准备工作至关重要。前列腺素,尤其是前列腺素 $E_2$ 在自然分娩的每一个步骤中,被认为是重要的组成成分,这些步骤包括促进宫颈成熟,增加细胞内钙水平,激活肌球蛋白轻链酶,且在促进子宫收缩的细胞缝隙连接发展中起到作用[19]。糖皮质激素可以提高 PGH 合成酶(是 $PGE_2$ 和 $PGE_{2α}$ 的前身)的产量,同时可以降低 $PGE_2$ 的分解代谢。$PGE_2$ 在正常和早产子宫收缩启动时产量增加。最近的观测结果包括炎症细胞因子也刺激产生促进子宫收缩的前列腺素。外源前列腺素或合成受体激动剂,广泛地用于产科的诱导分娩和作为一个宫缩剂来预防和治疗产后出血。

# 第二节　早　　产

## 产科学概况

在一般产科人群,早产导致了大约 3/4 的围术期新生儿死亡和绝大多数的新生儿发病[20]。早产对婴儿和家庭的影响都会是破坏性的,导致明显的发病率和死亡率增加以及终身的不良后果。在过去的 20 年里,试图理解、预防和控制这一复杂问题的相关研究显著急剧增加,但这些研究并没有对这个问题的转归产生明显的效应,也就是说早产宫缩一旦发动,就会有很大可能导致早产。在发达国家早产率是 5%～11%,这个比例近 40 年来没有降低[14]。根据最近的趋势,婴儿生存可能已从 32 周妊娠延至

25 周妊娠,但越早产死亡率越高。一项研究发现出生在 23 周和 26 周的早产儿中,只有 56％的单胎和 38％的双胞胎顺利存活出院[21]。然而,幸运生存下来的新生儿的发病率显著增加,特别是永久性神经功能障碍。Wood 等评估了 800 多例极早产儿(20～25 周)的长期生存结果[22]。他们发现整体生存率为 27％;那些幸存下来,一半的人在 30 个月的年龄时显示伴有严重的功能障碍,其中 1/2 被定义为严重残疾。

　　早产大多数是自发的,但是通常情况下,亚临床感染可能是首要因素,其次是多胎妊娠和胎膜早破[20]。怀孕期间非产科手术增高早产发生率[23]。任何一种单一的麻醉剂都不会导致早产,而更有可能的是母亲对手术的应激反应导致母体生理状态发生变化,使得子宫易激惹,产生收缩而早产。如下面所述,手术刺激和疼痛能产生母体和胎儿的激素变化,创造一个易于子宫早产的环境。胎儿手术后,应激反应因胎儿本身手术而放大了。因此,即使术后即刻早产是可以避免的,但是可预见和几乎不可避免的过程往往导致早产。

## 胎儿手术后早产

　　胎儿手术后,早产可以有两种模式:一是术后即刻早产,最常导致胎儿的死亡,第二个是手术成功延迟早产数周。子宫切开胎儿手术后早产的性质与正常妊娠自发早产和行非产科手术应激反应导致的早产性质均不相同。在早期开展胎儿手术的技巧试验工作中,Harrison 等发现灵长类动物子宫切开后自发流产的发病率为 73％[4]。如下几个因素增加胎儿手术后早产的概率(表 4-2)。在普通人群中导致早产的情况如羊水过多的孕妇。产妇和胎儿的健康状态是决定孕龄一个重要的因素[24]。其他的考虑因素包括子宫切口的大小、手术时间、关闭胎儿羊膜的方法,更重要的是,成功的母亲和胎儿镇痛。

　　决定继续妊娠期长短或启动分娩的时间最重要的关键因素是胎儿皮质醇的表达和雌激素与前列腺素表达的量。众所周知,在灵长类动物中母体雌激素在手术后妊娠期是增加的,这可能是增加子宫激惹性和启动早产的因素[25]。

　　手术应激导致释放皮质醇和炎性细胞因子,触发激素信号,从而导致子宫的成熟和过早的收缩。此外,外科操作后胎儿疼痛可能会导致释放皮质醇,诱导早产的发生。也有研究认为,子宫肌层的收缩活动可能是一个自然的规律,想让胎儿从一个敌对的环境中娩出[7]。剖宫后,子宫肌层被自然炎症反应所控制,引发早产。炎症产生的细胞因子和切口产生的凝血酶已经证明可以引起早产收缩。在绒毛膜羊膜炎的羊水中炎症细胞因子包括:白介素-1、白介素-6、白介素-8 和肿瘤坏死因子,可以通过增加产生前列腺素并抑制其代谢进而诱发子宫过早收缩[26,27]。羊水中细胞因子浓度的增加,如白介素-6 的水平被认为与早产相关,并且认为是胎儿全身炎症反应的一部分,与成人全身炎症反应平行[28]。这与妊娠早期的胎儿手术早产较少的观察相符合,此时胎儿生理反应并不发达。

　　最近研究显示凝血酶具有显著的子宫收缩活性,早产妇女血清凝血酶水平的升高可以解释剖宫导致子宫收缩强度改变的原因[29~31]。子宫切开的大小和手术时间,这两种因素导致凝血酶的数量平行产生,是胎儿手术早产的已知因素。此外,从胎儿镜的手术早产率较低这一观察结果也支持这一理论。

表 4-2　导致胎儿手术后早产因素

| 术中因素 |
| --- |
| 　子宫体积的迅速改变 |
| 　胎儿低温 |
| 　手术时间 |
| 　切口大小 |
| 　切口数量(胎儿镜) |
| 　关闭羊膜的方法 |
| 术后因素 |
| 　羊膜破裂 |
| 　炎性细胞因子 |
| 　凝血酶 |
| 　感染 |
| 　母体应激反应(皮质醇释放) |
| 　胎儿应激反应(产生细胞因子) |

## 胎儿镜手术

　　胎儿镜手术采用多个小孔而不是一个较大的切口,已有报道可以治疗很多种胎儿畸形。过早的子宫收缩和早产的发生率均较子宫切开手术低[32,33]。虽然仍处在早期的发展阶段,胎儿镜手术已显示出对保胎的要求较低和早产率减少的优势[33]。在一项恒河猴的研究中发现,胎儿镜手术后第一个 24 小时没有子宫肌层活性[34]。然而同一组研究人员发现在绵羊研究中子宫收缩的发病率高

（52％），基本上与子宫切开发生率相同[35]。Rosen 等报道了一例有恶性高热危险的母亲成功实施手术的报道[32]。因为禁止使用吸入麻醉剂，作者使用了硬膜外麻醉，术中持续泵入硝酸甘油预防宫缩。他们取得了成功，术后即刻使用了很少量的保胎药物。这例手术成功的另一原因是采用了切口较小的胎儿镜手术。

不幸的是，与子宫收缩发生率降低和程度减轻相平衡的是胎膜早破率的机会增加。事实上，胎膜早破率是胎儿镜手术后最常见的并发症，其次是绒毛膜的分离、早产、绒毛膜羊膜炎。胎儿镜手术需要一个或多个穿刺点。这些穿刺点并不能直接缝合关闭，导致胎膜破裂和羊水泄漏发病率增高。虽然胎膜早破率在单纯羊膜穿刺术为 1％～2％，但在单孔胎儿镜手术后发生率高达 5％～10％；值得注意的是，有报道称，胎儿镜多孔手术后有极端早产率为 60％[36,37]。胎膜早破是一个潜在的灾难性的并发症，可导致感染和绒毛膜羊膜炎、胎儿发育异常与早产。为防止胎儿镜术后胎膜早破，已尝试了几个方法，如拔出内镜后置入一个插头和使用纤维蛋白胶封闭羊膜[38,39]。迄今为止，尚未证实哪种单一的技术是理想的。幸运的是，近年来更小的内镜设备和外科技术的进步，使这些结果有所改观[36]。

# 第三节    早产的治疗

不管胎儿手术后早产的确切原因是什么，不使用保胎药的情况下，子宫切开就可导致难以接受的自然流产。如果可以避免切开后立即分娩，子宫内环境的改变导致的早产也是难以避免的。麻醉医师特别感兴趣的是控制母亲和胎儿的应激反应。有效的疼痛控制，对两个患者来说不仅是至关重要的，并且关系到胎儿手术的成功。

普通产科治疗急性早产的焦点一般集中于采取延迟胎儿分娩的方法，至少给予皮质类激素，促进和完成对新生儿的保护。这在胎儿外科手术后就远远不够了，必须达到推迟分娩几个星期的目标。虽然有些非药物治疗如水化、限制活动、卧床休息等被认为是有用的，但是更有效的治疗和预防早产的方法还是保胎药物的应用。保胎药物有几种分类：拟β类药物、前列腺素抑制剂、硫酸镁、钙通道阻滞剂、一氧化氮及缩宫素受体的拮抗剂。在本节中，将简要回顾此类药物，包括它们的作用机制、

治疗急性早产有效性及常见的副作用。不幸的是，由于不能在胎儿手术后对这些药物的有效性进行过多的探讨，有关该主题的研究很少（表4-3）。

表 4-3    保胎药物和常见的副作用

| 药物 | 副作用 |
| --- | --- |
| 肾上腺素受体激动剂（选择性β₂-受体激动剂；例如：利托君、特布他林） | 震颤 |
| | 焦虑 |
| | 高血压 |
| | 心动过速 |
| | 心律失常 |
| | 肺水肿 |
| | 高血糖 |
| | 低血钾 |
| 非甾体抗炎药（前列腺素拮抗剂，例如：吲哚美辛） | 母体支气管痉挛 |
| | 新生儿坏死性结肠炎？ |
| | 动脉导管过早关闭 |
| 钙通道阻滞剂（例如：硝苯地平、镁剂） | 低血压 |
| | 心脏传导阻滞 |
| | 镁中毒 |
| | 乏力 |
| | 视力模糊 |
| | 镇静 |
| | 呼吸困难 |
| 一氧化氮供体（例如：硝酸甘油） | 头痛 |
| | 肺水肿 |
| | 低血压 |

## 急性早产的治疗

### 保 胎 药 物

非甾体抗炎药：非甾体抗炎药作用于环氧合酶，阻止前列腺素的形成。虽然对其他非甾体抗炎药也有所研究，但最常用的是吲哚美辛。吲哚美辛与安慰剂相比可以延迟分娩 48 小时，怀孕超过 37 周，比安慰剂更加有效[19,40]。已有报道非甾体抗炎药用于急性保胎和维持保胎伴随几个并发症。长期并发症为动脉导管早期关闭和羊水过少[41,42]。在正常的状态，动脉导管的维持与前列环素和 $PGE_2$ 相关。胎儿宫内动脉导管闭合最常见于胎儿长期暴露于吲哚美辛，特别是在的妊娠晚期。羊水过少的发生是因为抑制前列腺素的合成导致胎儿肾血流减少[40]。幸运的是，停止治疗吲哚美辛可以使这两个效果逆转[19]。有研究表明短期内的（<72 小时）非甾体抗炎药治疗也可出现问题。有几个短期服用后新生儿发生严重并发症的报道，如出生后坏死

性结肠炎和严重的脑室内出血[43~45]。当孕羊使用吲哚美辛,可以减少脑血流量,产生脑缺血、梗死及后续的脑室出血[46]。另一方面,小剂量吲哚美辛在极低出生体重新生儿有效预防脑出血作用,是因其增加了脑血管阻力降低了脑充血[47]。Vermillion 和 Newman 采用一个更严谨的方法,研究发现新生儿发生坏死性结肠炎和脑出血等其他严重并发症的差别并不明显[48]。

吲哚美辛对母体的副作用相对较小,目前已在胎儿手术前用于预防性保胎的标准用药。大多数医疗中心在手术前 1 小时予以 50mg 吲哚美辛塞肛。对母体最显著的副作用包括由于非甾体抗炎药物诱发血小板功能障碍后出血,然而,这对硬膜外放置导管不是一个禁忌证。

拟 β 类药物:拟 β 类药物是拟 β-肾上腺受体激动剂。目前,尚没有特异性的激动剂可供使用,只有选择性 $\beta_2$ 药物。利托君是唯一经美国食品与药物管理局(FDA)批准可以使用的药物,但是目前临床上已不再使用。拟 β 类药物的副作用是由缺乏纯粹 $\beta_2$-受体特异性而引发,因此,$\beta_1$-肾上腺受体和 $\beta_3$-肾上腺受体被同时激动,但其程度较轻。它的副作用包括胎儿心动过速、母体的震颤、心悸、心动过速、血压降低或升高、昏睡、嗜睡、酮症酸中毒及肺水肿。有报道高达 5% 的患者发生肺水肿,尤其是当与镁等其他保胎药物合用时[49]。此外,使用拟 β 类药物会影响母亲代谢状态,导致低血钾和高血糖。治疗期间应监测血清钾和葡萄糖浓度,因为其改变是很常见的。拟 β 类药物是非特异性受体激动剂,在高浓度下,这些药物可以刺激 α-肾上腺素受体,促进子宫收缩,这可能是治疗失败的另一个原因。

镁剂:硫酸镁一直是一个受欢迎的用于治疗早产的药物。镁和钙竞争进入细胞内部通道[40]。因为足够的子宫收缩有赖于子宫肌层有足够的钙储备,减少细胞内钙运输预防的肌动蛋白及肌球蛋白复合体的激活,从而导致子宫松弛。虽然硫酸镁广泛被用于保胎,但其与安慰剂或其他药物相比有效性尚无大样本研究报道。Hollander 等在每组 40 例妇女对比镁剂与利托君发现,结果相同,大约有 80% 的女性维持 72 小时没有分娩,70% 延后 7 天[50]。Cox 和他的同事发现给予镁和正常生理盐水的女性的治疗结果没有显著性差异,但是其用于治疗的剂量太小[51]。Crowther 等综述了对照性研究结果表明使用硫酸镁预防 48 小时内或 37 周内早产没

有区别[52]。

硫酸镁比拟 β 类药物有更好的耐受性,但是确实存在许多副作用。镁治疗对母体的副作用包括视力模糊、恶心、呕吐、肌肉无力、镇静、呼吸抑制,在极端大剂量的情况下引起心血管衰竭。镁治疗母体肺出血的发生率大约为 1%,特别是合用其他药物(如拟 β 类药物)治疗和多胎妊娠的患者中更易发生。镁治疗的大多数副作用与血清浓度有关,应经常测量镁离子浓度。动态地评估深腱反射,该反射可被高浓度镁抑制,是一种简单无创性的方法,可用于临床评估和预防偶然性高镁浓度。过量镁应该给予葡萄糖酸钙进行治疗。

一氧化氮制剂:硝酸甘油是一种有效的子宫松弛剂,可用于一些产科使子宫快速松弛,例如用于取残留胎盘和子宫内翻。当给予妊娠羊时,硝酸甘油引起平均动脉压减少和心率增加,并不影响子宫血流[53]。Skarsgard 和同事同样也发现,当临床上给予母体相应的硝酸甘油后胎儿的代谢变量或脑皮质血流没有变化[54]。早期的一氧化氮制剂保胎效应的实验和临床试验前景光明,但尚需作相应的对照研究[40,55]。不幸的是,跟进的随机对照试验未能证明硝酸甘油的保胎效应[56]。

在胎儿手术中,硝酸甘油已被广泛应用以使子宫肌层松弛并防止子宫破裂。硝酸甘油激活鸟苷酸环化酶,增加细胞内 cGMP 水平。硝酸甘油的副作用包括母亲低血压、心动过速、头痛、快速药物耐受以及具有相当高的母亲肺水肿发病率。DiFederico 和同事描述了一个胎儿手术中患者应用硝酸甘油引发肺水肿的过程[57]。有趣的是,中心血流动力学、拖延的水肿消散以及肺泡液采样显示,该肺水肿的机制是由于血管渗透性增加而不是液体静水压增加,后者在产科中是最常见的病因。来自加州大学旧金山分校(UCSF)的进一步分析研究中表明,硝酸甘油有高的治疗失败率,与患者肺水肿的高百分比不呈正相关[58]。

钙通道阻滞剂:近来钙通道阻滞剂也用于治疗早产,因为它们比拟 β 类药物有更好的药物耐受性。硝苯地平是最常见的钙通道阻滞剂,已经被证明至少比利托君有效[14,40]。事实上一个多中心随机对照试验中表明,硝苯地平比 $\beta_2$-肾上腺素能受体激动剂延迟早产妇女分娩,特别是对那些羊膜完整的患者更有效[59]。使用复杂的循证医学数据库的分析技术,King 和同事发现,这些药物与拟 β 类药物相比有显著地抑制早产,预防 34 周妊娠前出生,并且不

良反应较少[60]。他们还发现母体钙通道阻滞剂治疗后分娩的新生儿出生后发生呼吸窘迫、坏死性小肠结肠炎和脑室内出血的概率较低。

钙通道阻滞剂比拟 β 类药物副作用少。最常见的是妇女抱怨的脸红、头晕和头痛[40]。钙通道阻滞剂治疗早产最严重的不良反应是母亲低血压。有低血压的临产妇女应用钙通道阻滞剂应持慎重态度,应避免联合应用钙通道阻滞剂和硫酸镁。

缩宫素受体拮抗剂:在欧洲早产中引入一个缩宫素拮抗剂阿托西班,希望获得安胎效果。不幸的是,Romero 和同事的随机双盲安慰剂对照试验表明,该药物与安慰剂相比并没有显著影响新生儿预后[61]。对缩宫素拮抗剂与拟 β 类药物的比较研究显示这两个药物对防止早产没有差异[62]。Valenzuela 和同事研究了使用该试剂在用其他药物成功安胎后的维持治疗作用[63]。虽然婴儿的结果在两组间是相似的,但应用阿托西班的妇女在发动分娩前有更长的间隔时间。应用利托君的母亲比应用阿托西班的心血管副作用明显。由于缺乏与其他药物的明确比较,FDA 没有批准其在美国的申请。

### 疼痛控制

胎儿手术的一个基本原则是,术后疼痛控制是预防早产的一个重要的组成部分。这不仅仅是出于人道主义的理由,也是因为足够的疼痛控制可以预防应激引起的激素诱发早产。母亲和胎儿的疼痛均可引起促肾上腺皮质激素的释放,这种激素使肾上腺皮质(甾)醇产生增加[2]。疼痛引起的皮质醇水平增加会导致胎盘恶化,增加胎儿雌激素和促前列腺素的产生,并可能增加子宫活动。足够的疼痛控制被认为可以阻碍胎儿和母体应激反应,防止分娩的激素通路激活。实验证据已表明确有其事。Tame 和同事在胎儿手术狒狒模型给予正常或双倍剂量的阿片类物质[25],他们发现接受较高剂量的狒狒,具有较低水平的雌激素、氢化可的松和缩宫素。此外,用子宫收缩衡量子宫肌层的活动,在那些得到较多阿片类的动物中明显减少。其他的研究人员发现,手术时子宫浸润长效局部麻醉剂丁哌卡因对预防早产收缩有效,也许是阻断了子宫收缩的传播的冲动[64]。不幸的是,可能是由于丁哌卡因对子宫张力和血液流动带来的不良影响所致,所有的实验组的胎儿均死亡。

开放胎儿手术需要一个大的引起疼痛的母亲切口进行手术。控制母亲疼痛可以提供两个方法:自控式镇痛及硬膜外镇痛。两种技术各有一些优势和劣势。开放性胎儿手术的首选是硬膜外镇痛,明显的优势是可以为母亲提供尽善尽美的镇痛,完全阻断应激反应。硬膜外镇痛唯一的缺点是降低全身性阿片浓度。经静脉较高浓度的全身镇痛可以产生胎儿镇痛效果,因为大多数阿片类药物很容易穿过胎盘。然而,静脉镇痛并非能有效地防止应激反应。为了克服这一缺点,最好的解决方案是硬膜外镇痛采用一个低浓度的局部麻醉剂(丁哌卡因)配合高浓度可溶性阿片制剂如芬太尼。Gaiser 和 Kurth 提出了一个具体的低剂量硬膜外解决方案,即采用丁哌卡因 0.05% 和芬太尼 10μg/ml 的混合液[2]。高浓度芬太尼具有明显的全身吸收效应和阿片类药物对胎儿的镇痛效应。

### 非药物治疗

补液治疗:临床观察表明脱水增加子宫活动,导致分娩发生。相反,严重水化是否能阻断分娩的启动或长期有效降低子宫活动还不为人所知。在正常情况下,给予分娩者一个快速的静脉输注液体会减少子宫的活动,然而这种效果是短暂的,很可能不会导致终止分娩[65]。比较水化和卧床休息或化学安胎药的随机研究结果没有证实其具有预防早产的效应[66,67]。虽然脱水被认为是子宫兴奋性提高和潜在分娩发动因素,但是过分水化也是不可取的,而且对于胎儿手术是很危险的。胎儿手术和大多数保胎法都与母亲肺水肿的发病有关,而且过分水化可能会增加这一问题。DiFederico 和同事注意到,其中心 10 年以上的临床观察中在许多急性肺水肿情况下伴有中心静脉压增加,这符合流体力学的急性肺水肿机制[58]。不幸的是,在胎儿手术中为了防止子宫肌层活动需要吸入高浓度的挥发性麻醉剂。这可能会导致母体低血压,需要静脉输入大量的液体。术中流体过多加上安胎时的输液治疗可能会导致母亲肺水肿,这是严重的胎儿手术后并发症之一。术后,必须严密观察,小心补充液体。其他的医疗中心推荐术后限制液体输入并应用利尿剂以防止肺水肿[6]。

卧床休息:剧烈的运动或者过于剧烈活动被认为对妊娠子宫是不利的。因此,建议采取卧床休息的方法预防和(或)治疗早产,而且这种方法也常用于有早产风险的所有妇女。不幸的是,临床证据不支持这个理论,一些研究表明卧床休息是有害的[14]。

抗生素:使用抗生素来治疗临床或亚临床感

染,最近也作为预防和治疗早产的方法。因为绒毛膜羊膜炎或亚临床羊膜聚集与早产有很强的相关性,几位研究人员已经观察了抗生素作为一个辅助方法的效应。严重绒毛膜羊膜炎发生在 1/4 的早产患者中,在亚临床感染中更为常见[68]。即使在羊膜完整的情况下,细菌增殖仍能在大约 20% 的早产女性中被检测出来[69]。Thorp 和同事发现,使用抗生素治疗早产仅可延长 6 天的怀孕时间。然而他们认为证据确实支持使用抗生素可治疗早产,尽管它提供的效益较小[70]。当羊膜破裂后大幅增加绒毛膜羊膜炎的可能,使羊水暴露更容易细菌增殖和感染。King 和 Flenady 指出,预防性抗生素治疗使破膜妇女中感染的发病率显著下降;但是他们并没有发现使用抗生素对羊膜完整妇女预防早产有利[71]。在胎儿手术后,羊膜高更易渗漏和感染;因此为了预防绒毛膜羊膜炎可将抗生素常规添加到羊水中。

### 支　持　疗　法

即使急性早产可以终止,但是导致子宫易激惹和收缩的因素仍存在,可增加早产复发的风险。一个治疗策略是持续口服药物防止出现子宫收缩。最初的证据表明长期应用口服拟 β 类药物预防早产复发并不成功[72],然而这些研究规模太小不能确保结果的准确性。最近的一项支持疗法的荟萃分析表明并不能使早产复发或早产风险下降[73]。该研究发现使用支持疗法只能平均延长 4 天时间,对围生期发病率和死亡率没有影响。长期支持疗法的失败不是由于母体的不配合,而是因为医疗人员提供的治疗及自动皮下泵的治疗与患者自己用药都证明是同样无效[74,75]。

## 其他的注意事项和并发症

### 肺　水　肿

非心源性肺水肿是一个已知的安胎并发症,这在大多数产科病例中是较易治疗的。通常产科肺水肿是由于液体静水压的增加结果,如快速取消利尿剂、保胎药和液体的限制。DiFederico 和同事进行了十多年的流行病学观察,发现加州大学所有分娩中有 0.5% 的发病率,而胎儿手术患者的发病率为 23%[58]。由于充分的预防性安胎的使用,术中充分的液体输入,降低血浆胶体渗透压,以及手术部位可能的血管活性物质的释放,肺水肿成为胎儿手术时母亲常见的并发症。在该综述中,45% 的患者进入加护病房治疗,15% 的患者由于严重的肺损伤

需要气管插管。大多数患者(80%)在肺水肿发病前接受至少一种安胎药物的治疗。手术后的液体限制和经验性使用呋塞米可以帮助减少该并发症的发生。

已知与肺水肿关系最密切的药物是拟 β 类药物和硫酸镁。肺水肿是三个因素的不平衡引起的:流体静水压、渗透压和血管的通透性。胎儿手术后,母体胶体渗透压减小,术后第二天达到最低[6]。这些渗透压的降低可能增加了母体肺水肿的发生。同时,DiFederico 和同事发现由于肺损伤可使肺泡膜血管通透性增加[58]。结合血管损伤和降低渗透性渗出导致一个持续难治的病程。例如,这些作者发现胎儿手术后肺水肿患者中 93% 的人要到重症病房治疗,20% 需要插管。与其他原因引起的肺水肿和怀孕期间进加护病房治疗的情况相比,胎儿手术导致的肺损伤评分最高。作者提出假设,广泛的子宫手术操作导致增加肺通透性介质的释放[58]。该研究第二个重要的发现是在接受硝酸甘油安胎的患者(在该项研究期间的一个实验部分)比那些接受其他安胎方法的人更易产生严重的肺水肿。这包括更严重的低氧血症、肺水吸收时间长、更糟的胸片所见和更高的肺损伤评分。

### 羊膜早破和感染

羊膜早破是胎儿手术一个主要的并发症,因为它增加了早期子宫收缩、细菌繁殖和感染的可能性,是早产的主要原因。通常这些羊膜破裂多发生在手术操作部位,但是由于宫内操作也可以在远离子宫操作部位的宫颈处破裂。Papadopulos 和同事在兔模型中研究了几种子宫术后羊膜封闭术[37]。他们发现在这个模型中仅关闭子宫肌层不缝合羊膜是最好的;然而这是否适用于其他种系是未知的。进一步的工作将在灵长类动物中进行。羊膜早破在胎儿开放型手术中常见,在胎儿腔镜术后是最常见的并发症,此时羊膜不能直接关闭[76]。胎膜破裂发生在 60% 的胎儿腔镜术中,可导致感染和胎儿死亡。总之,胎儿手术后的羊膜早破是一种严重的并发症,几乎不可避免的导致早产、绒毛膜羊膜炎或胎儿死亡。

## 胎儿手术后子宫收缩的预防和治疗方法

虽然方法可能会有所不同,大多数医疗中心很大程度上遵循基本原则[5,6,77,78]。手术前直肠给予 50～100mg 吲哚美辛,允许充足的时间吸收。在适当的时候应用硬膜外麻醉导管放置,以保证足够的

母亲术后镇痛。在开放的胎儿手术时,因考虑到母亲低血压这个严重的问题,手术期间不经导管给药。在胎儿腔镜术中,因子宫松弛的需求显著减小,已有单用硬膜外麻醉成功的报道。术中子宫松弛在其他文中进行了描述,不在这里赘述。

手术成功后及子宫闭合时,直接在羊水中给予抗生素(如 500mg 青霉素)防止绒毛膜羊膜炎。结束后减少吸入麻醉,开始给予安胎镁剂 4～6g,并持续静脉输注 2g/h。因为剖宫后的头几天是一个危险的时期,安胎要持续至少 48～72 小时。长期安胎可用镁剂输注,也可以用特普他林间断或持续泵注,以及每 4～6 小时给予吲哚美辛阻断收缩。钙通道阻滞剂用于一般人群中安胎有效,促使其在胎儿手术后使用;然而没有报道证实其可行性。此外,钙通道拮抗剂及镁的联合使用可产生严重低血压。

病房中训练有素的医护人员对患者的细心观察是至关重要的。术后观察应该包括评估胎儿心率和子宫的活动。胎儿的评价也应包括超声评价羊水的体积(是否有羊膜早破)、胎膜情况(是否有绒膜分离)、动脉导管(是否有吲哚美辛引起的关闭)。此外,频繁的母体评价是必不可少的,包括生命体征、氧饱和度和血清中镁浓度检测以防止过量。当使用拟 β 类药物时,要检测血清电解质和葡萄糖。72 小时后,可以小心逐步减去安胎药。每日评价应进行 1 周。大多数医疗中心推荐继续卧床休息直到分娩。

在开放性手术后,硬膜外术后镇痛是非常重要的。在外科手术后,经硬脊膜外腔给药并持续长达 48 小时。如上所述,一个低浓度的局部麻醉剂和高浓度的阿片类药物可同时使母体和胎儿镇痛。经过两天的镇痛,患者通常可以转为口服止痛药。在胎儿腔镜手术后,静脉注射吗啡类通常是最主要的治疗手段,患者可以更早的转成口服药物。

# 参 考 文 献

1. Sydorak RM, Hedrick MH, Longaker MT, Albanese CT. Pathophysiologic patterns influencing fetal surgery. World J Surg 2003;27:45–53.
2. Gaiser RR, Kurth CD. Anesthetic considerations for fetal surgery. Semin Perinatol 1999;23:507–14.
3. Farmer DL. Fetal surgery: a brief review. Pediatr Radiol 1998;28:409–13.
4. Harrison MR, Anderson J, Rosen MA, et al. Fetal surgery in the primate I. Anesthetic, surgical, and tocolytic management to maximize fetal-neonatal survival. J Pediatr Surg 1982;17:115–22.
5. Flake AW, Crombleholme TM, Johnson MP, et al. Treatment of severe congenital diaphragmatic hernia by fetal tracheal occlusion: clinical experience with fifteen cases. Am J Obstet Gynecol 2000;183:1059–66.
6. Kitano Y, Flake AW, Crombleholme TM, et al. Open fetal surgery for life-threatening fetal malformations. Semin Perinatol 1999;23:448–61.
7. Norwitz ER, Robinson JN, Challis JR. The control of labor. N Engl J Med 1999;341:660–6.
8. Carbillon L, Seince N, Uzan M. Myometrial maturation and labour. Ann Med 2001;33:571–8.
9. Challis JRG, Matthews SG, Gibb W, Lye SJ. Endocrine and paracrine regulation of birth at term and preterm. Endocr Rev 2000;21:514–50.
10. Li Y, Je HD, Malek S, Morgan KG. ERK1/2-mediated phosphorylation of myometrial caldesmon during pregnancy and labor. Am J Physiol Regul Integr Comp Physiol 2003;284:R192–9.
11. Li Y, Je HD, Malek S, Morgan KG. ERK inhibition delays the onset of labor in a rat model of preterm labor. Anesthesiology 2003;A-1558.
12. Goodwin TM. A role for estriol in human labor, term and preterm. Am J Obstet Gynecol 1999;180:S208–13.
13. Castracane VD. Endocrinology of preterm labor. Clin Obstet Gynecol 2000;43:717–26.
14. Goldenberg RL. The management of preterm labor. Obstet Gynecol 2002;100:1020–37.
15. Liu YL, Nwosu UC, Rice PJ. Relaxation of isolated human myometrial muscle by beta2-adrenergic receptors but not beta1-adrenergic receptors. Am J Obstet Gynecol 1998;179:895–8.
16. Kadowaki H, Yasuda K, Iwamoto K, et al. A mutation in the beta 3-adrenergic receptor gene is associated with obesity and hyperinsulinemia in Japanese subjects. Biochem Biophys Res Commun 1995;215:555–60.
17. Landau R, Xie HG, Dishy V, et al. Beta2-adrenergic receptor genotype and preterm delivery. Am J Obstet Gynecol 2002;187:1294–8.
18. William F, Ganong M, editors. The general and cellular basis of medical physiology. Review of medical physiology. 21st ed. New York: Lange Medical Books/McGraw-Hill Medical Publishing Division; 2001.
19. Macones GA, Marder SJ, Clothier B, Stamilio DM. The controversy surrounding indomethacin for tocolysis. Am J Obstet Gynecol 2001;184:264–72.
20. Slattery MM, Morrison JJ. Preterm delivery. Lancet 2002; 360:1489–97.
21. Morrison JJ, Rennie JM. Clinical, scientific and ethical aspects of fetal and neonatal care at extremely preterm periods of gestation. Br J Obstet Gynaecol 1997;104:1341–50.
22. Wood NS, Marlow N, Costeloe K, et al. Neurologic and developmental disability after extremely preterm birth. EPICure Study Group. N Engl J Med 2000;343:378–84.
23. Shay DC, Bhavani-Shankar K, Datta S. Laparoscopic surgery during pregnancy. Anesthesiol Clin North Am 2001;19:57–67.
24. Hamdan AH, Walsh W, Heddings A, et al. Gestational age at intrauterine myelomeningocele repair does not influence the risk of prematurity. Fetal Diagn Ther 2002;17:66–8.
25. Tame JD, Abrams LM, Ding XY, et al. Level of postoperative analgesia is a critical factor in regulation of myometrial contractility after laparotomy in the pregnant baboon:

implications for human fetal surgery. Am J Obstet Gynecol 1999;180:1196–201.

26. Romero R, Emamian M, Wan M, et al. Prostaglandin concentrations in amniotic fluid of women with intra-amniotic infection and preterm labor. Am J Obstet Gynecol 1987;157:1461–7.

27. Romero R, Quintero R, Emamian M, et al. Arachidonate lipoxygenase metabolites in amniotic fluid of women with intra-amniotic infection and preterm labor. Am J Obstet Gynecol 1987;157:1454–60.

28. Romero R, Gomez R, Ghezzi F, et al. A fetal systemic inflammatory response is followed by the spontaneous onset of preterm parturition. Am J Obstet Gynecol 1998;179:186–93.

29. Elovitz MA, Saunders T, Ascher-Landsberg J, Phillippe M. Effects of thrombin on myometrial contractions in vitro and in vivo. Am J Obstet Gynecol 2000;183:799–804.

30. Elovitz MA, Ascher-Landsberg J, Saunders T, Phillippe M. The mechanisms underlying the stimulatory effects of thrombin on myometrial smooth muscle. Am J Obstet Gynecol 2000;183:674–81.

31. Elovitz MA, Baron J, Phillippe M. The role of thrombin in preterm parturition. Am J Obstet Gynecol 2001;185:1059–63.

32. Rosen MA, Andreae MH, Cameron AG. Nitroglycerin for fetal surgery: fetoscopy and ex utero intrapartum treatment procedure with malignant hyperthermia precautions. Anesth Analg 2003;96:698–700.

33. Danzer E, Sydorak RM, Harrison MR, Albanese CT. Minimal access fetal surgery. Eur J Obstet Gynecol Reprod Biol 2003;108:3–13.

34. van Der WB, Luks FI, Steegers EA, et al. Absence of electrical uterine activity after endoscopic access for fetal surgery in the rhesus monkey. Eur J Obstet Gynecol Reprod Biol 1995;58:213–4.

35. Luks FI, Peers KH, Deprest JA, et al. The effect of open and endoscopic fetal surgery on uteroplacental oxygen delivery in the sheep. J Pediatr Surg 1996;31:310–4.

36. Fowler SF, Sydorak RM, Albanese CT, et al. Fetal endoscopic surgery: lessons learned and trends reviewed. J Pediatr Surg 2002;37:1700–2.

37. Papadopulos NA, Van Ballaer PP, Ordonez JL, et al. Fetal membrane closure techniques after hysteroamniotomy in the midgestational rabbit model. Am J Obstet Gynecol 1998;178:938–42.

38. Luks FI, Deprest JA, Peers KH, et al. Gelatin sponge plug to seal fetoscopy port sites: technique in ovine and primate models. Am J Obstet Gynecol 1999;181:995–6.

39. Young BK, Roque H, Abdelhak YE, et al. Minimally invasive endoscopy in the treatment of preterm premature rupture of membranes by application of fibrin sealant. J Perinatol Med 2000;28:326–30.

40. Hearne AE, Nagey DA. Therapeutic agents in preterm labor: tocolytic agents. Clin Obstet Gynecol 2000;43:787–801.

41. Moise KJ Jr, Huhta JC, Sharif DS, et al. Indomethacin in the treatment of premature labor. Effects on the fetal ductus arteriosus. N Engl J Med 1988;319:327–31.

42. Cantor B, Tyler T, Nelson RM, Stein GH. Oligohydramnios and transient neonatal anuria: a possible association with the maternal use of prostaglandin synthetase inhibitors. J Reprod Med 1980;24:220–3.

43. Norton ME, Merrill J, Cooper BA, et al. Neonatal complications after the administration of indomethacin for preterm labor. N Engl J Med 1993;329:1602–7.

44. Major CA, Lewis DF, Harding JA, et al. Tocolysis with indomethacin increases the incidence of necrotizing enterocolitis in the low-birth-weight neonate. Am J Obstet Gynecol 1994;170:102–6.

45. Gardner MO, Owen J, Skelly S, Hauth JC. Preterm delivery after indomethacin. A risk factor for neonatal complications? J Reprod Med 1996;41:903–6.

46. Van Bel F, Bartelds B, Teitel DF, Rudolph AM. Effect of indomethacin on cerebral blood flow and oxygenation in the normal and ventilated fetal lamb. Pediatr Res 1995;38:243–50.

47. Yanowitz TD, Yao AC, Werner JC, et al. Effects of prophylactic low-dose indomethacin on hemodynamics in very low birth weight infants. J Pediatr 1998;132:28–34.

48. Vermillion ST, Newman RB. Recent indomethacin tocolysis is not associated with neonatal complications in preterm infants. Am J Obstet Gynecol 1999;181:1083–6.

49. Jeyabalan A, Caritis SN. Pharmacologic inhibition of preterm labor. Clin Obstet Gynecol 2002;45:99–113.

50. Hollander DI, Nagey DA, Pupkin MJ. Magnesium sulfate and ritodrine hydrochloride: a randomized comparison. Am J Obstet Gynecol 1987;156:631–7.

51. Cox SM, Sherman ML, Leveno KJ. Randomized investigation of magnesium sulfate for prevention of preterm birth. Am J Obstet Gynecol 1990;163:767–72.

52. Crowther CA, Hiller JE, Doyle LW. Magnesium sulphate for preventing preterm birth in threatened preterm labour. Cochrane Database Syst Rev 2002(4);CD001060.

53. Wheeler AS, James FM III, Meis PJ, et al. Effects of nitroglycerin and nitroprusside on the uterine vasculature of gravid ewes. Anesthesiology 1980;52:390–4.

54. Skarsgard ED, VanderWall KJ, Morris JA, et al. Effects of nitroglycerin and indomethacin on fetal-maternal circulation and on fetal cerebral blood flow and metabolism in sheep. Am J Obstet Gynecol 1999;181:440–5.

55. Lees C, Campbell S, Jauniaux E, et al. Arrest of preterm labour and prolongation of gestation with glyceryl trinitrate, a nitric oxide donor. Lancet 1994;343:1325–6.

56. Lees CC, Lojacono A, Thompson C, et al. Glyceryl trinitrate and ritodrine in tocolysis: an international multicenter randomized study. GTN Preterm Labour Investigation Group. Obstet Gynecol 1999;94:403–8.

57. DiFederico EM, Harrison M, Matthay MA. Pulmonary edema in a woman following fetal surgery. Chest 1996;109:1114–7.

58. DiFederico EM, Burlingame JM, Kilpatrick SJ, et al. Pulmonary edema in obstetric patients is rapidly resolved except in the presence of infection or of nitroglycerin tocolysis after open fetal surgery. Am J Obstet Gynecol 1998;179:925–33.

59. Papatsonis DN, Van Geijn HP, Ader HJ, et al. Nifedipine and ritodrine in the management of preterm labor: a randomized multicenter trial. Obstet Gynecol 1997;90:230–4.

60. King JF, Flenady VJ, Papatsonis DN, et al. Calcium channel blockers for inhibiting preterm labour. Cochrane Database Syst Rev 2003(1);CD002255.

61. Romero R, Sibai BM, Sanchez-Ramos L, et al. An oxytocin receptor antagonist (atosiban) in the treatment of preterm labor: a randomized, double-blind, placebo-controlled trial with tocolytic rescue. Am J Obstet Gynecol 2000;182:1173–83.

62. Moutquin JM, Sherman D, Cohen H, et al. Double-blind,

randomized, controlled trial of atosiban and ritodrine in the treatment of preterm labor: a multicenter effectiveness and safety study. Am J Obstet Gynecol 2000;182:1191–9.

63.  Valenzuela GJ, Sanchez-Ramos L, Romero R, et al. Maintenance treatment of preterm labor with the oxytocin antagonist atosiban. The Atosiban PTL-098 Study Group. Am J Obstet Gynecol 2000;182:1184–90.

64.  Fauza DO, Berde CB, Fishman SJ. Prolonged local myometrial blockade prevents preterm labor after fetal surgery in a leporine model. J Pediatr Surg 1999;34:540–2.

65.  Cheek TG, Samuels P, Miller F, et al. Normal saline i.v. fluid load decreases uterine activity in active labour. Br J Anaesth 1996;77:632–5.

66.  Pircon RA, Strassner HT, Kirz DS, Towers CV. Controlled trial of hydration and bed rest versus bed rest alone in the evaluation of preterm uterine contractions. Am J Obstet Gynecol 1989;161:775–9.

67.  Guinn DA, Goepfert AR, Owen J, et al. Management options in women with preterm uterine contractions: a randomized clinical trial. Am J Obstet Gynecol 1997;177:814–8.

68.  Guzick DS, Winn K. The association of chorioamnionitis with preterm delivery. Obstet Gynecol 1985;65:11–6.

69.  Watts DH, Krohn MA, Hillier SL, Eschenbach DA. The association of occult amniotic fluid infection with gestational age and neonatal outcome among women in preterm labor. Obstet Gynecol 1992;79:351–7.

70.  Thorp JM Jr, Hartmann KE, Berkman ND, et al. Antibiotic therapy for the treatment of preterm labor: a review of the evidence. Am J Obstet Gynecol 2002;186:587–92.

71.  King J, Flenady V. Prophylactic antibiotics for inhibiting preterm labour with intact membranes. Cochrane Database Syst Rev 2002(4);CD000246.

72.  Macones GA, Berlin M, Berlin JA. Efficacy of oral beta-agonist maintenance therapy in preterm labor: a meta-analysis. Obstet Gynecol 1995;85:313–7.

73.  Sanchez-Ramos L, Kaunitz AM, Gaudier FL, Delke I. Efficacy of maintenance therapy after acute tocolysis: a meta-analysis. Am J Obstet Gynecol 1999;181:484–90.

74.  Guinn DA, Goepfert AR, Owen J, et al. Terbutaline pump maintenance therapy for prevention of preterm delivery: a double-blind trial. Am J Obstet Gynecol 1998;179:874–8.

75.  Wenstrom KD, Weiner CP, Merrill D, Niebyl J. A placebo-controlled randomized trial of the terbutaline pump for prevention of preterm delivery. Am J Perinatol 1997;14:87–91.

76.  Sydorak RM, Albanese CT. Minimal access techniques for fetal surgery. World J Surg 2003;27:95–102.

77.  Adzick NS, Harrison MR, Crombleholme TM, et al. Fetal lung lesions: management and outcome. Am J Obstet Gynecol 1998;179:884–9.

78.  Myers LB, Cohen D, Galinkin J, et al. Anaesthesia for fetal surgery. Paediatr Anaesth 2002;12:569–78.

# 胎儿监护

原著 LINDA A. BULICH
译者 屈王蕾 连庆泉
审校 周 捷

**第五章**

胎儿手术和介入治疗是一个不断发展的,具有挑战性的领域。大多数的胎儿治疗是相对非创伤性的,通常包括胎儿输血、药物和激素治疗。

近20年来,宫内手术治疗一些对胎儿具有生命威胁的先天畸形经验逐渐丰富。如今胎儿不再被认为是母亲子宫内隐藏的神秘物体,而被看成了是能进行药物和手术治疗的患者。如同任何一个创伤性手术一样,胎儿也需要适当而可靠的术中和术后监护来确保安全。虽然这种概念看起来是理所当然的,但在实际操作中往往难以做到而令人困扰。

许多手术介入中,并不要行子宫切开,胎儿依旧在子宫内,所以不能对胎儿患者进行直接监护。另外一些胎儿在分娩的过程中进行有创性操作(如EXIT手术),胎儿的监护也只能是间断的,有时也并不可靠。因为在手术过程中,胎儿必须处在液体环境中,使直接监护的装置的放置成为难题,甚至是不可能的。

胎儿监护的目的是确保胎儿最佳状态,避免低氧和低温,使胎儿的血流动力学处于最佳稳定状态。还必须考虑到胎儿对麻醉和手术应激的生理反应,避免对已受累的胎儿产生不利的影响[1,2]。

目前胎儿监护的方法包括胎心监护(electronic fetal monitoring,EFM)、胎儿血气分析、胎儿心电图(fetal electrocardiography,ECG)、胎儿脉搏血氧测定(fetal pulse oximetry,FPO)、胎儿超声心动图、胎儿大脑血流超声多普勒扫描。以上监护方法在产程中已有应用和研究,这些监护的经验和信息可以被扩展到胎儿手术。

精确可靠的胎儿监护是评价介入性手术中和术后胎儿情况的理想途径。术中胎儿情况的监护有助于预测手术的直接好处和结局,甚至可以改变治疗的计划。术后的监护信息对母亲和胎儿都非常重要,可以预防早产,避免胎死宫内。

## 第一节 胎儿电子监护

### 历 史

1818年,瑞士的医师Major用他自己的耳朵在孕妇的下腹部听到了胎儿的心跳,这就是最早的胎心监护[3]。直到30年后,1848年,Kilian制定了第一个胎心听诊指南,指出正常胎心率是每分钟100~180次,是一种"纯粹的、不间断的声调"[3]。

Von Wickel在1889年精练了Kilian的指南,指出正常胎心节律规则,每分钟100~160次[4]。

因为临床工作人员希望不仅能听到胎心,还要能描记出胎心曲线,因此出现了一些创造性的尝试,去测量子宫的收缩和胎儿心率。1906年Cremer首次利用导线经下腹部和阴道电子测量了胎心率[3]。直到第二次世界大战后,产科领域才首次使用了子宫分娩力计和宫内压力导管[5]。

直至20世纪50年代后期,Hon报道了一种连续记录胎心率的方法,他使用下腹部的心电图,将电极直接通过阴道放在胎儿身上,描记出连续的可见的胎心率曲线[6]。Hon发现产科医师通过听诊来评估胎心有很大的误差,强调评价胎儿窘迫时,一过性的胎心变化比胎心率的均值更为敏感[7]。

### 研 究 进 展

1971~1972年召开了胎心监护的国际会议,与会的专家经过激烈的讨论,统一了"早期减速"、"晚期减速"、"变异减速"和"胎心变异"等术语的定义。这次会议尽管取得了许多进步,但就胎心监护使用的范围和速度并没有注明。

20世纪70年代,临床上开始使用胎心电子监护来连续描记胎心率和子宫的收缩。到了90年代

75％的孕妇在妊娠和分娩时常规使用胎心电子监护[8]。随着胎心电子监护的普及,从 1974～1991 年[9, 10],剖宫产率从 0.6％增加到 9.2％,增加了 15 倍。然而,仍有许多研究不支持 EFM 相比胎心间歇听诊,能改善新生儿预后的理论[11~18]。在著名的 Dublin 实验中,12 964 名孕妇在分娩时随机接受胎心间断听诊和连续电子监护,尽管两组中脑瘫的发病率没有明显差异,但 EFM 组新生儿抽搐的发病率下降了 55％[18]。

Thacker 等回顾了包括 58 855 名孕妇和她们的新生儿的 12 个随机临床研究,也认为在低危和高危的分娩中常规使用 EFM,可明显降低新生儿抽搐的发生[19]。

1988 年,美国妇产科学会(ACOG)认为"在特定的间隔内,间断胎心听诊与连续胎心电子监护的效果相似"[20],并认为这些指南也适用于"产程中有高危因素或需要严密监护时"[20]。

不管怎么样,越来越多的孕妇在产程中使用 EFM。1993 年 Vintzileous 等提出使用 EFM 降低了由于胎儿缺氧导致的围生儿死亡[21]。2 年后,一个包括 9 个随机研究 18 561 名患者的后续荟萃分析认为,在产程和分娩时使用 EFM,可降低 60％的因胎儿缺氧导致的围生儿死亡。这个研究还认为,在分娩时使用 EFM 可降低 0.1％的围生儿死亡率[22]。

## 定 义

经过多年的争议,流行病学专家、临床医师和生理学家一致认为,胎心电子监护的发展的主要障碍是胎心率曲线缺乏统一的定义和命名。1995 年国际儿童健康和人类发展学会(NICHHD 为胎心监护制定了的明确标准的定义[23]。这些定义是用来描述由直接胎心电子监护或体外多普勒装置得到的可视的胎心曲线。周期性图形是用来定义与宫缩相关的胎心曲线。瞬时图形是用来定义与宫缩无关的胎心曲线。周期性图形是指在胎心基线上突发的陡峭或平缓的减速。变异是指胎心曲线的振幅,但要排除规则、平滑的正弦波。尽管,这些定义主要用于产时监护,但有时也用于产前。

导致胎心图形解读的错误或不一致的两个重要因素是胎儿的孕周和观察者的不同[24]。1976 年 James 等首先意识到了孕周与胎心曲线的关系[25]。在回顾 450 例病例后,他们认为"目前的胎心率的解读不适合小孕周的胎儿。"24～26 周的胎儿在 EFM 可能会表现出胎儿窘迫迹象[26]。Westgren 等报道,

FHR 异常(胎心过速、变异减少、变异消失)与酸中毒的相关性,在孕 28～33 周的胎儿比孕 34～36 周胎儿的更为常见[27]。

Natale 等发现"周期性变化要到 32 周后才能建立",从而推论"人类的胎儿在 24～32 周与接近足月者很不相同,在评价胎心监护时需考虑到相应孕周器官的成熟度[28]。"Castillo 等纵向研究了 24～32 周的胎儿,指出标准的胎心反应型的定义要给予大于 32 周的胎儿[29]。在不同的孕周,心血管和神经系统有着明显的差异。所以,胎儿对正常或异常环境的反应也因孕周而不同[24]。

临床医师在解读胎心曲线时常常会有不同的意见[30~33],甚至同一个医师在不同的情境下对同一胎心曲线作出不同的解读[30~33]。正因为上述原因,NICHHD 对描述胎心曲线时的一些重要的定义做了以下概括[23]:

1. FHR 基线(baseline FHR)是无胎动无宫缩影响时,10 分钟以上胎心率平均值。排除了周期性或突发性的变化,周期性变化是胎心的变异性,胎心可阶段性变化大于 25 次/分。FHR 基线<110 次/分,称为"心动过缓",>160 次/分,称为"心动过速"。

2. FHR 基线变异(baseline FHR variability)是指在胎心率基线上重复而快速的变化小波,每分钟胎心基线波动≥2 个周期,按照其频率的多少,依次定义为变异消失、轻微、中等、明显。

3. 加速(acceleration)是指胎心率基线暂时增加 15 次/分以上,持续视角超过 15 秒,小于 2 分钟(通常从加速开始到最峰值时间小于 30 秒)。孕 32 周之前,加速是定义为胎心率基线暂时增加≥10 次/分,持续时间≥10 秒。

4. 胎心率晚发减速(late deceleration of the FHR)是指与宫缩有关的明显可见的胎心率逐渐减速(从开始到最低点时间≥30 秒)和恢复。这种胎心率下降的起点常常落后于宫缩曲线上升的起点,胎心率曲线减速的波谷滞后于宫缩曲线的波峰。

5. 胎心率早发减速(early deceleration of the FHR)是指与宫缩有关的明显可见的胎心率逐渐减速(从开始到最低点时间≥30 秒)和恢复。胎心率曲线的下降和宫缩曲线的上升同时发生。胎心率曲线的最低点(波谷)与宫缩曲线的顶点(波峰)相一致。

6. 胎心率变化减速(variable deceleration of the FHR)是指胎心率曲线的陡然下降(从开始到最

低点时间<30 秒)。胎心率曲线较基线下降幅度<15 次/分,持续时间≥15 秒,<2 分钟。

尽管与会专家已对胎心率曲线做了定义,但对 FHR 曲线的临床处理上并未达成一致。正常的 FHR 曲线对新生儿 Apgar 评分 7 分以上有 99.7% 的预测价值,而异常曲线对新生儿 Apgar 评分 7 分以下有 50% 的预测价值[34]。更令人担忧的是,FHR 对新生儿低 Apgar 评分仅有 50%~65% 的预测价值[35, 36]。

## 胎儿介入术后中胎心监护

尽管 FHR 监护在定义和可靠性方面还存在问题,但它仍然是产程中评估胎儿状态的金标准。FHR 监护和多普勒超声影像检查同样用于胎儿介入手术的围术期监护。在对孕妇诱导麻醉之前,FHR 可作为比较的基线,同时也让围生医师、外科医师和麻醉师确认胎儿在手术和麻醉的应激下处于稳定状态。

FHR 在术中通过超声心动描记术持续监护,在开腹手术中可通过间歇性脐动脉扪诊监护。众所周知,常用诱导麻醉药(硫喷妥钠 4~8mg/kg 和丙泊酚 2.5mg/kg)可快速通过胎盘作用于胎儿[37, 38]。吸入性麻醉药同样可通过胎盘[39],但胎儿摄取药物要比孕妇慢得多[40, 41]。这些麻醉药可使胎心基线和变异度下降。在正常孕周范围内,胎儿心动过缓是胎儿窘迫的可靠表现,如果在围术期或术中发生需立即处理。

早产仍然是胎儿手术监护的主要焦点。胎心电子监护能同时监护胎心和宫缩,常用于术后监护。但由于监护探头的位置通常要覆盖新鲜的手术创口,常使孕妇觉得疼痛。由于中孕时大量的羊水,多普勒超声影像检查往往难以监测 FHR,宫缩也常难以探及。另外,术后几小时内的胎儿可能仍处于麻醉状态,胎动可能减少或消失。

旧金山胎儿手术团队在 20 世纪 90 年代早期开始尝试在检测羊水压力监测宫缩的试验中使用植入性无线电遥测心电图监护胎心对子宫应激的反应。整个感应装置在晚孕初期埋在孕羊的皮下,在胎儿手术中和手术后持续稳定地监护胎儿心电图和体温[42, 43]。相似的装置被成功地用于 4 个人类的胎儿的术中监护,手术结束被取出。在另外 5 个人类的胎儿手术中,监护电极在手术时埋入,然后一直监护胎儿至剖宫产时才取出[43]。

随着胎儿微创内镜技术的开展,胎儿监护面临新的问题。胎儿手术不再仅仅由外科来开展,也可通过套管使用胎儿镜进行,这就使电极的放置成为不可能。也许将来随着更小的电极的发明,这种监护技术能更好地开展。

目前,胎儿镜或心脏的介入手术使用超声心动描记术直接形象地看到胎儿心脏,对胎心率作出精确的评估。虽然这种方法非常有效,但要想持续监护是一件辛苦的事情,而且需要手术室有一位有经验的超声专家。

## 小 结

总之,如果有可靠的胎心率曲线,EFM 是识别胎儿没有缺氧的敏感工具。但如果得到的胎心率曲线不明确,EFM 不能作为确定胎儿受累的特异性工具[44]。这时需要借助其他信息来更好地鉴别胎儿是否缺氧。为了更好地评价胎心率,必须结合胎儿的准确孕龄、孕母的临床情况、损伤的持续时间和胎儿先前状态,才能决定以后的处理[24]。

# 第二节　胎儿头皮血取样

20 世纪 60 年代早期 Saling 首次描述了胎儿头皮血取样[45]。在胎儿头皮或屁股上作一个小切口,用毛细管收集少量胎儿血液用于分析。如今这依然是一种胎儿宫内监护的重要方法,在 FHR 曲线不明确时,依然被认为是评价胎儿状况的"金标准"[46]。1989 年,ACOG 指出:

胎儿头皮血取样最常见的指征是用于评估可能异常的胎心率曲线图。胎儿血检测对评价胎心变异消失(短变异)也很有帮助,特别是对不能解释的变异消失。它还有助于在出现异常胎心时,确定是否继续分娩[47]。

## 定义和局限性

胎儿血取样的禁忌证:胎膜完整,宫颈未容受、已知胎儿有凝血功能障碍、感染或可能需要多次取样[48]。同样如果取样比较困难,也是禁忌的。另外,胎儿头皮血取样易受医师的经验影响,容易有误差,而且对于母亲和胎儿都是有损伤性的操作。

正常的头皮血 pH≥7.3。如果 pH 在 7.2~7.5,需要重复检查。pH<7.2 视为异常,通常是紧急药物治疗或手术治疗的指征[49]。解读头皮血 pH 需要考虑到可能导致假阳性的情况,包括标本量不足、羊水污染、在胎儿头皮水肿处取样或母血 pH 异常[50]。

当胎儿缺氧或相对缺氧超过一定时间就会导致胎儿酸中毒。随着胎儿供氧的下降,血二氧化碳水平上升,血 pH 下降[50]。如果长时间严重缺氧,呼吸性酸中毒就会转化为代谢性,胎儿的能量供应也从需氧的转化为厌氧的糖酵解,乳酸增加,pH 进一步下降,碱缺失增加。

### 研 究 进 展

新生儿出生时 Apgar 评分和脐血血气分析可显示新生儿的预后。分娩时新生儿如果表现为单纯性呼吸性酸中毒一般不会导致并发症。但如果有代谢性酸中毒,并发症的发生率就大大提高[51]。刚娩出的新生儿由产伤导致的脑损伤的可能性取决于代谢性酸中毒的严重程度和持续时间。出生时 pH<7.0 或碱缺失>12mmol/L 会导致持续低Apgar 评分和多脏器功能损伤[52]。

在对早产儿的研究中发现,胎儿窒息使 32～36 周的早产儿的并发症明显增加,对孕周小于 32 周的早产儿却并非如此[53]。这个研究显示,足月新生儿比 32～36 周的早产儿更耐受代谢性酸中毒所致的并发症,而不如孕周小于 32 周的早产儿。与足月儿相比,孕周小于 32 周的早产儿在出现严重失代偿前有更长的代偿时间。

### 在胎儿介入手术中使用胎儿血取样

在怀疑胎儿受累的开放性手术中,可从毛细血管、外周静脉、中心静脉或脐静脉穿刺获得胎儿血液用于分析。由于胎儿较小,组织脆弱,静脉穿刺较困难。脐静脉穿刺可能导致静脉痉挛、血肿甚至胎儿死亡,所以仅用于没有其他选择时。Jennings等在胎羊上使用骨内取血,发现经骨髓腔内取得的血标本血气分析与静脉血基本一致[42]。还可以经骨髓腔给胎羊给药或输液[42]。

在胎儿镜手术中,可通过脐静脉穿刺进入胎儿循环。但如前所述,这项技术的风险很大。

大多数胎儿心脏介入手术时穿刺针和导管可以直接插入胎儿心肌,得到血液标本。要注意如果血液仅仅用于分析,抽取的量要很少(1ml 或更少),因为胎儿的循环血量取决于孕周,量很有限(接近90～100ml/kg)。

### 小 结

如果产程中出现不良的胎心曲线可行胎儿血取样。pH<7.2 提示胎儿窘迫需要药物或手术治疗。在胎儿手术时,可取血分析了解酸碱平衡电解质和血细胞比容。

## 第三节 胎儿心电图

### 定 义

过去 10 年,许多研究使用胎儿心电图去判断胎儿 P-R 间歇和 R-R 间歇以及(P/QRS)形态学信号的改变是否与胎儿或新生儿的结局相关。在动物和人类的研究上都表明了正常条件下,P-R 间歇和胎儿心率呈负相关:当胎儿心率慢的时候,P-R 间歇会相应延长;胎儿心率快时,则 P-R 间歇就会缩短。但在酸中毒的胎儿则相反[54～60]。在胎儿损伤的时期中,窦房结和房室结可能呈现出不同的反应[58]。轻度的低氧血症会引起肾上腺素水平的增加,从而使胎儿心率加速以及缩短 P-R 间歇。然后,随着低氧血症时间的延长,窦房结的氧依赖性钙离子通道将被影响,从而降低对肾上腺素的敏感性,最终导致胎心率的下降。房室结的快速型钠离子通道不受缺氧的影响,而肾上腺素水平的升高将缩短 P-R 间歇。其结局导致了 P-R 间歇和胎心率间从负相关转变为正相关[58]。这种相关性的估量分为短期估量和长期估量两种。短期估量或传导指数能在短期内间歇的正性作用而不带有任何的副作用。然而,超过 20 分钟这种过长的正性传导作用会增加胎儿酸中毒的风险。长期估量或比率指数定义为产程中 P-R 间歇和胎心率增加超过了 2 个标准偏差的时间百分比。比率指数大于 4% 已经被认为与胎儿酸中毒的发展相关[60]。

### 研 究 进 展

在一个包含了 214 名高危孕妇的随机性前瞻研究中,van Wijingaarden 等对产程中使用传统 EFM 和 EFM 联合胎儿心电图 P-R 间期分析的两组胎儿的胎血采样率和采样结果[60]。后组胎血采样率明显减少,而且异常结果较多。同时还有一个趋势,EFM 组有更多的未知的酸中毒婴儿娩出和更多因为怀疑胎窘行助产术。作者推断产程中 EFM 辅以胎儿心电图分析在没有增加新生儿不良预后的前提下,可减少许多临产时的胎儿抽血样,并可增加其有效性[60]。

在后续的随机前瞻性研究中,1038 例高危产妇被分成 2 组,分别接受 EFM 或 EFM 联合 ECG 监护[61]。

尽管在联合监护组,因怀疑胎窘行手术介入较少,但差别没有显著性。两组新生儿酸中毒也没有差异性[61]。

在胎儿 ECG 的使用中,ST 段的波形代表了心肌对缺氧的反应能力。在胎羊的研究中发现,缺氧时 T-波高度/QRS 高度的比值会增加[62~64]。

胎儿心电图中的时间间隔参数和形态学特征(ST 段和 T 波高度)能否预测胎儿酸中毒?为了解释这个问题,一项回顾性观察研究了 679 例在分娩过程中使用胎儿监测仪的产妇[65]。

与其他研究一样,在这个研究中没有发现分娩时胎儿 T/QRS 比值的增加和酸中毒之间有关联[65~67]。

### 在胎儿介入手术中使用胎儿心电图

在开放性外科手术期间,胎心 ECG 电极不管是放置在表皮上或是皮内,都已被证明是及其令人失望和不可靠的。胎儿是沉浸在羊水中或是等张溶液中的,这些液体中包含的电解质成分会分散源于胎儿心脏的微弱心电信号,难以解读。随着进一步研究和装置的改进,前面提到的 Jennings 的植入性的无线遥测仪可能会被证明是有用的[43]。

如前所述,由于无论是有导线还是无导线的探测仪都不可能小到通过套管针来放置,所以目前内镜胎儿手术期间进行 ECG 监测是不可能的。

### 小　结

使用胎儿心电图的时间间隔分析(P-R 间歇)可能对预测胎儿酸中毒是有用的。虽然可以在胎儿酸中毒时观察到 ST 段和 T 波的改变,几个研究都不能证明在 T/QRS 比值和新生儿窒息两者之间有持续性的关联。

在开放性的胎儿手术期间,由于获得的信号太过于微弱而难以解释,所以 ECG 监测的效果是令人沮丧的。在胎儿镜外科检查期间,通过套管针放置植入性的无线监测仪在当前而言也是不可能的。

## 第四节　胎儿脉搏血氧测定

### 定　义

胎儿脉搏血氧测定(EPO)是通过光电转化的原理来测量脉率、氧饱和度和外周血管灌注的[68]。

脉搏血氧定量测定血液中氧合血红蛋白除以氧合血红蛋白加上脱氧血红蛋白的和的比值(图 5-1)。测量两种不同波长的光,红色光(波长 660nm)和近红外光(波长 890~940nm)穿过组织的比例[69]。氧合血红蛋白对红外光吸收量较大,而脱氧血红蛋白对红色光吸收量较大。光的吸收的量随心动周期而改变。发光二极管发出红光和红外光线,穿过血管组织到达光电接收器,光电感受器测量不同光线被吸收的程度。

$$FS_pO_2 \quad \frac{[O_2Hb]}{[O_2Hb]+[Hb]} \times 100$$

**图 5-1**　用 FPO 检测胎儿脉搏血氧饱和度(FSpO₂)

转载自:Yam J. Intrapartum fetal pulse oximetry. Part 1: principles and technical issues. Obstet Gynecol Surv 2000;55:163-72.

Hb=脱氧血红蛋白;O₂Hb=氧合血红蛋白

目前临床上大多数的血氧测定使用的都是穿透式脉搏血氧定量计,发光二极管发出光线穿过血管床至组织另一面的光电感受器(图 5-2)。1998 年的时候,两组研究人员将成人穿透式脉搏血氧定量计改装为反射式用于婴儿[70,71]。随着反射式脉搏血氧定量计的使用,将发光电极和光感受器放置于同一侧皮肤表面,光线的吸收取决于组织表面的散射(图 5-2)。

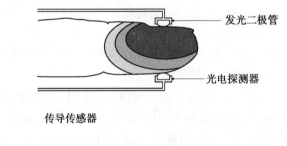

传导传感器

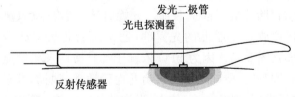

反射传感器

**图 5-2**　穿透式和反射式脉搏血氧定量感应器的位置

转载自:Nellcor-Puritan Bennett,Inc

然而,由于胎儿生理和宫内环境的差异使 FPO 用于临床前还需要进一步研究[72]。显然,胎儿的血管较成人要小很多,其脉搏的压力也要低,所以血氧饱和度也比成人更难检测[72]。另外,胎儿生存于一个相对缺氧的环境中,母体胎盘血液循环中的动脉压仅在 20～30mmHg 之间。因此相对于健康成人的血氧饱和度（95％～100％）而言，胎儿血氧饱和度明显低于正常（30％～70％）[73]。胎儿能够在如此低的血氧水平下茁壮成长是由于胎儿血红蛋白以胎儿型为主（足月胎儿体内 60％～90％为胎儿型血红蛋白）。胎儿型血红蛋白相比成人型对氧的亲和力更高。胎儿型血红蛋白的氧离曲线较成人型左移，使得在任何氧分压下，氧饱和度都高于成人型（图 5-3）。同时胎儿循环中血氧含量高的血优先经卵圆孔从右心房流到左心房，流经主动脉弓首先供应大脑和胎儿机体的上半部分[74]。胎儿的心排血量和组织灌注率也要高于成人[74]。

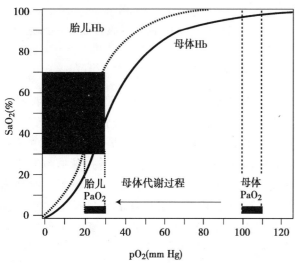

**图 5-3** 胎儿和成人的氧离曲线
转载自：Mallinckrodt Inc.，Pleasanton，CA.
Hb＝血红蛋白；$pO_2$＝氧分压；$SaO_2$＝血氧饱和度；
$PaO_2$＝动脉血氧分压

胎儿血氧饱和度监测已有了进一步改进。Nellcor-Puritan Bennett（Pleasanton，CA）改进的一种胎儿脉搏血氧测量仪可以经过子宫壁固定于紧靠着胎儿的颊部或颞部。分娩时破膜后将血氧测量仪放置于胎儿的先露部（通常是胎儿头皮或颞部）（图 5-4）。因为 FPO 依赖于动脉搏动来测量血氧饱和度，所以任何引起胎儿血管搏动减弱的因素（低血压、血管收缩、休克、强烈的子宫收缩）都会导致血氧饱和度读数误差[75]。直接血氧测量必须紧贴胎儿皮肤[76]，因此，过多的胎儿或母体的活动、胎儿皮脂[77]、胎儿头皮水肿[78,79]或大量的胎儿毛发[80]，都会影响氧饱和度值的测量质量和精确度。

氧饱和度读数随着传感器位置不同而改变。传感器吸收的光量取决于特定时刻的通过组织的血流量。绝大多数 FPO 的研究局限在头先露的胎

儿[81~86]。几个孤立的研究发现，在胎儿臀部比胎儿头部使用氧传感器获得的氧饱和度基线要低[81,85,87,88]。

1994 年 Nellcor-Puritan Bennett 制造商开始在美国以外的国家出售其独创的胎儿脉搏血氧测量仪（660/890nm 波长）。近来研制的 735/890nm 波长系统改善了胎儿动脉血氧饱和度（FSpO₂）读数的精确性，并减少了其对胎儿生理改变引起的敏感性[89]。然后直到 2000 年 5 月，美国食品与药物管理局（FDA）下属的医疗器械咨询委员会才认可：Nellcor N-400 胎儿血氧饱和度检测系统可作为产时胎心电子监护胎心率图形不确定时的辅助监护方法[90]。

## FPO 在产科中应用

FPO 在产科文献中已经成为一种无创的、持续、可靠的胎儿监护系统。不像 EFM 只能对胎儿缺氧给出间接的检测，FPO 能对胎儿缺氧作出更直接的评估。而且 FPO 可以测量胎儿光脉冲率及胎儿外周组织灌注[80,91]。正常胎儿血氧饱和度（FSpO₂）30％～70％位于氧离曲线的中间部分（图 5-3），pH 或氧分压（PO₂）微小的改变会引起 FSpO₂ 巨大的改变[83]。FPO 也能确定胎儿是否存在酸中毒。氢离子和 2,3-二磷酸甘油酸的浓度的升高可以引起氧离曲线的右移（Bohr 效应），所以一个慢性酸中毒或低氧血症的胎儿即使其氧分压在正常范围内，其 FSpO₂ 也可能低于正常[83]。大约 30％的 FHR 曲线表现既非正常又非胎窘[92]。对临床医师而言这部分患者是最有疑问的，FPO 可能有助于鉴别这部分胎儿是否需要马上终止妊娠[92]。

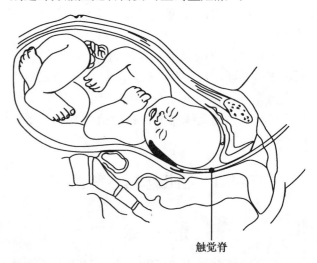

**触觉脊**

**图 5-4** 宫内将胎儿脉搏血氧测量仪置于胎儿面颊部的手法
转载自：Mallinkrodt Inc，Pleasanton，California.

## 研 究 进 展

如果 FPO 在临床上作为检测胎儿缺氧的常规方法，它必须与先前已确定的产时胎儿监护方法很好地联系起来。此外，必须建立鉴别胎儿是否缺氧的阈值标准，高于这个阈值可认为不缺氧，低于这个标准则可能有缺氧的风险。Richardson 等早先的资料显示，在非麻醉的缺氧的绵羊模型中，胎羊直到氧饱和度低于 30％ 才会出现代谢性酸中毒[93]。

一个包括 174 名受试者的前瞻性多中心的观察性研究讨论了 FPO 的易用性和可靠性。这项研究得出的结论是：只有 3 例病例不能放置 Nellcor N-400 测量仪和 FS-14 传感器，95.3％ 的病例可测得胎儿氧饱和度值。作者也报道了胎儿氧饱和度和胎儿头皮 pH 有明显的相关性。脐血 pH 和胎儿血气分析之间没有证据显示有相关性。在这个研究里，20.2％ 的新生儿有不好的结局，胎儿低氧饱和度（<30％）与不良预后有显著相关性。

Kuhnert 等报道了 46 例足月胎儿，因不明确 FHR 图形行 $FSpO_2$ 和头皮 pH 检测[46]。以氧饱和度为 30％ 作为阈值标准至少持续 10 分钟，预测了胎儿产时酸中毒（胎儿头皮血 pH<7.20）的敏感性为 81％，特异性为 100％。Seelbach-Gobel 等研究了 400 例足月胎儿，同意 Kuhnert 的看法，指出低氧血症的持续时间和严重程度都是胎儿代谢性酸中毒的重要因素[94]。如果 $FSpO_2$ 小于 30％ 持续 10 分钟及以上，预测 pH 降低大于 0.5 的敏感性为 100％，特异性为 65％，阴性预测值为 100％，阳性预测值为 51％。作者认为，即使胎心率图形不明确，如果 $FSpO_2$ 没有低于 30％ 持续至少 10 分钟以上，胎儿的 pH 不会有显著性的降低（阴性预测值为 100％）。

Dildy 等对 1101 例产妇在分娩时取脐动脉和脐静脉血样标本，进行血气分析和氧饱和度监测[95]。如果预计的动脉导管前氧饱和度预测大于 30％，仅有 1.6％ 的胎儿会发生明显的脐动脉酸血症；如果小于 30％，那么将有 10.4％ 的胎儿会发生明显的脐动脉酸血症。反之，如果有脐动脉酸血症，86.2％ 的病例手术前动脉氧饱和度预测小于 30％。

一个多中心随机对照的试验招募了 1010 例分娩活跃期伴随不正常 FHR 图形的足月妊娠孕妇[96]。作者希望去评估在产程联合使用 FPO 和 EFM 是否会增加胎儿评估的准确性，和安全地减少那些因为胎儿情况不确定而行的剖宫产。接近一半的患者随机分配到单独 EFM 监护组（对照组），其他一半则分配到 EFM 和持续性 EPO 联合监护组（研究组）。虽然与对照组相比，研究组因胎儿情况不确定而实施剖宫产减少了 50％，但总的剖宫产率并没有差异，主要由于在研究组中难以解释的困难产而致的剖宫产增加。这个研究认为，FPO 的确可以提高临床医师为窘迫或酸中毒的胎儿适当应用剖宫产和阴道助产的能力，但不能降低总的剖宫产率。

尽管有越来越多的科学依据支持在分娩过程中 FPO 作为 EFM 的辅助工具，越来越多的美国产科开始使用 FPO[97]，ACOG 在 2001 年 9 月发表了一个委员会意见并陈述如下：

目前产科实践委员会不赞同在临床实践中使用这项设备，因为它的使用增加了医疗费用，却没有肯定的改善临床结果。委员会建议对这项新的技术与胎儿健康状况的相关性进行前瞻性随机临床研究[98]。

在 ACOG 的建议发表之后，14 家大学中心组成了 NICHHD 母胎网络，进行了一项包括了 10 000 名妇女的随机研究[99]。医师可以看到研究中涉及 FPO 的部分资料，不能看到另一部分涉及置入胎儿血氧定量感应器及氧饱和度的资料。研究者假设联合使用 FPO 和 EFM 会减少剖宫产率[99]。不幸的是，现行的研究没有特别关注 ACOG 提出的对于不确定 EFM 结果使用 FPO 的性价比[97]。只有等到将来的研究能回答这些问题，美国产科才能将 FPO 作为"标准监护手段"。

## 在胎儿介入手术中使用
## 胎儿脉搏血氧测量计

在开放性胎儿外科手术或 EXIT 中，脉搏血氧定量法（目前使用成人或新生儿数字传感器）可能是目前评价胎儿情况的最有用的监护手段，因为它既能监测胎心率又能监测氧饱和度[100]。

部分胎儿娩出后，将脉搏血氧定量计缠绕于胎儿的手臂、腿部，更常见是胎儿的掌弓（图 5-5）。传感器外覆盖铝箔，以避免手术中明亮光线的人为干扰。血氧定量计反应迅速（<5 秒），敏感度和阴性预测值高[100]。如果胎儿血氧饱和度低于 50％，要尽量改善母体的血流动力学情况，评价宫缩强度，检测有无脐带扭转、痉挛、梗阻。如果胎儿血氧饱和度低于 30％，可能存在严重的缺氧和心血管衰竭[100]。

母亲吸氧对胎儿血氧饱和度的影响一直是有

争议的。一项包含 20 名足月没有合并症的健康孕妇的研究中，分娩活跃期给孕妇吸不同浓度的氧气，检测 $FSpO_2$[101]。孕妇吸 100% 氧气 20 分钟，可明显提高 $FSpO_2$，吸 40% 氧气 20 分钟或 45 分钟，$FSpO_2$ 没有升高。因此，在麻醉下行胎儿介入治疗时，应给予孕妇全程 100% 纯氧，确保给予胎儿最大的氧流量，预防胎儿因缺氧而窒息。

## 小　结

将来反射性 FPO 可能成为胎儿介入手术的标准监护方法。过去的研究发现氧饱和度 30% 是预测胎儿是否缺氧的临界阈值。最近的研究显示FPO 可以提高临床医师在怀疑胎儿受累时紧急手术处理的能力。在 AGOG 的建议，大量的多中心研究正试图证明 FPO 可以辅助 EFM，降低剖宫产的风险。在胎儿手术中使用血氧定量计是合理的，因为它在胎儿正常低氧饱和度和灌注压下更为可靠。但在胎儿身体上放置感应器是比较困难的，因为胎动可能使感应器脱落。目前 FPO 还很少应用于临床，还需要进一步研究。

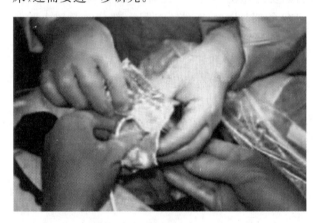

**图 5-5**　在开放性手术中，将脉搏血氧测量仪缠绕于胎儿手掌弓

N. Scott Adzick, MD, Children's Hospital of Philadelphia. 提供

## 第五节　胎儿超声心动图

### 在胎儿介入手术中使用胎儿超声心动图

只要技术上可行，胎儿超声心动图可用来评价胎儿心肌收缩力及功能、心率、血管容积状态和羊水量。在巨大的颈部畸胎瘤为了成功的气道处理而行 EXIT 手术时，可在术中通过应用超声心动图识别支气管内的空气，从而判断气管内插管的位置

是否正确[102]。超声探头套上无菌的套子，开放性手术时直接放在胎儿的颈部，内镜手术时放在子宫表面。这种方法虽然很有用，但需要有实践经验的超声医师和特殊设计的超声设备，由于手术空间有限，以至于它多用于实验室研究。

第九章"胎儿心脏手术介入麻醉"对胎儿超声心动图有更多的讨论。

## 第六节　胎儿脑血流超声多普勒扫描

### 研　究　进　展

产前超声多普勒扫描显示，缺氧导致的胎儿宫内生长受限的胎儿体内存在血流的代偿性再分布，胎儿肢体外周血管助力增加，胎盘和胎儿脑血管代偿性阻力下降，即"脑保护"效应[103]。Sutterlin 等同时用超声和 FPO 去证实"脑保护反应"，发现产程中存在胎儿动脉血氧不足（$FSpO_2 < 30\%$ 超过 5 分钟）时，胎儿大脑中动脉平均血流显著增加[104]。

尽管在产程中没有常规地使用胎儿脑血流超声多普勒扫描，但作者认为，产程中动脉血氧饱和度下降合并脑血流增加是胎儿预后不良的先兆。胎儿血液的重新分配不是无限制的保护机制[105]，持续性脑缺氧一定时间后，胎儿的脑血管舒张能力会失代偿，从而给胎儿带来灾难性后果。

### 在胎儿介入手术中使用胎儿脑血流超声多普勒扫描

在 136 例人类胎儿的侵入性手术（胎血取样、输血、分流器植入、组织活检、卵巢囊肿抽吸）前后用超声多普勒检测大脑中动脉搏动指数。在那些侵犯胎儿身体的手术过程中，观察到了显著的脑血流动力学反应（大脑中动脉搏动指数下降）[106]。对照组进行胎盘脐带穿刺手术没有观察到这种反应。这个研究推断，累及胎儿躯体的侵袭性手术所致血流动力学反应与血液重新分配到大脑的现象是一致的[106]。这是一个崭新的领域，值得更深入的研究。

## 第七节　总　结

晚孕期间的胎儿监护已有了显著的进步。尽管胎儿监护主要用于产程中，但经过多年的实验和临床研究及实践，将有望应用在胎儿手术和介入领域。

# 参 考 文 献

1. Anand KJS, Sippell WG, Aynsley-Green A. Randomized trial of fentanyl anaesthesia in preterm babies undergoing surgery: effects on the stress response. Lancet 1987;i:243–8.

2. Anand KJS, Brown MJ, Bloom SR, et al. Studies on hormonal regulation of fuel metabolism in the human newborn infant undergoing anesthesia and surgery. Horm Res 1985;22:115–28.

3. Freeman R, Garite T, Nageotte M. Fetal heart rate monitoring. 2nd ed. Baltimore (MD): Williams & Wilkins; 1991.

4. Goodin R. History of fetal monitoring. Am J Obstet Gynecol 1979;133:323–52.

5. Silverman F, Hutson J. The clinical and biological significance of the bottom line. Clin Obstet Gynecol 1986;29:43–50.

6. Schmidt JV, McCartney PR. History and development of fetal heart assessment: a composite. J Obstet Gynecol Neonatal Nurs 2000;29:295–305.

7. Hon EH. The electronic evaluation of the fetal heart rate. Am J Obstet Gynecol 1958;75:15–30.

8. National Center for Health Statistics. Annual summary of birth, marriages, divorces and deaths: United States, 1992. Month Vital Stat Rep 1993;41:28.

9. Shiono PH, McNellis D, Rhoads GG. Reasons for the rising cesarean delivery rates 1978-1984. Obstet Gynecol 1987;69:696–700.

10. US Department of Health and Human Services. Rate of cesarean delivery—United States. MMWR Morb Mortal Wkly Rep 1991;41:285–9.

11. Haverkamp AD, Orleans M, Langendoerfer S, et al. A controlled trial of the differential effects of intrapartum fetal monitoring. Am J Obstet Gynecol 1979;134:399–412.

12. Haverkamp AD, Thompson HE, McFee JG, et al. The evaluation of continuous heart rate monitoring in high risk pregnancy. Am J Obstet Gynecol 1976;125:310–20.

13. Kelso IM, Parsons RJ, Lawrence GF, et al. An assessment of continuous fetal heart rate monitoring in labor. Am J Obstet Gynecol 1978;131:526–32.

14. Luthy DA, Shy KK, Van Belle G, et al. A randomized trial of electronic fetal monitoring in preterm labor. Obstet Gynecol 1987;69:687–95.

15. Neldam S, Osler M, Kern Hansen P, et al. Intrapartum fetal heart rate monitoring in a combined low and high risk population: a controlled clinical trial. Eur J Obstet Gynecol 1986;23:1–11.

16. Renou P, Chang A, Anderson I, et al. Controlled trial of fetal intensive care. Am J Obstet Gynecol 1976;126:470–6.

17. Wood C, Renou P, Oats J, et al. A controlled trial of fetal heart rate monitoring in a low risk obstetric population. Am J Obstet Gynecol 1981;141:527–34.

18. MacDonald D, Grant A, Sheridan-Pereira M, et al. The Dublin randomized controlled trial of intrapartum fetal heart rate monitoring. Am J Obstet Gynecol 1985;152:524–39.

19. Thacker SB, Stroup DF, Peterson HB. Efficacy and safety of intrapartum electronic fetal monitoring: an update. Obstet Gynecol 1995;86:613–20.

20. American College of Obstetricians and Gynecologists. Intrapartum fetal heart rate monitoring. Washington (DC): American College of Obstetricians and Gynecologists; 1989. Technical Bulletin No.: 132.

21. Vintzileous AM, Antsaklis A, Varvarigos I, et al. A randomized trial of intra-partum fetal heart rate monitoring versus intermittent auscultation; a meta-analysis. Obstet Gynecol 1993;81:899–907.

22. Vintzileous AM, Nochimson DJ, Guzman ER, et al. Intrapartum electronic fetal heart rate monitoring versus intermittent auscultation: a meta-analysis. Obstet Gynecol 1995;85:149–55.

23. National Institute of Child Health and Human Development Research Planning Workshop. Electronic fetal heart rate monitoring: research guidelines for interpretation. Am J Obstet Gynecol 1997;177:1385–90.

24. Cibils L. On intrapartum fetal monitoring. Am J Obstet Gynecol 1996;174:1382–9.

25. James SL, Rey HR, Stark RI, et al. A new approach to predicting the high risk neonate: a scoring system for intrapartum monitoring. Uppsala (Sweden): Fifth European Congress of Perinatal Medicine; 1976.

26. Burrus DR, O'Shea TM, Veille JC, et al. The predictive value of intrapartum fetal heart rate abnormalities in the extremely premature infant. Am J Obstet Gynecol 1994;171:128–32.

27. Westgren M, Holmqvist P, Svenningsen NW, et al. Intrapartum fetal monitoring in preterm deliveries: a prospective study. Obstet Gynecol 1982;60:99–106.

28. Natale R, Nasello-Paterson C, Turliuk R. Longitudinal measurements of fetal breathing body movements, heart rate, and heart rate accelerations and decelerations at 24-32 weeks gestation. Am J Obstet Gynecol 1985;151:256–63.

29. Castillo RA, Devoe LD. Arthur M, et al. The preterm nonstress test: effects of gestational age and length of study. Am J Obstet Gynecol 1989;160:172–5.

30. Trimbos JB, Keirse MJNC. Observer variability in assessment of antepartum cardiograms. Br J Obstet Gynaecol 1978;85:900–6.

31. Beaulieu MD, Fabia J, LeDuc B, et al. The reproducibility of intrapartum cardiogram assessments. Can Med J 1982;127:214–6.

32. Nielsen PV, Stigsby B, Nickelsen C, et al. Intra- and interobserver variability in the assessment of intrapartum cardiograms. Acta Obstet Gynecol Scand 1987;66:421–4.

33. Peck T. Physician's subjectivity in evaluating oxytocin challenge tests. Obstet Gynecol 1980;56:13–6.

34. Banta HD, Thacker SB. Costs and benefits to electronic fetal monitoring: a review of the literature. Rockville (MD): National Center for Health Services Research; 1979. Report No.: DHEW-PHS-79-3245.

35. Clark SL, Gimovsky ML, Miller FC. The Scalp Stimulation Test: a clinical alternative to fetal scalp blood sampling. Am J Obstet Gynecol 1984;148:274–7.

36. Tejani N, Mann L, Bhakthavathsalan A, et al. Correlation of fetal heart rate-uterine contraction patterns and fetal scalp blood pH. Obstet Gynecol 1975;46:392–6.

37. Kosaka Y, Takahashi T, Mark LC. Intravenous thiobarbituate anesthesia for cesarean section. Anesthesiology 1969;31:489–506.

38. Daillard P, Cockshott ID, Lirzin JD, et al. Intravenous propofol during cesarean section: placental transfer, concentrations in breast milk and neonatal effects. A preliminary study. Anesthesiology 1989;71:827–34.

39. Warren TW, Datta S, Ostheimer GW, et al. Comparison of the maternal and neonatal effects of halothane, enflurane and isoflurane for cesarean delivery. Anesth Analg 1983;62:516–20.

40. Biehl DR, Cote J, Wade JD, et al. Uptake of halothane by the foetal lamb. Can Anaesth J 1983;30:24–7.

41. Biehl DR, Yarnell R, Wade JG, et al. The uptake of isoflurane by the foetal lamb in utero: effect on regional blood flow. Can Anaesth Soc J 1983;30:581–6.

42. Jennings RW, Adzick NS, Longaker MT, et al. New techniques in fetal surgery. J Pediatr Surg 1992;27:1329–33.

43. Jennings RW, Adzick NS, Longaker MT, et al. Radiotelemetric fetal monitoring during and after open fetal operation. Surgery 1993;176:59–64.

44. Dildy G. The physiologic and medical rationale for intrapartum fetal monitoring. Biomed Instrum Technol 1999;33:143–51.

45. Saling E. A new method for examination of the child during labor: introduction, technique, and principles. Arch Gynecol 1962;197:108–22.

46. Kuhnert M, Seelbach-Goebel B, Butterwegge M. Predictive value between the fetal oxygen saturation and fetal scalp pH: results of the German multicenter study. Am J Obstet Gynecol 1998;178:330–5.

47. Committee on Technical Bulletins of the American College of Obstetricians and Gynecologists. Assessment of fetal and newborn acid-base status. Washington (DC): American College of Obstetricians and Gynecologists; 1989;127:1–4.

48. Parer JT. Handbook of fetal heart rate monitoring. Philadelphia: WB Saunders; 1983.

49. Livingston EG. Intrapartum fetal assessment and therapy. In: Chestnut D, editor. Obstetric anesthesia: principles and practice. St. Louis (MO): Mosby-Year Book, Inc.; 1994. p. 122–35.

50. Seelbach-Gobel B, Heupel M, Kuhnert M, et al. The prediction of fetal acidosis by means of intrapartum fetal pulse oximetry. Am J Obstet Gynecol 1999;180:73–81.

51. Low JA, Panagiotopoulos C, Derrick EJ. Newborn complications after intrapartum asphyxia with metabolic acidosis in the term fetus. Am J Obstet Gynecol 1994;170:1081–7.

52. Low JA. Intrapartum fetal asphyxia: definition, diagnosis, and classification. Am J Obstet Gynecol 1997;176:957–9.

53. Low JA, Panagiotopoulos C, Derrick EJ. Newborn complications after intrapartum asphyxia with metabolic acidosis in the preterm fetus. Am J Obstet Gynecol 1995;172:805–10.

54. Southern EM. Fetal anoxia and its possible relation to changes in the prenatal electrocardiogram. Am J Obstet Gynecol 1957;73:233–47.

55. Murray HG. The fetal electrocardiogram: current clinical developments in Nottingham. J Perinatol Med 1986; 14:399–404.

56. Lee KH, Blackwell R. Observations on the configuration of the fetal electrocardiogram before and during labor. J Obstet Gynaecol Br Commonw 1974;81:61–9.

57. Murray HG. Evaluation of the fetal electrocardiogram (ECG) [thesis]. Nottingham (UK): University of Nottingham; 1992.

58. Widmark C, Linddecrantz K, Murray H, Rosen KG. Changes in the PR, RR intervals and the ST waveform of the fetal electrocardiogram with acute hypoxemia. J Dev Physiol 1992;18:99–103.

59. Mohajer MP, Sahota DS, Reed NN, et al. Cumulative changes in the fetal electrocardiogram and biochemical indices of fetal hypoxemia. Eur J Obstet Gynecol Reprod Biol 1994;55:63–70.

60. van Wijngaarden WJ, Sahota DS, James DK, et al. Improved intrapartum surveillance with PR interval analysis of the fetal electrocardiogram: a randomized trial showing a reduction in fetal blood sampling. Am J Obstet Gynecol 1996;174:1295–9.

61. Strachan BK, van Wijngaarden WJ, Sahota DS, et al. Cardiotocography only versus cardiotocography plus PR-interval analysis in intrapartum surveillance: a randomized, multicentre trial. Lancet 2000;355:456–9.

62. Greene KR, Dawes GS, Lilja H, et al. Changes in the ST waveform of the fetal lamb electrocardiogram with hypoxemia. Am J Obstet Gynecol 1982;144:950–8.

63. Rosen KG, Dagbjartsson A, Henriksson BA, et al. The relationship between circulating catecholamines and ST waveform in the fetal lamb electrocardiogram during hypoxia. Am J Obstet Gynecol 1984;149:190–5.

64. Widmark C, Hokegard KH, Lagercrantz H, et al. Electro-cardiographic waveform changes and catecholamine responses during acute hypoxia in the immature and mature fetal lamb. Am J Obstet Gynecol 1989;160:1245–50.

65. Strachan BK, Sahota DS, van Wijngaarden WJ, et al. The fetal electrocardiogram: relationship with acidemia at delivery. Am J Obstet Gynecol 2000;182:603–6.

66. Maclachlan NA, Spencer JA, Harding K, et al. Fetal acidaemia, the cardiotocograph and the T/QRS ratio of the fetal ECG in labor. Br J Obstet Gynaecol 1992;99:26–31.

67. Newbold S, Wheeler T, Clewlow F. Comparison of the T/QRS ratio of the fetal electrocardiogram recorded during labour in normal subjects. Br J Obstet Gynaecol 1991;98:173–8.

68. Johnson N, Johnson VA, Bannister J, et al. Measurement of fetal peripheral perfusion with a pulse oximeter. Lancet 1989;i:898.

69. Johnson N, Johnson VA, McNamara H, et al. Fetal pulse oximetry: a new method of monitoring the fetus. Aust N Z J Obstet Gynaecol 1994;34:428–32.

70. Peat S, Booker M, Lanigan C, et al. Continuous intrapartum measurement of fetal oxygen saturation [letter]. Lancet 1988;ii:213.

71. Johnson N, Lilford RJ. Continuous intrapartum measurement of fetal oxygen saturation [letter]. Lancet 1988;ii:517.

72. Dildy GA, Clark SL, Loucks CA. Intrapartum fetal pulse oximtery: past, present, and future. Am J Obstet Gynecol 1996;175:1–9.

73. Lien JM, Garite TJ. A better way of assessing fetal oxygenation? Contrib Gynecol Obstet 1997;4:53–58, 62–65.

74. Schmidt JV, McCartney PR. Fetal pulse oximetry: an adjunct to electronic fetal heart rate monitoring. J Obstet Gynecol Neonatal Nurs 2000;29:537–48.

75. Yam J, Chua S, Arulkumaran S. Intrapartum fetal pulse oximetry. Part 2: clinical application. Obstet Gynecol Surv 2000;55:173–83.

76. Gardosi JO, Damianou D, Schram C. Artifacts in fetal pulse oximtery: incomplete sensor-to-skin contact. Am J Obstet Gynecol 1994;170:1169–70.

77. Lutkus AK, Dudenhausen JW. Fetal pulse oximetry. Baillieres Clin Obstet Gynaecol 1996;10:295–306.

78. Johnson N, Johnson VA, Bannister J, Lilford R. The effect of caput succedaneum on oxygen saturation measurements. Br J Obstet Gynaecol 1990;9:493–8.

79. Schram CMH, Gardosi JO. The effect of caput succedaneum on oxygen saturation measurements. Br J Obstet Gynaecol 1991;98:113–4.

80. Johnson N. Development and potential of fetal pulse oximetry. Contemp Rev Obstet Gynecol 1991;3:1–12.

81. Gardosi JO, Schram C, Symonds M. Adaptation of pulse oximetry for fetal monitoring during labor. Lancet 1991;337:1265–7.

82. Luttkus AK, Fengler TW, Friedmann W, et al. Continuous monitoring of fetal oxygen saturation by pulse oximetry. Obstet Gynecol 1995;85:183–6.

83. Chua S, Yeong SM, Razvi K, et al. Fetal oxygen saturation during labour. Br J Obstet Gynaecol 1997;104:1080–3.

84. Johnson N, Johnson VA, Fisher J, et al. Fetal monitoring with pulse oximetry. Br J Obstet Gynaecol 1991;98:36–41.

85. Montague I, Johnson N. Comparing the oxygen saturation of the breech with cephalic presentation. Presented at the Blair Bell Research Society; 1993; London, England.

86. Goffinet F, Langer B, Carbonne B, et al. Multicenter study on the clinical value of fetal pulse oximetry: I. Methodologic evaluation. Am J Obstet Gynecol 1997;177:1238–46.

87. Knitza R, Rall G, Mainz S, et al. Fetale Geburtsuberwachung durch Oxykardiographie (OCTG). Gerbertshilfe Frauenheilk 1993;53:849–53.

88. Luttkus AK, Dimer JA, Dudenhausen JW. Are pulse oximetry findings in the breech consistent with fetal physiology? Am J Obstet Gynecol 1998;178:48S.

89. Mannheimer PD, Casciani JR, Fein ME, et al. Wavelength selection for low-saturation pulse oximetry. IEEE Trans Biomed Eng 1997;447:148–58.

90. Henney JE. From the Food and Drug Administration. JAMA 2000;284:33.

91. Dildy GA, Clark SL, Loucks CA. Preliminary experience with intrapartum fetal pulse oximetry in humans. Obstet Gynecol 1993;81:630–4.

92. Boehm F. Intrapartum fetal heart rate monitoring. Obstet Clin North Am 1999;26:623–9.

93. Richardson BS, Carmichael L, Homan J, Patrick JE. Electrocortical activity, electroocular activity, and breathing movements in fetal sheep with prolonged and graded hypoxemia. Am J Obstet Gynecol 1992;167:553–8.

94. Seelbach-Gobel B, Heupel M, Kuhnert M, Butterwegge M. The prediction of fetal acidosis by means of intrapartum fetal pulse oximetry. Am J Obstet Gynecol 1999;180:73–81.

95. Dildy GA, Thorn JA, Yeast JD, et al. Obstetrics: the relationship between oxygen saturation and pH in umbilical blood: implications for intrapartum fetal oxygen saturation monitoring. Am J Obstet Gynecol 1996;175:682–7.

96. Garite TJ, Dildy GA, McNamara H, et al. A multicenter controlled trial of fetal pulse oximetry in the intrapartum management of nonreassuring fetal heart rate patterns. Am J Obstet Gynecol 2000;183:1049–58.

97. Dildy GA. A guest editorial: fetal pulse oximetry. Obstet Gynecol Surv 2003;58:225–6.

98. ACOG committee opinion. Number 258, September 2001. Fetal pulse oximetry. Obstet Gynecol 2001;98:523–4.

99. Cefalo RC. Intrapartum cardiotocography and fetal pulse oximetry in assessing fetal hypoxia. Obstet Gynecol Surv 2002;57:489–91.

100. Luks F, Johnson BD, Papadakis K, et al. New techniques in fetal surgery. J Pediatr 1998;33:1297–301.

101. Dildy GA, Clark SL, Loucks CA. Intrapartum fetal pulse oximetry: the effects of maternal hyperoxia on fetal arterial oxygen saturation. Am J Obstet Gynecol 1994;171:1120–4.

102. Myers LB, Bulich LA, Mizrahi A, et al. Ultrasonographic guidance for location of the trachea during the EXIT procedure for cervical teratoma. J Pediatr Surg 2003;38E:12–4.

103. Wladimiroff JW, Tonge HM, Stewart PA. Doppler ultrasound assessment of cerebral blood flow in the human fetus. Br J Obstet Gynaecol 1986;93:471–5.

104. Sutterlin MW, Seelbach-Gobel B, Oehler MK, et al. Doppler ultrasonographic evidence of brain-sparing effect in fetuses with low oxygen saturation according to pulse oximetry. Am J Obstet Gynecol 1999;181:216–20.

105. Kunzel W. [Fetal shock syndrome]. Z Geburtshilfe Perinatol 1986;190:177–84.

106. Jeronima MA, Teixeira MD, Glover V, Fisk NM. Acute cerebral redistribution in response to invasive procedures in the human fetus. Am J Obstet Gynecol 1999;181:1018–25.

# 第六章

# 脊髓脊膜突出宫内修补术的麻醉

原著　LAURA B.MYERS
译者　蒋懿斐　迟庆胜　连庆泉
审校　周　捷

实时成像技术在对人类胎儿发育的近距离检查方面有了引人注目的发展[1]。新的超声技术的引进,比如多普勒超声、超声宽视野成像技术以及三维超声,对发现许多胎儿结构异常的作用目前是可以确定的[1]。磁共振成像技术的进展同样在妊娠早期对更多的疾病有确诊作用[2]。此外,这些影像技术的发展使得我们对胎儿的发展、生理以及病理生理方面有了深刻的理解。

在1997年以前,仅仅对那些早期有威胁生命的异常或那些预期结果比较差的胎儿考虑行胎儿外科手术[3]。目前,几乎所有的人类胎儿都采取干预以防止继发于一个已知的先天性缺陷或病理生理过程而致胎儿死亡。脊髓脊膜突出(MMC)是第一个在宫内治疗的非致死性胎儿缺陷。然而,这个干预具有非常大的风险。开放式胎儿手术,例如母体子宫切开术,不仅是一个很大的外科干预手术,而且同时也带来了未来怀孕时发生子宫破裂的终身风险[3,4]。另外,许多脊髓脊膜突出的患儿因为宫内直接的干预而早产,原本已处于危险境地的婴儿的风险更高了[3,4]。一些人提出因为脊髓脊膜突出是一个非致命的缺陷,宫内干预减少继发疾病可能不足以证实显著的母体发病率或胎儿死亡率与此干预相关[3~5]。

然而,脊髓脊膜突出具有严重发病率结合动物研究取得的可喜成果,人们开始考虑进行产前干预[1~5]。虽然由美国国家卫生研究院(NIH)赞助的多中心临床试验将提供更多的权威性答案,最初的人体试验结果已经证明了其可改善继发性并发症的发生。本章将描述和定义这种先天性异常——脊髓脊膜突出(MMC),以及相关的发病率,与MMC修复有关的动物及人类研究,麻醉的处理,也包括术后的处理。

## 第一节　脊髓脊膜突出

### 定　义

脊髓脊膜突出是一种非致命的但严重致瘫的神经管缺陷(NTD),脊髓发育异常,无覆盖,导致脊膜与神经组织暴露于宫内环境中。MMC被认为是导致胎儿神经分阶段的缺损。首先,神经管原始的缺陷导致NTD及相关的脊髓发育不良。其次,暴露于宫内环境导致脊髓直接的创伤[3~6]。随着人口与地理环境的变化,每年大约(0.5~1)/1000安全出生的胎儿中有MMC[1~4,6]。在最近对118名儿童的调查中,Bowman与其同事发现至少75%的患者能活到青春期[7]。大多数的死亡发生于婴儿期及学龄前期继发于呼吸系统及神经系统的并发症,这种死亡率一直持续到成年[7]。个人与社会的消费是巨大的,每年大约花费将近2亿美元[8]。这些患者的护理费也很高,目前估计在美国的医疗护理制度下每个患者一生的消费将超过34万美元。

### MMC的胚胎学发展

这种导致MMC的畸形发生于妊娠的第3周,正是原始神经管形成时期。通常,随着原肠胚的形成,神经板形成并折叠形成神经管。当神经管包裹失败,就导致了脊髓脊膜突出。这通常发生于腰部的脊髓[4,5]。结果导致一个开放的脊髓缺陷,一个平坦的神经板而不是一个圆筒形的脊髓(图6-1)。这种胎儿持续的神经损伤被假定有一个"双重打击"现象。这个理论认为,第一重"打击"是原始神经管形成的缺陷导致 NTD 及其他相关的脊髓发育不良。第二重"打击"是脊髓的继发性创伤，即脊髓暴露于宫内环境中[3~5,9]。

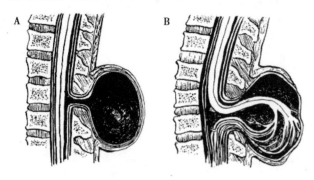

图 6-1　脊髓脊膜突出异常解剖的发展。A. 脑脊膜突出：骨的缺陷（脊柱裂），脑脊膜突出形成一个盛满脑脊液的囊。脊髓并没有参与形成疝，可能没有异常。B. 脊髓脊膜突出：神经束连同脑脊膜突出；脊髓突出于囊内，或者停留在那或者通过异常的通道向下

## 病　因　学

脊髓脊膜突出的病因是多因素的。胎儿暴露于各种毒物中，包括丙戊酸、卡马西平、细胞松弛素和钙通道阻滞剂，高热也与之有关[10~13]。众所周知，母亲及胎儿缺乏叶酸与 MMC 的进展有关[14]。口服补充叶酸被认为可以降低 NTD70% 的发病率。然而，这与母体内的血浆叶酸的水平却无相关性[14~16]。遗传因素在神经管缺陷方面也起着重要作用[17,18]。已知一些与神经管缺陷有关明确的基因[19~21]。在人类，MMC 与染色体异常有关，如 13 和 18 染色体三体，有明确的基因综合征，如 Waardenburg 综合征[20]。人类遗传学研究到目前没有确定与 MMC 的发展有关的基因[2~4,19~21]。

不管病因是什么，最终的结果是皮肤及背侧脊柱结构缺陷，导致生成一个含脑脊液（CSF）和畸形脊髓及与之相关的神经根的中央囊。异常的脊髓，缺乏与向下的运动神经纤维和与向上的感觉神经纤维复杂连接，它们分别支配随意运动与感觉[9,22]。因此所有 MMC 患者均伴有不同程度的下肢或膀胱及括约肌物理及感觉缺失[1~6,22]。这将可能导致终生的下肢神经缺陷与大小便失禁。另外，MMC 的患者往往表现为Ⅱ型 Arnold-Chiari 畸形及经常需要脑室腹膜分流（VP 分流）的脑积水[3~5]。这些继发疾病将在以下的章节进行详细的讨论。

## 残疾及与之相关的缺陷

MMC 的发展导致病灶水平以下的神经损伤，伴有不同程度的截瘫、大小便失禁、性功能障碍以及骨骼畸形[3,4,9,22]。神经损害的程度与 MMC 病灶所在的水平有关，因此有很大的变化范围[23~27]。越近心端的病灶，走路的功能降低得越多。许多 MMC 的患儿青春期时经历了步行能力的减退，可能继发于手术修复部位脊髓的束缚或随着他们的成长和发育，力气与体重比的减少[28~30]。独立行走最好的预后是脊髓病变在 $S_1$ 及以下水平[31]。在 $L_2$ 以上的病灶预后往往是轮椅的生活和脊柱侧凸[28~31]。

大多数 MMC 患者需要清洁间歇导尿术来达到控制排尿[3,4,22]。在最近的一个队列研究中，85% 患者使用清洁间歇导尿术来保持干燥[32]。相比之下，仅有 38% 的患者使用肠道方案，52% 的患者为社交可接受性控尿[32]。MMC 患者在生命前 20 年大约有 30% 的死亡率，主要是由于呼吸道并发症（比如吸入性肺炎）[3,4,27,33]。

### Arnold-Chiari 畸形Ⅱ型

90% 以上的 MMC 患儿与后脑的 ACM Ⅱ型有关[3,4,6,34,35]。ACM Ⅱ型是全脑的异常影响大脑广泛的区域。畸形包括：①脊髓疝，大脑扁桃体及小脑蚓部从枕骨大孔处形成疝；②较小的颅后窝；③中脑顶盖的破坏；④扩大的丘脑中间块；⑤部分或完全的胼胝体发育不全；⑥颅骨结构的变化[22,36~38]。这种畸形代表小脑蚓部下面部分、脊髓及低位脑桥的移位，以及一个通过枕骨大孔的狭长的第四脑室等（图 6-2）[37,38]。有 5%~20% 的患者伴有 ACM，症状包括：吞咽困难、窒息、喘鸣及呼吸困难。脊髓功能障碍导致吸入性肺炎，这是导致此类患者的主要死亡原因[38~43]。斜视是非致命的 ACM 并发症之一，发生于 61% 的 MMC 患者[43]。

关于 ACM Ⅱ型有四种假说理论。第一种理论是 MMC 患者的后脑受到脊髓牵引。第二种理论是日益恶化的脑积水对后脑尾部有推力。第三种理论是局部发育异常伴有发育不全或发育停滞，将把后脑从后颅窝中放出。第四种理论是后脑疝继发于颅内容物与脊髓腔间的压力梯度[38~43]。然而前三种理论面对很大的挑战，第四种理论貌似是最合理的。脑皮质及颅骨的发育中缺乏脑脊液压力被认为是导致移位的重要原因，可以在 MMC 患者中发现前颅骨的塌陷现象（柠檬征）及小脑半球形状的变形（香蕉征）[3,4,39,42~44]。

伴有 ACM 畸形的患儿往往显露出低级脑神经障碍。这包括哭声虚弱、吸气性气喘、吞咽困难导

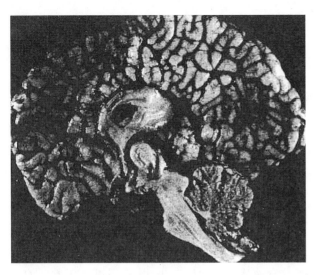

图 6-2 ACM Ⅱ型相关的解剖异常。一名患有胸腰部脊髓脊膜突出的患儿。ACM 畸形包括延长的低位脑干及小脑蚓部下面部分的向下移位。顶盖板似"鸟嘴状"，中间块增大。呈现为多小脑回

致的喂养时间延长、吸入性肺炎和缺乏呕吐反射[33,45,46]。有些可能在儿童期及青春期早期发展成上肢强直，一小部分可能发展到小脑问题，包括躯干及手足的功能障碍[47]。呼吸困难和窒息是 ACM 患者主要的临床表现，发生于 45%～64% 的患者，如前所述，常是导致死亡的最主要原因[48,49]。

#### 脑 积 水

大约有 85% 的胸腰部及腰骶部脊髓脊膜突出的患者最终发展为脑积水，这需要终生的脑脊液减压来保护脑组织及脑干功能、颈部神经的功能[3,4,6,8,22,23,36,45～49]。脑积水可以发生于出生时，也可由于背部组织缺陷的关闭而在最初的几个月逐渐发展[50]。关于这些患者脑积水的发展有许多理论。这包括继发于 ACM 解剖结构的改变及脑脊液吸收障碍而出现的机械性梗阻[46]。

#### 诊 断

以前脊髓脊膜突出的诊断是靠监测母体血清 AFP 的水平来确诊的。如果血浆水平升高，将采用羊膜穿刺来测量羊水的 AFP 含量[52]。在近几年这种方法的灵敏度与特异度遭到质疑。

目前，高分辨率的超声、磁共振及母体血清 AFP 水平共同应用来确诊 MMC[3,4,8,22]。MMC 最早可在怀孕的前 3 个月通过超声来诊断[53]。通过超声发现脊柱缺陷依赖于对胎儿脊柱正常形态的三个标准切面：轴向、矢状面及冠状面的了解[51]，轴向观是最好的，因为脊椎和软组织包绕脊髓的三个骨

化中心更直观。可以通过计算椎段而精确定位的病变水平。超声诊断 MMC 的征象包括发现脊柱缺陷、覆盖于脊柱上不正常的软组织及继发性的颅骨变化。这些继发性的变化包括胎儿脑室测量的异常（侧脑室＞10mm）及小脑延髓池测量的异常（2mm 或更少）[54]。

胎儿磁共振技术包括快的单发的磁共振序列成像和半傅立叶单次激发快速自旋回波（half-Fourier acquired singleshot turbo spin-echo，HASTE）序列，在确诊 MMC 方面有进一步的提高[2]。为了保证胎儿图像不动，快的单发序列是必需的。这项技术明显的优势在于所有的序列只需要母亲屏气而不用镇静。胎儿磁共振的支柱是单发的 T2 加强序列，如快成像稳定旋转或 HASTE 序列。胎儿大脑成像的进步，尤其是侧脑室可通过这个技术获得。

## 第二节 关于脊髓脊膜突出早期宫内修补术的动物研究

在宫内的动物研究源于人类 MMC 病理结果的检查，表明人类 MMC 的临床病理特征继发于脊髓的损伤，这种损伤源于慢性暴露于羊水和创伤[3,4,8,11,22,55～61]。研究者假定认为在出生前修补缺损保护脊髓，下肢的神经功能可能受到保护[62]。在动物模型中有许多关于脊髓脊膜突出宫内修补术的假说和研究，这些动物模型包括鼠、兔、羊、猪、猴[3,4,11,22,55～60]。修补方法范围从骨胶的应用和皮肤移植到一个标准的多层关闭。在鼠模型中，外科造成的脊柱闭合不全导致下肢畸形及运动功能障碍。在宫内闭合这种缺陷会产出一个正常的动物[56]。这种结果在大的动物模型中得到证实[11,57～59]。用外科手术方法制造的 MMC 的羊的研究证实足月产胎儿比早产儿神经组织丢失的更严重，神经细胞结构更紊乱，证实神经组织暴露于羊水中的时间越长则越加重损伤[3,4,11]。

Meuli 与其同事通过外科方法修复 MMC 的羊胎儿模型[59]。在出生时，那些在宫内修复的羊证实有接近正常的运动功能，正常的耐力，通过感觉诱发电位监测的完整的感觉。对照组，没有在宫内进行修复，证实了预期的在运动功能缺陷和失禁。

第二系列实验证实脑脊液从开放的中央管流到羊水中，就像人类的 MMC，这与 ACM Ⅱ型的发展有关，或者与脑积水的发展有关[8,63]，在羊胎儿中，开放的中央管暴露脊髓产生类似于 ACM Ⅱ型的

疝,修补这些病灶将阻止在羊胎儿中形成脑疝[8,63]。

Bouchard 与其同事通过外科方法制造的 MMC 模型来评估脑疝的发生率及小脑的解剖结构[38]。这组采用外科手术方法切开一只羊的脊柱,这被证实与人类的 ACM 很相似。他们的研究支持这种假说,脑脊液从暴露的中央管露出会改变正常的脑脊液吸收,从而导致小脑扁桃体疝。

虽然动物模型实验及早期的临床工作表明,早期的修复更有可能改变脑脊液的动力学而阻碍暴露的神经板进一步的损伤,但是并非所有意见都一致。主要争议在于动物模型的病灶制造的妊娠时间往往比自然形成的 NTD 晚,这导致可能不会出现异常[3,4]。

## 第三节 早期人类宫内修复 MMC 及结果

虽然从人类早期宫内修复 MMC 的经验已经知道了很多,但没有留下这些案例的麻醉管理记录。除了偶尔的描述母亲全身麻醉及硬膜外麻醉外,在最近的文献报道中很少有这方面的细节。正因为如此,下面的章节将回顾到目前为止在修复人类脊髓脊膜突出中的经验,强调婴儿短期的预后效果。另外,在文献中对母亲发病率的描述也有研究。

宫内修复 MMC 的早期策略是在妊娠晚期(约28 周)行开放式手术,其原则是一旦发生术后早产,胎儿也能够存活[64~69]。这个策略的结果是模棱两可的,现已证实下肢、膀胱或肠道功能无改善,但出生后需要脑脊液分流的人数有所降低及影像检查显示 ACM II 型改善[67,68]。

Tulipan 及其同事研究 4 名经过宫内修复 MMC 患者确定宫内治疗对脑疝的发生率的影响[70]。虽然有 MRI 证据证明出生时没有后脑疝,但在这个研究中没有提及更长时间的随访。此外,出生时小脑或脑干的疝的程度较小或没有,其他结构的畸形仍持续存在。特别是,作者们认为 50% 的患者需要分流手术,4 名患者都伴有后颅窝偏小、中间块偏大及多脑回(ACM II 型的显著特征)。

Sutton 与其同事报道了证明人类胎儿 MMC 手术后改善后脑疝的形成第一例证据[67]。这项研究包括 10 名患者,她们是在妊娠 22~25 周行宫内修复 MMC。结果取决于 VP 分流的部位、MRI 后脑疝的程度与手术前成像的比较。在这个研究中值得关注的是 40% 的早产率。有一名 25 孕周的胎儿

早产,最后死于早产相关的并发症而非 MMC 相关的问题。9 名幸存者仅仅有 1 名需要行 VP 分流术。这个项目的局限性在于随访的时间短(不足 1年),因此,已知的 MMC 的其他缺陷(如肠、膀胱的功能)就不能确定。

Johnson 与其同事对 50 名接受了宫内修复的 MMC 患儿应用回顾性的研究来观察初步结果[71]。本研究中所有胎儿在宫内手术前有中度至重度或严重的后脑疝,后来证明通过将小脑提升到后颅窝内来逆转脑疝,修补后这个空间的脑脊液也恢复正常了。另外,通过超速胎儿 MRI 证实手术后 6 周第四脑室再现。这些发现证明缺损脊柱的关闭阻止了脑脊液从缺损脊柱流出,从而促进了正常脑脊液的血流动力学。而且,后脑疝的逆转减缓,甚至在某些病例中阻止了在未处理的 MMC 患儿中常见的脑室扩大,以及蛛网膜下腔的重建。然而,作者指出还有待于长期随访来评估神经系统的发展及膀胱和肠的功能。

Tulipan 和同事研究了 9 例接受宫内修复的 MMC 患者并评估后脑疝的情况[72]。术前所有患者都有明显的后脑疝,出生后,3 例不再有后脑疝。作者发现尽管 MMC 宫内手术已被证实可以减少后脑疝,但仍无证据显示重建后颅窝对 ACM 症候群有改善作用。该作者另一项随访研究仔细评估了 26位在范德堡大学医学中心行宫内 MMC 修复手术的患者,包括普通 X 线片、超声检查、MRI 检查[73]。研究结果证实宫内修复手术之后有后脑疝好转,VP分流手术率的降低(58%:92%)。只有 8% 的患者有 ACM 症候群,然而以往的观点认为至少有 30%的患者有 ACM 症候群。神经系统功能没有明显改善。

Bruner 和同事报道了 29 例接受宫内修复 MMC 患者的一系列检查。这 29 例患者中,需要脑积水降压行 VP 分流置管术的例数与历史对照相比大大降低(59%:91%)。此外,并且 VP 手术时的平均年龄也比历史对照的大一些(50 天:5 天)。与 Sutton 那组患者相比,早产率增加了(33.2 周:37 周)。这项结果提示这个研究组的早产并发症的风险增高。值得注意的是,该研究中宫内修复时的麻醉方法使用了硬膜外复合全身麻醉,没有给胎儿额外的药物,这是因为药物通过胎盘通道提供了胎儿的麻醉。50% 的母亲承认宫内手术之后早产了,而历史对照的是 9%。

最近的一项研究结合来自费城儿童医院和范

德堡大学的 MMC 患者,比较宫内治疗的患者与出生后治疗患者的分流率[9]。104 名 MMC 患者作为研究组,189 名常规处理的患者作为对照组。在腰椎及骶椎病变水平,宫内修复的 MMC 患者的脑积水需要分流的比例有显著的统计学差异。然而,在 $L_3$ 以上的病灶就没有这种差异。研究组还比较了宫内修复时与传统对照组的胎龄。脑水肿发生率的减少在早期组(<25 孕周)中有统计学意义,在晚期组(>25 孕周)没有意义,说明早期的修复为神经修复提供更多的时间。正是这个原因,修复晚孕胎儿(>25 孕周)的效果要差一些。

人类研究的证据支持对 MMC 患者的早期修复会促进神经的修复[62,74]。我们假定胎儿的生活环境不同程度的影响神经系统发育过程的可塑性,早期关闭的缺陷会加快修复或再生,保护神经组织避开羊水[74]。轴向的再生已经在发育的动物中得到证实,证明髓鞘没有形成[75~79]。人类脊髓髓鞘化发生于妊娠的第 15 周,在第 20 周被很好地证明[76~78]。因此可以得出结论早期修复 MMC 缺损会促使脊髓的重建,神经功能的预后更好。

在先前的研究中提到并调查了在妊娠期间进行宫内修复 MMC 的治疗会导致大量的早产儿的出生。必须权衡早产风险的增加及其后果,以及进行宫内修复后继续妊娠的时间,以获得最大的效益。Hamdan 与其同事调查了 95 名患者进行宫内修复 MMC 的时间[80]。患者被分成两组:一组是妊娠<25 周修复的,另一组是妊娠>25 周修复的。这些数据证明在妊娠<25 周修复比>25 周修复并不会减少出生时的胎龄。其他研究也有类似的结果[81]。

Farmer 与其同事最近的研究报道,13 名患者施行胎儿宫内修复 MMC 的初期结果与其他的措施结果相似[3]。随访时间从 1~45 个月不等。修复的平均妊娠年龄是 22 周,平均的分娩年龄是 31 周。未见报道母亲有死亡或重要的发病。母体发病率包括早产胎膜早破,羊膜炎(2 例),4 名患者有阴道出血,早产。这些患者中胎儿或新生儿的死亡率是 31%,主要是由于早产。忽略病灶的水平不计,该研究组中的患儿 1 岁内的分流率是 56%,而历史对照组的 MMC 患儿分流率接近 90%。大多数婴儿在病灶 1~2 个水平以上的末梢神经功能很少或者几乎没有改善,但有望通过出生后的护理改善。泌尿功能在这个研究中也没有提高,许多患者伴有不同的肠或膀胱功能障碍。

在妊娠 24 周之前行宫内修复 MMC,使 4 名患者的膀胱功能得到了提高[82]。与出生后进行常规护理的患者比较,在尿路影像、膀胱容量、逼尿肌存储压力和膀胱余尿等方面没有明显的差异。虽然这些研究均在 4 名患者 1 个月龄时进行的,但是没有长期随访证据表明有进一步的改善。

研究了不同的外科治疗方法,以期减少母体发病率的同时,使胎儿达到最好的结果。这些治疗方法将在下面的章节详细描述。Bruner 与其同事最近比较了内镜与开放性手术进行宫内 MMC 的修补[83]。虽然每组进行比较的胎儿只有 4 名,但结果显示子宫切开术用的时间短(125 分钟：287 分钟),胎儿的死亡率低(0%：50%)。作者得出结论:通过子宫切开术进行宫内修复 MMC 的技术,与同样治疗程序的内镜外科技术比较,胎儿死亡率更低。

## 胎儿镜下补片修补术

Bruner 与其同事报道了第一例应用内镜技术进行宫内修补[83,84]。这个团队比较了 4 例内镜修补与开放修补的患者,平均妊娠年龄是 28 周多。描述的胎儿镜技术包括抽尽羊水用二氧化碳代替,随后将母体的皮肤移植到缺损的脊柱处。开放性过程包括通过标准的多层分离。在胎儿镜组中,有 2 名胎儿死亡,第 3 名在 28 周时早产。该组中的 2 名幸存者都需要出生后再次手术来加固,因为皮肤移植并不能确定成功。开放性手术的患者同样出现了并发症。其中一个母亲在妊娠 33 周时子宫破裂,伴有胎儿足进入腹膜腔形成疝。然而进行内镜外科治疗组中,没有母亲发生严重的并发症,而妇女行子宫切开术后都需要后续的保胎治疗。所有的 6 名幸存的婴儿都有 ACM Ⅱ 型的证据,有 4 名在随访期间需要 VP 分流。胎儿修复术后没有神经功能的改善,所有幸存者证明神经损伤的程度与 MMC 病灶的水平有关。

旧金山的加利福尼亚大学的 Farmer 教授与其同事描述了一个类似的胎儿镜技术,用人造真皮修复一名孕 25 周的 MMC 的胎儿[3]。在子宫与胎儿臀之间安置缝合线来稳定胎儿于羊水中。插入套管,分离胎儿 MMC 缺损周围的皮肤。当胎儿周围的皮肤都分离完毕后将人造真皮补片插入子宫,在四个象限位置加以固定。虽然胎儿宫内修复比其他开放性手术创伤小,但与母体发病率有关。在这项研究中,发生严重的胎盘出血迫使行子宫切开术止血及完成胎儿手术。另外,这位母亲在给予宫缩抑制剂后出现轻微的产后肺水肿。这名胎儿在 35 周时择期行剖宫产。分娩后 2 天进行超声检查,与手术前胎儿影像比较,ACM II 型有改善但脑室扩大了。该患儿 6 周时需要行 VP 分流术。这个团队的经验让作者得出结论:虽然这个技术在理论上会引起母体较少的损害,但实际上仍具有挑战性,仍不能做到像开放性胎儿手术一样精确。

### 胎儿镜下 MMC 修补

Farmer 与其同事报道了一名在 24 孕周行胎儿修补的病例。手术前的评估显示前壁胎盘,严重的 ACM II 型,无脑积水,局部胼胝体发育不全。缺损位于 L_3 水平的骶骨。另外,发现有双足畸形[3]。

手术过程通过母体开腹手术行胎儿镜下两层完全修补术。母体的子宫完全暴露,5mm 扩张的套管插入子宫,固定针通过胎儿臀部以稳定胎儿[85]。基板被切开,找到邻近的硬脑膜并用精致的缝线缝合封闭住神经系统。皮肤作为第二层,在胎儿镜下进行缝合。母亲手术后安然无恙,用了很少的宫缩抑制剂及补充氧气。手术后 6 周,出现了自发的羊膜破裂,1 周后在孕 31 周时分娩。出生时,伴有轻度脑室扩大,在宫内缝合的部位出现了脑脊液漏,出生后再次修补脑脊液漏的缺损部。这名婴儿 1 个月后死于尿路感染。

### 母亲子宫切开修补 MMC 的局限性

由于胎盘位于子宫前壁,母亲的剖腹手术必然导致紧随的妊娠子宫分娩[3,22,37,86]。宫内使用订书机样装置,外科医师继续进行三层修补,包括松解神经基板、重建基板和关闭硬脑膜。皮瓣用来作为关闭缺损的软组织。有时候皮肤边缘距离过远,则使用羊膜或人造真皮的补丁来关闭缺损部位。也有报道用双皮瓣来关闭 MMC 缺损,闭合良好但是美观效果较差[87]。

子宫切开时重新放置胎儿来充分暴露 NTD 时可能会导致损伤胎儿。曾经有报道踝关节错位及裂伤[3]。另外,可能会压迫脐带,这将直接导致胎儿心血管危害。

### 第四节    手术前的胎儿成像

由于胎儿与母体可能的相关风险,手术前准确的诊断及 MMC 病灶的描述是最重要的。Aaronson 与其同事对 100 名接受宫内 MMC 修补胎儿进行了手术前超声检查与 MRI 检查,与手术后影像比较看哪种方法准确性高[88]。这个研究组得出结论这两种方法在判断 MMC 胎儿的病灶水平方面是一样的(分别为 79% 和 82%)。然而,因为这两种方法对 MMV 病灶水平可能有 20% 的误诊,必须仔细检查来判断神经功能损伤的严重程度。

Mangels 与其同事描述了他们应用胎儿 MRI 来评估 MMC 的经验[89]。他们回顾了 37 名胎儿的 MRI,两个有经验的神经影像科医师诊断为 MMC,与手术前的成像进行了比较。他们发现子宫内的成像质量非常好,甚至不需要母体及胎儿的镇静。然而,他们的描述与脊髓损伤的部位有差异。作者得出结论 MRI 比超声在描述 MMC 胎儿的特征方面更有优势。虽然 MRI 在决定脊髓损伤病灶的水平及特征方面可能有些劣势,但能显示后颅窝解剖的优势使它成为手术前的一个重要的工具。

### 第五节    胎儿术前评估

术前胎儿的彻底评估对确认病灶的特征非常重要,因此,避免因错误判断 MMC 病灶水平造成的非必需的宫内手术干预。评估包括:先前讨论的影像成像,无其他可预计的异常现象,腿部的活动,产前超声检查无足畸形(CHOP 标准),估计孕龄<25 周的妊娠,脑室的直径在手术时<18mm[3,4,9,22]。

此外,必须通过胎儿的染色体核型排除遗传病缺陷,该缺陷与严重的胎儿发病率与死亡率有关,会导致无意义的干预。胎儿的染色体核型可通过羊膜穿刺术或经皮脐带血取样来获得。

通过超声在术前评估胎儿的体重,这有助于准备胎儿用药的剂量。这将在下面给予详细的讲解。

胎儿心脏功能的障碍,虽然在 MMC 胎儿中不常见,但应在术前通过超声心动图进行评估。如果伴有动脉导管未闭,在围术期需要谨慎应用吲哚美辛保胎治疗。

### 第六节    母亲术前的评估

无论胎儿考虑什么手术,如何强调母亲的安全都不为过。完整的病史及体格检查都是最重要的,包括母亲呼吸道的彻底检查。关于怀孕母亲体格改变在第二章详细讨论。

麻醉医师应该注意术前的超声或 MRI 检查。胎盘血管的增加将影响母亲及胎儿的药物治疗,因为某种药的新陈代谢会增加,因此需要调整药物剂量。胎盘血管增加可能导致术中急性出血的风险,必要时需立即给母体输血。文献中有几篇报道在子宫切开术中忽略了胎盘的边缘,导致突然的、大量的出血伴有完全的子宫松弛[90,91]。

胎盘的位置值得特别的注意,因为通过子宫切开术对胎儿进行手术,胎盘位于前壁会比位于后壁更困难。因此胎盘位于前壁将增加子宫切开术中严重出血的潜在风险,增加在子宫的操作,这都将导致母亲的低血压及胎儿缺氧。

对母亲彻底的社会心理评估是术前的另一个重要的部分。常规的产科超声检查通常首先怀疑胎儿疾病,这必然导致许多专家的会诊。这时候患者被安排到胎儿干预中心接受各种检查(如羊膜穿刺术)。另外,胎儿父母会询问胎儿的幸存机会及严重后遗症,这对母亲及家庭都是压力。因此医疗顾问团队必须正视施加于母亲的压力。另外,开放的胎儿介入手术后孕妇需要严格的卧床休息,避免早产及胎儿成熟。正是这些原因,母亲必须依赖于她的家庭,支持日常生活活动,所有这些都必须在胎儿手术前解释并取得一致意见。

## 第七节　MMC 修补的手术操作

### 手术室准备

像其他胎儿手术一样,麻醉诱导前需要做超声检查来评估胎儿的健康状况及估计胎儿的体重。除了正常的麻醉准备清单外,还需要额外的母亲气道装置,复苏药物,宫缩抑制剂也需要准备并能立即使用。为母亲准备的特定包装的红细胞以及 O型负辐射包装的红细胞,分成 50ml 的小份。手术室的温度调到至少 80°F(华氏度),避免在 MMC 修复过程中胎儿部分暴露而致体温迅速下降。为胎儿准备的复苏药及肌肉松弛药、芬太尼必须在无菌条件下准备,这样确保在手术过程中及时使用[92]。另外需要一个快速的输液系统,代替子宫切开后MMC 修补过程中的羊水丢失。不管这个系统应用与否,这个快速的输液系统都应装满等张晶体溶液,并准备好通过一个无菌的管道系统输送到外科区域。准备脉冲测氧装置连同无菌的延长线,以备胎儿不时之需。

### 麻醉诱导

考虑到对于这类病例最好的麻醉方法是气管

内麻醉,接下来的部分着重讲了这种方法。对于这种病例供选择的技术(静脉内注射的区域神经阻滞技术及宫缩抑制剂)并不是可选择的方法,因为这种技术并不能提供胎儿的麻醉并需要大量的宫缩抑制剂,这让母体术后发生肺水肿的风险更大[92]。

在进入手术前,静脉输液已经开始,如果需要应给予镇静药。如果母亲在到达前未服用吲哚美辛且胎儿无心脏异常,应在常规的麻醉诱导后给予。母亲还需口服 30ml 0.3M 的枸橼酸钠来减少胃酸分泌及静脉注射 10mg 的甲氧氯普胺来增加胃排空[92]。

进入手术室和标准的监护开始后,可以预置腰椎硬膜外导管以供术后镇痛。必须用 1.5% 的利多卡因加 1∶200 000 的肾上腺素的试验剂量证实导管在位。大多数操作者会避免在胎儿手术结束前通过硬膜外导管追加更多的局部麻醉药,因为可能会出现母亲平均动脉压的降低,源于硬膜外相关的交感神经阻滞。使母体保持子宫左旋位,并快速用硫喷妥钠(4mg/kg)、琥珀胆碱(2mg/kg)、芬太尼(1~2μg/kg)诱导。麻醉维持使用 100% 氧复合一个最低肺泡浓度(MAC)吸入麻醉剂(例如地氟烷)。应用超声检查从表面的解剖学方面了解胎盘及胎儿的健康(例如,正常胎儿心率)。这时置入第二个较粗的外周静脉导管以及动脉导管、输尿管和胃管。胎儿的血流动力学(心率、右心室收缩力)等通过胎儿心动图监测[92]。

### 麻醉维持及外科介入

在母亲皮肤切口之前,挥发性麻醉药增加到2MAC,因为挥发性麻醉药对子宫肌层有强大的松弛作用并能在手术过程中抑制宫缩[92~94]。尽管这个浓度会降低母体动脉血压、子宫胎盘灌注及胎儿氧合等,但 2MAC 能够使子宫完全松弛[92,95]。虽然只是轻微增加胎儿动脉血氧分压,但这很小的增加对胎儿是有利的。Ramanathan 与其同事研究了剖宫产术中在硬膜外麻醉下氧是如何从母体运到胎儿体内的[96]。这个研究组着眼于 45 例接受 100% 氧气吸入的患者,发现母体平均动脉血氧分压是423mmHg,这相当于平均的脐带静脉血氧分压是47mmHg。在这个研究中没有胎儿的脐带静脉血氧分压超过 53mmHg。Roach 发现母体氧过多(氧分压 680mmHg),导致脐动脉轻微的收缩,但是低浓度几乎没有这个效应[97]。其他的因素,包括肾上腺素、组胺、血管升压素、催产素,组织缺氧及反常的体温不会影响脐动脉肌肉的紧张度。

母亲动脉血二氧化碳分压正常（$PaCO_2$ 31～33mmHg）是这个手术过程中的另一个生理目标，没有报道显示胎儿能在子宫内承受酸中毒超过 54 分钟[98]。然而，动物研究显示母体换气过多会导致低碳酸血症及酸中毒导致胎儿的动脉血氧分压降低[99]。人类研究中全身麻醉下剖宫产过程中的胎儿动脉血氧分压同样可以证明动物研究的发现[100]。另外有些研究认为母体的高碳酸血症在一定条件下实际上是可以提高胎儿的氧分压的[101]。用这些结论推断胎儿的介入手术必须非常小心，因为在胎儿介入手术过程中采用不同的麻醉技术，这必然会导致胎儿生理功能的改变。因此，在接受此技术前需要进一步的研究。

一旦在周围神经刺激器的协助下确认神经肌肉功能从琥珀酰胆碱的作用恢复过来，通过滴定维库溴铵来维持母体的骨骼肌松弛。建议在手术前给予母亲宫缩抑制剂，关腹过程中给予硫酸镁，避免应用长效的非去极化药，这样能确保在手术结束时神经肌肉阻滞充分恢复。

仔细地观察母亲血压是确保子宫血流动力学及灌注所必需的。在整个手术过程中，母亲动脉收缩压应该保持在一个平均的水平，这就需要静脉注射麻黄碱及去氧肾上腺素。除了失血过多之外，应限制总输液量以减少产后发生与应用抑制宫缩药有关的母体肺水肿的风险[92]。

一旦子宫完全暴露，外科医师需要评估子宫。考虑到在目前没有客观的方法评估子宫的松弛程度，外科触诊仍然是金标准。必要时挥发性麻醉药应该加量，也可输入硝酸甘油减少子宫收缩。任何外科操作在完全的子宫松弛前都可能会增加子宫血管的阻力，减少子宫的灌注，使胎儿有缺氧的风险。

一旦子宫适当的松弛后，在预计切口处缝两条平行的线以确保子宫切口，并能通过子宫壁全层[102]。在缝合固定处插入子宫止血订书机，直至羊膜腔（图 6-3）。如果应用了订书机，羊膜将固定于子宫壁。另外，应用这种技术提供了一个止血良好的子宫切口，有效地减少了子宫过多的出血。如果订书机使用失败或胎盘边缘被错误的缝合到子宫切口处，那么因为此时子宫完全松弛会丢失大量的血液。

胎儿的臀部及 MMC 缺损处被移到切口边缘在手术野范围内（图 6-4）。温暖的液体通过一条连着液体保暖器的红色管道灌注到子宫腔内来代替丢

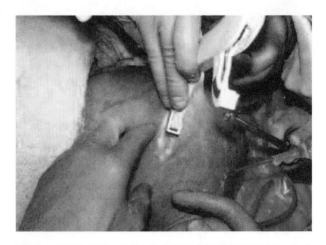

图 6-3　子宫订书机。图片由费城儿童医院医学博士 N. Scott Adzick 提供

失的羊水量，给胎儿提供了一个温暖的环境，阻止脐带的扭结及延长。限制子宫切口的大小，帮助阻止子宫内液体的丢失、子宫出血及手术后的子宫收缩。然而，一个小的子宫切口需要极好的子宫松弛来暴露胎儿的手术部分。

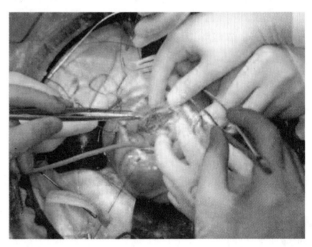

图 6-4　子宫内 MMC 修复之前。图片由费城儿童医院医学博士 N. Scott Adzick 提供

一旦胎儿手术部位暴露在手术视野，则给予芬太尼（5～20μg/kg）、阿托品（0.1mg/kg）、肌肉松弛药（例如维库溴铵 0.2mg/kg）一次性肌内注射到胎儿暴露的臀部[92]。芬太尼用于术中及术后胎儿的镇痛，抑制胎儿的应激反应，阿托品用于抑制胎儿手术操作过程中减慢心率药的反应，肌肉松弛药确保手术操作过程中胎儿的稳定。尽管胎儿通过胎盘获得了母亲吸入的卤化麻醉药，这些额外的药物也确保了在胎儿外科手术下刀前的镇痛。

因为将胎儿的下肢移到手术视野不是一个常规的操作，脉搏血氧仪也不作为常规来检测胎儿的

健康状况。实际上,有意减少不必要的移动是为了减少胎儿挤出及胎盘分离机会。在手术期间,完全的子宫松弛会减少这种潜在的胎儿不小心挤出来的概率。连续的胎儿超声心动图监测用来获得胎儿连续可靠的信息,包括胎儿心率、功能及容积。这种检测的局限性是在已经很拥挤的手术视野内添加额外的设备及干扰电凝装置。

　　MMC 修补过程中,必须不断地评估确保胎儿的健康。如前所述,胎儿超声心动图提供包括胎儿心率、心室功能及心室充盈的信息。胎儿心动过缓通常由于低心排血量、脐带扭曲及外科操作导致的低灌注状态,但也可能由于子宫血管阻力的增加及母体血液的丢失。其他预期的手术相关的并发症包括胎儿低体温、脱水及意外的胎儿分娩。

　　在某些情况下,胎儿可能会出现严重的心血管危象而需要复苏。必须增加胎儿的灌注量,确保充足的胎儿静脉血容量。Maneuvers 得出结论确保母亲吸入氧浓度是 100%,增加母亲平均动脉压在临界值上 15%,增加卤化麻醉剂浓度确保子宫血管的阻力尽可能降低,温暖的乳酸林格液使宫内容积足够,并通过超声确保脐带没有扭曲或打结。药物支持也是需要的。在没有开放胎儿血管通路的情况下,可以使用肌内注射肾上腺素(1~2μg/kg)及阿托品(0.1mg/kg),如果需要的话可以重复使用。如果有血管通路或可以立即获得(脐带),药物复苏可以通过这条通路确保药物立即起效。另外,对于胎儿严重低血容量可以输血(O 型负辐射包装红细胞),可以通过下肢血管内给药通路或超声引导下经皮注入脐静脉内。

　　一旦 MMC 修补完全或打好补丁(图 6-5),胎儿就被送回子宫内环境,缝合子宫切口。这个缝合包括了两层,减少了手术后羊水露出及子宫壁裂开。在子宫缝合过程中保持完全的子宫松弛是非常重要的,因为子宫缝合会改变血流导致胎儿处于低灌注。在子宫缝合前,通过超声探测一下羊膜腔的容积,如果不足,用温的乳酸林格液代替。

　　一旦子宫缝合好,母体腹壁缝合开始。这时,20 分钟内静脉注射 6g 硫酸镁,接着按 3g/h 静滴,直到手术后。硫酸镁剂量的调整基于手术过程及手术前的子宫活动情况。如果母亲的血流动力学已维持稳定,硬膜外管道可给予局麻药(如 0.25% 的丁哌卡因 15~20ml)、镇痛剂(如芬太尼 1~2μg/kg),同时吸入麻醉药可以减量或停用。需要仔细观察神经阻滞的程度,因为硫酸镁增强肌肉的松弛

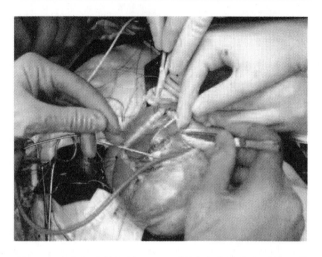

**图 6-5**　宫内初步关闭的 MMC。图片由费城儿童医院医学博士 N. Scott Adzick 提供

作用。气道反应恢复后拔管,神经肌肉阻滞完全恢复并可以听从指令。一个顺畅的麻醉过程及拔管需要尽可能地减少咳嗽,避免子宫及腹部缝合线张力增加。

## 第八节　母体手术后的处理

　　这个手术过程一结束,母亲需要在产科特护病房监护,需要有经验的医护人员及必要的设备来迅速处理可能会发生的并发症。通常在手术后立即使用超声心动图评估胎儿的健康状况,并在 1 周后来评估胎儿血流动力学的稳定性。持续的高频测力机用来评估子宫的活动及应激性,相应的适当调整宫缩抑制剂的剂量。此外,在产后持续监测母亲血压、氧合及心率。

　　严重的手术后并发症包括早产、肺水肿、羊水漏出、切口血肿、感染、子宫破裂及胎儿死亡[98,103~110]。事实上,所有的患者在手术刚结束后都经历过早产的子宫收缩,因此硫酸镁的持续灌注是非常必要的。在某种情况下,额外的宫缩抑制剂或许是必需的。大量的应用宫缩抑制剂,也并非所有的早产都能被控制,连续的子宫应激可能导致胎儿早产。而且,连续的宫缩抑制剂的应用可能导致一个已知的胎儿外科手术的并发症:母亲的肺水肿[111]。羊水漏出会造成羊水过少,子宫容积显著缩小,这就必须应用替代溶液。在一些难治的病例中,可能母亲需要回到手术室再次进行子宫切口的缝合。

　　Ranzini 与其同事报道了一例胎儿手术后发生子宫破裂[110]。作者强调在进行子宫内手术时,子宫下段可能发展不充分,因此迫使在其他部位进行剖

宫产术。这使母亲在这次及今后的妊娠过程中,子宫破裂的风险提高了。

开放性胎儿手术后的胎儿死亡的原因往往继发于上述的并发症后。早产后不能存活的胎儿及伴有严重肺水肿的胎儿占与手术相关的胎儿死亡的大多数[3,4,9,22,37,38]。同样的,所有的努力都是为了减少及迅速处理手术后潜在的并发症,不但要保证胎儿手术的顺利,并且提供一个良好的妊娠环境。

手术后疼痛的处理是成功进行开放性胎儿手术的关键[112,113]。外科的刺激及疼痛导致母亲及胎儿体内释放皮质醇及炎症细胞因子,后者将反过来导致早产及收缩(见第三章"子宫松弛"和第四章"胎儿手术后早产")。此外,子宫切开术后,子宫肌层在一些炎症介质作用下变得易损,这可能导致早产。母亲及胎儿的疼痛都会导致促肾上腺皮质激素的分泌,这种激素传递信号到肾上腺皮质,促使分泌肾上腺激素[114]。疼痛导致的皮质醇的分泌对胎盘是有害的,可致胎儿雌激素的增加及前列腺素的产生,这都会增加子宫的活动。充分控制疼痛可以阻止胎儿及母亲的应激反应,避免激活激素路径导致早产(见第一章"胎儿患者")。

母亲疼痛的控制可以通过以下两种方法:患者自控镇痛及硬膜外镇痛。硬膜外镇痛的不利在于下游系统阿片类药物浓度提高,因此较少的阿片类药物进入胎儿体内来提供术后镇痛。应用静脉内镇痛(患者自控)可使上游系统阿片类药物浓度提高,可提高胎儿的镇痛效果,因为阿片类药物很容易穿过胎盘。然而,静脉内镇痛并不能可靠地阻止母亲的应激反应。为了克服这个缺点,最好的硬膜外镇痛的药物方案是低浓度的局部麻醉剂(丁哌卡因)加高浓度的可溶性阿片类药物,如芬太尼。这个低浓度的硬膜外配药方案是由 Gaiser 与 Kurth 报道的,包括 0.05% 的丁哌卡因及 $10\mu g/ml$ 的芬太尼[105]。高浓度的芬太尼可以使全身吸收并传递阿片类药物到胎儿体内镇痛(见第四章)。

## 第九节　胎儿手术后管理

除了前面详细叙述的一些因素,胎儿 MMC 修补手术后有一些独特的产后问题。Mazzola 与其同事报道了 MMC 的胎儿外科手术后皮样囊肿及脊髓束缚[115]。这些并发症使胎儿产出后为了维持神经功能而必须做其他的手术。如果婴儿早产,这说明这些并发症之前已经存在。

## 第十节　宫内 MMC 修补的前景

尽管初步的研究结果是令人鼓舞的,但胎儿宫内修补 MMC 术是不是真的优于标准的胎儿娩出及产后护理还不知道[116~126]。母体发病率、胎儿的发病率与死亡率、早产及新生儿长期结果需要与相匹配的对照组对照,这需要客观的论证。

最近,NIH 资助的随机对照试验研究,将宫内 MMC 修补与常规的 MMC 治疗比较来确定这个手术的风险与优势(表 6-1)[1~5,22,122]。将来的努力将围绕手术的改进,目的是减少母亲及胎儿的风险。如果假设正在进行的 MOMS 试验证明了宫内修补的益处,下一步的处理就是减少手术相关的风险。更多的关注指向少的侵入性技术、外科手术器械及麻醉技术的改进。

所有宫内治疗结果都伴随着显著的母体发病率,因此在宫内修补 MMC 成为一个可以接受的治疗方法前,研究这个没有经过科学回答的问题是最重要的。实践者们仍在致力于找到合适的方法进行胎儿外科手术来治疗这种非致死性疾病。

**表 6-1　MOMS 试验:入选标准和排除标准**

| |
| --- |
| 入选标准 |
| 　　MMC 缺损在 $T_1$ 和 $S_1$ 之间 |
| 　　MRI 证实 AMC Ⅱ型畸形 |
| 　　母亲年龄≥18 岁 |
| 　　胎儿染色体正常 |
| 　　胎龄在 19~25 周 |
| 　　签署知情同意书 |
| 排除标准 |
| 　　非美国居民 |
| 　　多胎妊娠 |
| 　　怀孕前有胰岛素依赖型糖尿病 |
| 　　肥胖(体重指数 BMI≥35) |
| 　　胎儿驼背(≥30°) |
| 　　除 MMC 引起之外的胎儿畸形 |
| 　　无或短宫颈(<20mm) |
| 　　早产征兆 |
| 　　曾有早产史(<37 周) |
| 　　存在前置胎盘或中断 |
| 　　母体艾滋病毒携带、艾滋病、乙型肝炎、丙型肝炎 |
| 　　母体胎儿间同族免疫 |
| 　　存在子宫异常 |
| 　　拒绝手术或麻醉 |
| 　　不能接受随访 |
| 　　母亲不符合心理条件标准 |
| 　　无人照看 |

# 参 考 文 献

1. Coleman BG, Adzick NS, Crombleholme TM, et al. Fetal therapy: state of the art. J Ultrasound Med 2002;21:1257–88.
2. Ertl-Wagner B, Lienemann A, Strauss A, et al. Fetal magnetic resonance imaging: indications, technique, anatomical considerations and a review of fetal abnormalities. Eur Radiol 2002;12:1931–40.
3. Farmer DL, Koch CS, Peacock WJ, et al. In utero repair of myelomeningocele: experimental pathophysiology, initial clinical experience, and outcomes. Arch Surg 2003;138:872–8.
4. Hirose S, Meuli-Simmem C, Meuli M. Fetal surgery for myelomeningocele: panacea or peril? World J Surg 2003; 27:87–94.
5. Hirose S, Farmer DL, Albanese CT. Fetal surgery for myelomeningocele. Curr Opin Obstet Gynecol 2001; 13:215–22.
6. Jobe AH. Fetal surgery for myelomeningocele. N Engl J Med 2002;347:230–1.
7. Bowman RM, McLone DG, Grant JA, et al. Spina bifida outcome: a 25-year prospective. Pediatr Neurosurg 2001; 34:114–20.
8. Goodman RA. Economic burden of spina bifida—United States, 1980-1990. MMWR Morb Mortal Wkly Rep 1989; 38:264–7.
9. Tulipan N, Sutton LN, Bruner JP, et al. The effect of intrauterine myelomeningocele repair on the incidence of shunt-dependent hydrocephalus. Pediatr Neurosurg 2003;38:27–33.
10. Manning SM, Jennings R, Madsen JR. Pathophysiology, prevention, and potential treatment of neural tube defects. Ment Retard Dev Disabil Res Rev 2000;6:6–14.
11. Meuli M, Meuli-Simmem C, Yingling CD, et al. Creation of myelomeningocele in utero: a model of functional damage from spinal cord exposure in fetal sheep. J Pediatr Surg 1995;30:1028–32.
12. Correia-Pinto J, Reis JL, Hutchins GM, et al. In utero meconium exposure increases spinal cord necrosis in a rat model of myelomeningocele. J Pediatr Surg 2002;37:488–92.
13. Tanel FC. In utero meconium exposure increases spinal cord necrosis in a rat model of myelomeningocele. J Pediatr Surg 2002;37:1383.
14. Kadir RA, Sabin C, Whitlow B, et al. Neural tube defects and periconceptional folic acid in England and Wales: retrospective study. BMJ 1999;319:92–3.
15. Scholl TO, Johnson WG. Folic acid; influence on the outcome of pregnancy. Am J Clin Nutr 2000;71:1295S–303S.
16. Einarson A, Parchuram C, Koren G. Periconceptional use of folic acid to reduce the rates of neural tube defects: is it working? Reprod Toxicol 2000;14:291–2.
17. Partington MD, McLone DG. Hereditary factors in the etiology of neural tube defects. Results of a survey. Pediatr Neurosurg 1995;23:311–6.
18. Melvin EC, George TM, Worley G, et al. Genetic studies in neural tube defects. NTD Collaborative Group. Pediatr Neurosurg 2000;32:1–9.
19. Harris MJ, Juriloff DM. Genetic landmarks for defects in mouse neural tube closure. Teratology 1997;56:177–87.
20. Nye JS, Balkin N, Lucas H, et al. Myelomeningocele and Waardenburg syndrome (type 3) in patients with interstitial deletions of 2q35 and the PAX3 gene: possible genetic inheritance of a neural tube defect. Am J Med Genet 1998; 75:401–8.
21. Selcuki M, Manning S, Bernfield M. The curly tail mouse model of human neural tube defects demonstrates normal spinal cord differentiation at the level of the myelomeningocele; implications for fetal surgery. Childs Nerv Syst 2001; 17:19–23.
22. Olutoye OO, Adzick NS. Fetal surgery for myelomeningocele. Semin Perinatol 1999;23:462–73.
23. Coniglio SJ, Anderson SM, Ferguson JE. Functional motor outcome in children with myelomeningocele: correlation with anatomic level on prenatal ultrasound. Dev Med Child Neurol 1996;38:675–80.
24. Hoffer MM, Feiwell E, Perry R, et al. Functional ambulation in patients with myelomeningocele. J Bone Joint Surg Am 1973;55:137–48.
25. Hunt G, Lewin W, Gleave J, et al. Predictive factors in open myelomeningocele with special reference to sensory level. BMJ 1973;4:197–201.
26. Iborra J, Pages E, Cuxart A. Neurological abnormalities, major orthopaedic deformities and ambulation analysis in a myelomeningocele population in Catalonia. Spinal Cord 1999;37:351–7.
27. McLone DG. Continuing concepts in the management of spina bifida. Pediatr Neurosurg 1992;18:254–6.
28. Bartonek A, Saraste H, Samuelsson L, et al. Ambulation in patients with myelomeningocele: a 12 year follow-up. J Pediatr Orthop 1999;19:202–6.
29. Llopis ID, Munoz MB, Agullo EM, et al. Ambulation in patients with myelomeningocele: a study of 1500 patients. Paraplegia 1993;31:28–32.
30. Macarthur DC, Punt JA, Spencer M, et al. Neurological deterioration years after closure of myelomeningocele— the second lesion. Spinal Cord 2001;39:11–4.
31. Selber P, Dias L. Sacral-level myelomeningocele: long-term outcome in adults. J Pediatr Orthop 1998;18:423–7.
32. Sameulsson L, Skoog M. Ambulation in patients with myelomeninocele: a multivariate statistical analysis. J Pediatr Orthop 1988;8:569–75.
33. Bell WO, Charney EB, Bruce DA, et al. Symptomatic Arnold-Chiari malformation: review of experience with 22 cases. J Neurosurg 1987;66:812–6.
34. McCullough DC, Johnson DL. Myelomeningocele repair; technical considerations and complications. Pediatr Neurosurg 1994;21:83–9.
35. Bell JE, Gordon A, Maloney AF. The association of hydrocephalus and Arnold-Chiari malformation with spina bifida in the fetus. Neuropathol Appl Neurobiol 1980;6:29–39.
36. Choux M, DiRocco C, Hockley AD, et al. Pediatric neurosurgery. London: Churchill Livingstone; 1999.
37. Sutton LN, Sun P, Adzick NS. Fetal neurosurgery. Neurosurgery 2001;48:124–42.
38. Bouchard S, Davey MG, Rintoul NE, et al. Correction of hindbrain herniation and anatomy of the vermis after in utero repair of myelomeningocele in sheep. J Pediatr Surg 2003;38:451–8.
39. McLone DG, Naidich TP. Myelomeningocele: outcome and late complications. In: McLaurin DL, Schut L, Venes J, et al, editors. Pediatric neurosurgery. Philadelphia: WB Saunders; 1989. p. 847–79.

40. French BN. Midline fusion defects and defects of formation. In: Youmans JR, editor. Neurological surgery. 2nd ed. Philadelphia: WB Saunders; 1982. p. 1236–380.

41. Hoffman HJ, Neill J, Crone KR, et al. Hydrosyringomyelia and its management in childhood. Neurosurgery 1987;21:347–51.

42. Cai C, Oakes WJ. Hindbrain herniation syndromes: the Chiari malformations (I and II). Semin Pediatr Neurol 1997;4:179–91.

43. Biglan AW. Strabismus associated with myelomeningocele. J Pediatr Ophthalmol Strabismus 1995;32:309–14.

44. Gabbe SG, Mintz MC, Mennuti MT, et al. Detection of open spina bifida by the lemon sign: pathologic correlation. J Clin Ultrasound 1988;16:399–402.

45. Dyste GN, Menezes AH. Presentation and management of pediatric Chiari malformation without myelodysplasia. Neurosurgery 1988;23:589–97.

46. Dyste GN, Menezes AH, Van Gilder JC. Symptomatic Chiari malformation. An analysis of presentation, management, and long-term outcome. J Neurosurg 1989;71:159–68.

47. Dahl M, Ahlsten G, Carlson H, et al. Neurological dysfunction above cele level in children with spina bifida cystica: a prospective study to three years. Dev Med Child Neurol 1995;37:30–40.

48. Park TS, Hoffman HJ, Hendrick EB, et al. Experience with surgical decompression of the Arnold-Chiari malformation in young infants with myelomeningocele. Neurosurgery 1983;13:147–52.

49. Cochrane DD, Adderley R, White CP, et al. Apnea in patients with myelomeningocele. Pediatr Neurosurg 1990;16:232–9.

50. Vandertop WP, Asai A, Hoffman HJ, et al. Surgical decompression for symptomatic Chiari II malformation in neonates with myelomeningocele. J Neurosurg 1992;77:541–4.

51. Gilbert JN, Jones KL, Rorke LB, et al. Central nervous system anomalies associated with myelomeningocele, hydrocephalus, and the Arnold-Chiari malformation: reappraisal of theories regarding the pathogenesis of neural tube closure defects. Neursurgery 1986;18:559–64.

52. Hogge WA, Dungan JS, Brooks MP, et al. Diagnosis and management of prenatally detected myelomeningocele: a preliminary report. Am J Obstet Gynecol 1990;163:1061–5.

53. Kollias SS, Goldstein RB, Cogen PH, et al. Prenatally detected myelomeningoceles: sonographic accuracy in estimation of the spinal level. Radiology 1992;185:109–12.

54. Goldstein RB, Podrasky AE, Filly RA, et al. Effacement of the fetal cisterna magna in association with myelomeningocele. 1989;172:409–13.

55. Inagaki T, Schoenwolf GC, Walker ML. Experimental model; change in the posterior fossa with surgically induced spina bifida aperta in mouse. Pediatr Neurosurg 1997;26:185–9.

56. Heffez DS, Arynpur J, Rotellini NA, et al. Intrauterine repair of experimental surgically created dysraphism. Neurosurgery 1993;32:1005–10.

57. Housely HT, Graf JL, Lipshultz GS, et al. Creation of myelomeningocele in the fetal rabbit. Fetal Diagn Ther 2000;15:275–9.

58. Michejada M. Intrauterine treatment of spina bifida: primate model. Z Kinderchir 1984;39:259–61.

59. Meuli M, Meuli-Simmer C, Yingping CD, et al. In utero repair of experimental myelomeningocele saves neurologic function at birth. J Pediatr Surg 1996;31:397–402.

60. Brunelli G, Brunelli F. Experimental foetal microsurgery as related to myelomeningocele. Microsurgery 1984;5:24–9.

61. Drewek MJ, Bruner JP, Whetsell WO, et al. Quantitative analysis of the toxicity of human amniotic fluid to cultured rat spinal cord. Pediatr Neurosurg 1997;27:190–3.

62. Heffez DS, Aryanpur J, Hutchins GM, et al. The paralysis associated with myelomeningocele: clinical and experimental data implicating a preventable spinal cord injury. Neurosurgery 1990;26:987–92.

63. Paek BW, Farmer DL, Wilkinson CC, et al. Hindbrain herniation develops in surgically created myelomeningocele but is absent after repair in fetal lambs. Am J Obstet Gynecol 2000;183:1119–23.

64. Adzick NS, Sutton LN, Crombleholme TM, et al. Successful fetal surgery for spina bifida [letter]. Lancet 1998;352:1675–6.

65. Tulipan N. Intrauterine myelomeningocele repair. Clin Perinatol 2003;30:521–30.

66. Bruner JP, Walsh WF, Tulipan N. Open fetal repair of myelomeningocele improves neurologic outcome in the neonate [abstract]. Am J Obstet Gynecol 1999;180:3150.

67. Sutton LN, Adzick NS, Bilaniuk LT, et al. Improvement in hindbrain herniation demonstrated by serial fetal magnetic resonance imaging following fetal surgery for myelomeningocele. JAMA 1999;282:1826–31.

68. Bruner JP, Tulipan N, Paschall RL, et al. Fetal surgery for myelomeningocele and the incidence of shunt-dependent hydrocephalus. JAMA 1999;282:1819–25.

69. Simpson JL. Fetal sugery for myelomeningocele: promise, progress, and problems. JAMA 1999;282:1873–4.

70. Tulipan N, Hernanz-Schulman M, Bruner JP. Reduced hindbrain herniation after intrauterine myelomeningocele repair: a report of four cases. Pediatr Neurosurg 1998;29:274–8

71. Johnson MP, Sutton LN, Rintoul N, et al. Fetal myelomeningocele repair; short-term clinical outcomes. Am J Obstet Gynecol 2003;189:482–7.

72. Tulipan N, Hernanz-Schulman M, Lowe LH, et al. Intrauterine myelomeningocele repair reverses preexisting hindbrain herniation. Pediatr Neurosurg 1999;31:137–42.

73. Tulipan N, Bruner JP, Hernanz-Schlman M, et al. Effect of intrauterine myelomeningocele repair on central nervous system structure and function. Pediatr Neurosurg 1999;31:183–8.

74. Hassan SJ, Keirstead HS, Muir GD, et al. Axonal regeneration contributes to repair of injured brainstem-spinal neurons in the embryonic chick. J Neurosci 1993;13:492–507.

75. Pribyl TM, Campagnoni CW, Kampf K, et al. Expression of the myelin basic protein gene locus in neurons and oligodendrocytes in the human fetal central nervous system. J Comp Neurol 1996;374:342–53.

76. Campagnoni AT, Sorg B, Roth HJ, et al. Expression of myelin protein genes in the developing brain. J Physiol 1987;82:229–38.

77. Tanaka S, Mito T, Takashima S. Progress of myelination in the human fetal spinal nerve roots, spinal cord, and brainstem with myelin basic protein immunohistochemistry. Early Hum Dev 1995;41:49–59.

78. Weidenheim KM, Epshteyn I, Rashbaum WK, et al. Neuroanatomical localization of myelin basic protein in the late first and early second trimester human foetal spinal cord and brainstem. J Neurocytol 1993;22:507–16.

79. Tohyama T, Lee VM, Rorke LB, et al. Molecular milestones that signal axonal maturation and the commitment of human spinal cord precursor cells to the neuronal or glial phenotype in development. J Comp Neurol 1991;310:285–99.

80. Hamdan AH, Walsh W, Heddings A, et al. Gestational age at intrauterine myelomeningcele repair does not influence the risk of prematurity. Fetal Diagn Ther 2002;17:66–8.

81. Tubbs RS, Chambers MR, Smyth MD, et al. Late gestational intrauterine myelomeningocele repair does not improve lower extremity function. Pediatr Neurosurg 2003;38:128–32.

82. Holmes NM, Nguyen HT, Harrison MR, et al. Fetal intervention for myelomeningocele: effect on postnatal bladder function. J Urol 2001;166:2383–6.

83. Bruner JP, Tulipan NB, Richards WO, et al. In utero repair of myelomeningocele: a comparison of endoscopy and hysterotomy. Fetal Diagn Ther 2000;15:83–8.

84. Bruner JP, Tulipan NE, Richards WO. Endoscopic coverage of fetal open myelomeningocele in utero [letter]. Am J Obstet Gynecol 1997;176(Pt 1):256–7.

85. Bruner JP, Boehm FH, Tulipan N. The Tulipan-Bruner trocar for uterine entry during fetal surgery. Am J Obstet Gynecol 1999;181(Pt 1):1188–91.

86. Walsh DS, Adzick NS, Sutton LN, et al. The rationale for in utero repair of myelomeningocele. Fetal Diagn Ther 2001;16:312–22.

87. Mangels KJ, Tulipan N, Bruner JP, et al. Use of bipedicular advancement flaps for intrauterine closure of myeloschisis. Pediatr Neurosurg 2000;32:52–6.

88. Aaronson OS, Hernanz-Schulman M, Bruner JP, et al. Myelomeningocele: prenatal evaluation—comparison between transabdominal US and MR imaging. Radiology 2003;227:839–43.

89. Mangels KJ, Tulipan N, Tsao LY, et al. Fetal MRI in the evaluation of intrauterine myelomeningocele. Pediatr Neurosurg 2000;32:124–31.

90. Bouchard S, Johnson MP, Flake AW, et al. The EXIT procedure; experience and outcomes in 31 cases. J Pediatr Surg 2002;37:418–26.

91. Stevens GH, Schoot BC, Smets MJ, et al. The ex utero intrapartum treatment (EXIT) procedure in fetal neck masses: a case report and review of the literature. Eur J Ostet Gynecol Reprod Biol 2002;100:246–50.

92. Myers LB, Cohen D, Galinkin J, et al. Anaesthesia for fetal surgery. Paediatr Anaesth 2002;12:569–78.

93. Embrey MP, Garret WJ, Pryer DL. Inhibitory action of halothane on contractility of human pregnant uterus. Lancet 1958;ii:1093–4.

94. McNamara H, Johnson N. The effect of uterine contractions on fetal oxygen saturation. Br J Obstet Gynaecol 1995;102:664–7.

95. Finster M, Ralston DH, Pedersen H. Perinatal pharmacology: In: Shnider SM, Levinson G, editors. Anesthesia for obstetrics. Baltimore: Williams & Wilkins; 1993. p. 71–82.

96. Ramanathan S, Gandhi S, Arismendy J, et al. Oxygen transfer from mother to fetus during C/S under epidural anesthesia. Anesth Analg 1982;61:576–81.

97. Roach CJ. Renovascular hypertension in pregnancy. Obstet Gynecol 1973;42:856–60.

98. Harrison MR. Fetal surgery. Am J Obstet Gynecol 1996;174:1255–64.

99. Motoyama EK, Rivard G, Acheson F, et al. Adverse effect of maternal hyperventilation on the fetus. Lancet 1966;286–8.

100. Motoyama EK, Rivard G, Acheson F, et al. The effect of changes in maternal pH and $PCO_2$ on the $PO_2$ of fetal lambs. Anesthesiology 1967;28:891–903.

101. Rivard G, Motoyama E, Acheson F, et al. The relation between maternal and fetal oxygen tensions in sheep. Am J Obstet Gynecol 1967;97:925–30.

102. Adzick NS, Harrison MR, Crombleholme TM, et al. Fetal lung lesions; management and outcome. Am J Obstet Gynecol 1998;179:884–9.

103. Creasy R. Mirror syndromes. In: Goodlin RC, editor. Care of the fetus. New York: Masson; 1979. p. 48–50.

104. Myers LB, Cohen D, Galinkin J, et al. Anaesthesia for fetal surgery. Paediatr Anaesth 2002;12:569–78.

105. Gaiser RR, Kurth CD. Anesthetic considerations for fetal surgery. Semin Perinatol 1999;23:507–14.

106. Harrison MR, Golbus MS, Filly RA, et al. Fetal surgical treatment. Pediatr Ann 1982;11:896–9.

107. Longaker MT, Golbus MS, Filly RA, et al. Maternal outcome after open fetal surgery. A review of the first 17 human cases. JAMA 1991;265:737–41.

108. Gaiser R, Cheek T. Anesthetic management of cesarean delivery complicated by ex-utero intrapartum treatment of the fetus. Anesth Analg 1997;84:1150.

109. Quinn TM, Adzick NS. Fetal surgery. Obstet Gynecol Clin North Am 1997;24:143–57.

110. Ranzini AC, White M, Guzman ER, et al. Prenatal sonographic diagnosis of uterine rupture following open fetal surgery. Obstet Gynecol 2000;93(5 Pt 2):826–7.

111. DiFederico EM, Harrison M, Matthay MA. Pulmonary edema in a woman following fetal surgery. Chest 1996;109:1114–7.

112. Fauza DO, Berde CB, Fishman SJ. Prolonged local myometrial blockade prevents preterm labor after fetal surgery in a leporine model. J Pediatr Surg 1999;34:540–2.

113. Tame JD, Abrams LM, Ding XY, et al. Level of postoperative analgesia is a critical factor in regulation of myometrial contractility after laparotomy in the pregnant baboon: implications for human fetal surgery. Am J Obstet Gynecol 1999;180:1196–201.

114. Castracane VD. Endocrinology of preterm labor. Clin Obstet Gynecol 2000;43:717–26.

115. Mazzola CA, Albright AL, Sutton LN, et al. Dermoid inclusion cysts and early spinal cord tethering after fetal surgery for myelomeningocele. N Engl J Med 2002;437:256–9.

116. Dias MS. Myelomeningocele repair in utero. Pediatr Neurosurg 1999;30:108.

117. Bannister CM. Suggested goals for intrauterine surgery for the repair of myelomeningoceles. Eur J Pediatr Surg 2000;10 Suppl 1:42.

118. Merrill DC, Goodwin P, Burson JM, et al. The optimal route of delivery for fetal myelomeningocele. Am J Obstet Gynecol 1998;179:235–40.

119. Hobbins JC. Diagnosis and management of neural-tube defects today. N Engl J Med 1991;324:690–1.

120. Lyerly AD, Mahowald MB. Maternal-fetal surgery for treatment of myelomeningocele. Clin Perinatol 2003;30:155–65.

121. Shurtleff DB, Luthy DA, Nyberg DA, et al. The outcome of fetal myelomeningocele brought to term. Eur J Pediatr Surg 1994;4 Suppl 1:25–8.

122. Cochrane DD, Irwin B, Chambers K. Clinical outcomes that fetal surgery for myelomeningocele needs to achieve. Eur J Pediatr Surg 2001;11 Suppl 1:S18–20.

123. Hadi HA, Loy RA, Long EM Jr, et al. Outcome of fetal myelomeningocele after vaginal delivery. J Reprod Med 1987;32:597–600.

124. Chervenak FA, Duncan C, Ment LR, et al. Perinatal management of myelomeningocele. Obstet Gynecol 1984;63:376–80.

125. Lu GC, Steinhauer J, Ramsey PS, et al. Lethal pulmonary hypoplasia after in utero myelomeningocele repair. Obstet Gynecol 2001;98:698–701.

126. Rintoul NE, Sutton LN, Hubbard AM, et al. A new look at meningomyeloceles: functional level, vertebral level, shunting, and the implications for fetal intervention. Pediatrics 2002;109:409–13.

# 第七章

# 先天性肺囊肿腺瘤样畸形切除术、肺隔离症、支气管源性囊肿宫内手术处理的麻醉

原著　LAURA B.MYERS
译者　申彦杰　上官王宁
审校　吴军正

胎儿出生前即呈现肺部包块是一组罕见的、而且复杂的先天性疾病。基于胎儿的系列超声检查,到目前为止,可供选择的胎儿肺部包块的处理方法还很有限。治疗处理的选择方案包括:①一旦确定胎儿肺部发育成熟而有存活的可能性时,在作好紧急复苏的同时,即刻分娩;②使用地高辛经胎盘途径治疗严重肺部包块并伴有水肿的胎儿[1,2];③如果认为胎儿不能存活,应当考虑终止妊娠。另一个治疗方案是不进行干预治疗,因为一些包块在子宫内可以自然消失。对这些胎儿可以进行连续动态超声检查,并且允许继续妊娠到足月,如果影像学检查提示肺部肿块再次出现,可以在胎儿出生后行择期肺部包块切除术。对于肺部包块较小或包块宫内自行消失后再次出现的大多数胎儿来说,常规分娩并在出生后行包块切除术的结果往往是良好的[3]。然而,一小部分胎儿表现有明显的肺部包块生长,最终损害正常肺组织的发育。此外,一些存在肺部包块的胎儿发展为胎儿水肿,它是胎儿死亡的前兆[4,5]。这些胎儿的治疗方案包括囊肿吸引术、胸腔穿刺术、双J-支架置入术,以便进行长期胸部引流和宫内肺部包块切除术[3,6,7]。所有治疗方案的目的是缩小肺部包块从而使剩余的肺部正常发育。本章节定义了不同的胎儿肺部病变,讨论了过去的治疗方案和治疗后的转归,对受影响的胎儿和母体的围术期管理进行了评估。此外,对这些实施干预治疗胎儿的具体麻醉注意事项也进行了阐述。

## 第一节　适合胎儿干预治疗的疾病

### 先天性肺囊肿腺瘤样畸形

先天性肺囊肿腺瘤样畸形(CCAM)是一种罕见的肺部病变,包括肺组织和支气管囊性包块,这些包块均不参与气体交换[8,9]。使用显微镜进一步检查显示,CCAMs病理特点表现为呼吸上皮细胞紊乱,其结构类似于呼吸性细支气管和肺泡。CCAM发生的病因包括两个理论。第一个理论认为,是由于在妊娠第5周和第6周期间的细支气管结构发育不成熟所致[8~10]。另外一个理论认为这种肺部病变事实上就是肺发育不良的区域[11]。不论这个病变的基本病因是什么,在一些严重病例,CCAMs能压迫周围的肺组织,影响正常肺组织发育,最终导致肺发育不良。

CCAM可影响任一肺叶的发育,在男性中稍微多见一些[12]。囊肿的大小可以差异很大,小到在显微镜下才可分辨,大到直径约2cm的囊肿。与肺分离症(将在本章后面部分探讨)不同,CCAMs的血供和静脉回流来源于肺循环[9,13]。鉴别诊断包括先天性膈疝、支气管囊肿、肺分离症、肠源性囊肿、先天性肺叶气肿、支气管闭锁、先天性囊肿状水瘤。有报道显示,在CCAM损害点可以同时存在着多种支气管肺发育异常的病理特点[14,15]。

以往的CCAM病变分类主要基于产后的发现,根据大体外观和显微镜观察分为Ⅰ~Ⅲ种类型(图7-1)[9,16]。Ⅰ型,预后最好,由单个或多个直径2cm

或更大的囊肿组成。这些病变在产前超声检查时很容易被发现,手术切除时肉眼可见。Ⅱ型,病变由多个直径1~2cm较小的囊肿组成,常与其他的先天性异常有关,且预后相对较差。Ⅲ型,是三种类型中最罕见的类型,病变体积较大、外观上囊肿很小或无囊肿,预后最差[17,18]。此型病变只能借助显微镜才能被观察到。此外,这些病变超声下都显示为实质性,几乎一律都是高恶性程度[16]。Sakala等对35例CCAM患者进行了报道,发现Ⅰ型和Ⅱ型病变出现于左侧或右侧半胸的概率基本相同,其中有一例患者出现了双侧病变[16]。Ⅰ型病变更多见的是出现单个大的囊肿(大于6~10cm)。Ⅱ型病变由多个小囊肿组成。Ⅲ型病变发生于左侧和右侧胸部的概率相等,有两例患者出现双侧肺部病变。这些病变显示为均匀、固定、高回声,在某些情况下由于病变的包块作用使得横膈膜反转。Ⅲ型病变患者的围生期死亡率是92%,13名患者中只有1名幸存。任何一种分型的发病率均无性别差异,但也注意到极少数发展成恶性的病例。

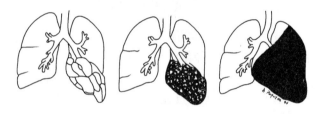

**图7-1** 先天性肺囊肿腺瘤样畸形 Stocker Ⅰ型、Ⅱ型、Ⅲ型分类。征得 Bianchi DW 等[22]同意而拷贝

一些学者对CCAMs的Stocker分型提出了疑问,认为在产后对病变的特征描述并不能很好的反映那些在宫内作出诊断的CCAMs[17,19,20]。这些学者认为,CCAMs宫内的病变分类应该根据超声下囊肿的大小和特点进行分类。他们建议分为微小和巨大囊肿两种类别。特别是微小囊肿,由直径小于5mm和超声下显示为高回声的囊肿组成。而一个或者多个肉眼可见的囊肿被认为是巨大囊肿。这些专家也建议使用超声进行密切随访,因为这些病变的形态常常会在妊娠过程中发展和改变。

### CCAM 伴相关的胎儿水肿

一些胎儿肺部病变可以导致胎儿水肿的发生,其原因可以是免疫源性或非免疫源性,这取决于是否出现母体抗胎儿红细胞抗原的抗体。无论免疫状态如何,胎儿水肿是一种严重的状况,往往提示胎儿处于发病前状态。这与胎儿显著的液体失衡有关,从而导致了体液在至少两个间隙的异常积

聚[21,22]。随着胎儿液体积聚的进一步发展,导致胎儿组织间隙液体和全身体液增加,从而导致心包和胸膜积液、腹水、全身水肿或胎盘增厚。由于未能及时发现的宫内胎儿死亡,非免疫源性胎儿水肿很难通过常规方法确定,但一般认为每1500~4000例分娩发生1例[23]。其病因学是由于一些其他疾病引起,包括心脏、血液、胃肠道、神经病学和代谢的变化。

在所有的胎儿肺部包块中,CCAM是最常引发胎儿水肿的疾病。Pinson和其同事对12例CCAM胎儿进行了分析报道,强调了"胎儿液体失衡",即水肿、全身性水肿、羊水过多的重要性[24]。尽管这些病变发现与Ⅲ型实质性肿瘤有关,但他们认为水肿可发生于任何一种类型的肺部包块,只要包块机械性压迫腔静脉和(或)右心房,都可以引起胎儿水肿。尽管这些患者中无一例存在实质性的心脏疾病,但是所有的胎儿都证明存在水肿。此外,蛋白流失到羊水中(此现象同样也出现在这些病例中),这可能促进了胎儿水肿的发生。Hernanz-Schulman和同事推测这些患者发生水肿的病因可能是由于肺部包块发生扭转,从而导致静脉和淋巴管的闭塞[12]。这种闭塞导致胸水积聚和胎儿水肿的发生。

胎儿肺部畸形本身可能会导致过多的液体积聚,因为胎儿肺对于羊水平衡来说是一个非常重要的器官[24]。胎儿肺部水积聚是在氯离子主动进入肺泡间隙形成的电机械梯度的影响下产生的。Ross等报道,平均胎儿肺水产生量约为300ml/d或大约4ml/(kg·h)[25]。胎儿排尿量约为700ml/d;尽管差异很大,胎儿吞咽摄水量也大约为700ml/d。剩余的300ml/d量需要通过绒毛羊膜排到羊水中。如CCAMs所见,促进体液异常积聚的机制仍不清楚。其可能机制包括由于食管堵塞,导致胎儿通过食管吞咽受阻,因为胎儿吞咽是羊水回到胎儿血管内的一个重要的途径。第二种可能机制是CCAM自身液体分泌过多或渗出。

### CCAM 的自发消失

CCAM病变在宫内可能会自发消失。有关这些肺部包块自发消失的病例报道很多,可以通过连续彩色多普勒和双重多普勒超声检查得到证实[19,26,27]。大部分情况下,在胎儿肺部病变初次诊断后,母亲可以进行连续超声检查并允许到足月。但是,子宫内CCAM病变自发消失并不能确保婴儿出生后的呼吸稳定性。Higby等报道了1例在妊娠

29周时被诊断为CCAM的胎儿,在妊娠32周时包块自发消失[28]。母亲足月进行分娩,但是在出生时,新生儿出现明显的呼吸系统损害,最终需要高频通气并随后接受体外膜肺行替代治疗。

迄今为止关于CCAM最大的病例报道数据来自于伦敦国王学院的Thorpe-Beeston和Nicolaides,他们对58例被诊断为CCAM并在他们医疗中心接受治疗的胎儿进行了分析报道,并且将这些数据与其他文献中报道的74个病例进行结合[20]。结果发现,微小的CCAM(Ⅲ型)发生率约为42%,所有的Ⅲ型患者中有35%发生与CCAM相关的羊水过多,43%的患者发展为胎儿水肿。12%的患者可见许多相关的严重异常,仅有9%的患者会出现宫内自发消失。因为到目前为止包块自发消失的病因学还不清楚,而且包块自发消失本身并不能确保分娩后肺功能完全正常,因此应该对所有在宫内诊断为CCAM的胎儿保持高度警惕,在分娩期间复苏措施都应该准备好并随时可用。

Laberge等对来自5个不同的医疗中心特征相似的48例CCAM患者进行了分析报道,他们发现妊娠期间胎儿CCAM病变的发生率在1/25 000～1/35 000之间[19]。与之前来自伦敦的病例报道最大的不同之处在于宫内包块自发消失的发生率,该报道发现这些患者病变消失的发生率为56%。自发消失被定义为,在超声显示下,原先的纵隔移位和腹水等迹象消失了,或妊娠期间病变的范围持续缩小。Laberge等报道,即使原先被考虑为Ⅲ型病变或者高回声病变,也发现至少有5处病变发生消失。42%的患者未进行干预治疗而纵隔移位能够得到自行纠正。上述2个病例报道的另一个差别是先天性畸形的发生率。在目前这个病例报道中,并没有观察到先天性畸形的发生率增加。基于这些发现,Laberge等推荐,仅对妊娠小于30周观察到水肿、存在长时间的肺部压缩或出现严重羊水过多的胎儿进行干预治疗。当CCAM存在微小囊肿的特点,加之胎儿全身水肿,同时因为孕龄期短,胎儿不可能接受分娩,唯一可能的干预措施就是对胎儿实施开胸行受累肺叶切除术。13例患者中有8例在采用此种治疗策略后存活,而与之形成对比的是,25例CCAM病变伴胎儿水肿患者在采取观望治疗策略时均发生死亡。

这两个病例报道除外不同之处,虽然样本量都相对较小,但都强调了连续超声检查以决定在何时来实施何种合理治疗的重要性。

## 目前CCAM的治疗方案

胎儿肺部病变治疗专家通过把许多已报道的数据和转归进行结合,制定了诊断为CCAM病变胎儿的临床治疗指南。Adzick等认为,这些胎儿的整体预后取决于肺部肿块的大小和继发出现的生理紊乱[3]。对于出现水肿的胎儿,应当给予特别的考虑。这些学者的观点认为,如果出现了水肿,胎儿或新生儿更容易发生死亡。De Santis等对17例CCAM患者进行了分析报道,并持续随访跟踪1个月～15年[29]。结果发现,水肿是影响预后的唯一负面因素。Miller和同事们7年期间对17例患者进行分析调查后报道了类似的结果[30],所有发生水肿的患儿均在子宫内或分娩后不久死亡。有趣的是,在这个报道中所有在妊娠期间发生CCAM包块缩小的患者都存活。

Adzick等建议对存在CCAM病变并出现水肿且妊娠少于32周的胎儿进行宫内干预治疗[31]。尽管这些结论是基于CCAM患者的治疗经验,但Adzick等建议这些经验可能也适合于其他胎儿肺部病变的治疗(如肺分离症)。

其他创伤较小的CCAM治疗方法包括通过对肿块的囊肿部分进行减压来减小肺部病变的大小。这样,胎儿肺组织可能有机会得以正常发育。具体的治疗方案包括囊肿抽吸术、胸腔穿刺术以及支架置入持续胸腔引流术[24]。这些治疗方法在下面的章节中将会进行更详细的讨论。

## 肺 隔 离 症

肺隔离症也称为支气管肺隔离症、附加肺或支气管肺前肠畸形,这是一种非常罕见的肺部先天异常病变,占所有先天性肺部病变的0.5%～6%[32,33]。一般人群中活产新生儿的发病率大约为0.15%～1.7%[34]。1861年,Rokitansky和Rektorzik首次对这种病变进行了描述,1964年Pryce对这种肺部病变重新命名并开始被大家所认识,其术语也沿用至今[22]。

肺隔离症的病变由无功能的肺组织组成,与正常的气管支气管树不相通,因此不能参与气体交换。与CCAM的血液供应和静脉回流来自肺循环不同,肺隔离症有一套体循环动脉血供系统,大部分血供来自于远端胸主动脉或者上腹主动脉血管。肺隔离症确切的发病机制仍存在争议,许多理论都试图解释这一缺陷的形成[22]。附属肺形成的隔离最常见于左侧胸腔基底部,但也见于右侧胸腔和从颈部到膈肌任一水平的纵隔内[33]。许多形态异常与隔离症有关,最常见的是膈疝。如果未进行宫内治疗,这些病变在新生儿常发展为呼吸窘迫或儿童表现为慢性呼吸道感染。基于这些问题,因此肺隔离症患儿在出现症状的情况下需考虑行切除术。

虽然胎儿水肿在 CCAM 患者发生的概率较大(尤其是 Stocker Ⅲ型病变),但胎儿水肿可见于任何一种先天性肺部包块病变。由此,宫内肺隔离症常常伴有胎儿水肿、羊水过多以及巨大胎盘。此外,患者出生后这些病变也可能成为持续存在的肺部包块。虽然水肿发生的确切机制还不是很清楚,可能原因是由于巨大的胸腔包块引发心脏受压或者腔静脉回流受阻所致[35,36]。相关的胸腔积液经常是淋巴管源性的,原因是由于隔离症本身导致淋巴回流受阻[12,37,38]。

肺隔离症根据胸膜是否把肺组织与周围的非呼吸性组织隔离开来分为叶内型和叶外型[39]。叶内型肺隔离症(IPS)是异常肺组织存在于正常肺叶软组织内,没有单独的脏层胸膜。叶外型肺隔离症(EPS)是异常肺组织被自身脏层胸膜包裹,与周围正常肺组织分隔开来[40]。根据这个定义,大多数的病例属于叶内型,在婴儿和儿童肺隔离症患者中约占 75%。EPS 占剩余的 25%,异常肺组织在脏层胸膜外,可在膈肌的上方或下方[41,42]。Levi 等报道,大多数 EPS 病例位于心包的外面,只有 3 例患者的病变位于心包内[33]。胎儿 IPS 和 EPS 的发病率仍不清楚,因为产前诊断胸部的占位性病变比较困难。

尽管随着目前产前影像技术的进展,但是产前准确诊断肺隔离症也许是不可能的。血管造影术、彩色多普勒超声以及多普勒超声检查已经使用于产后婴儿,以诊断这些肺部病变的异常血供,但是到目前为止还没有成功地用于产前诊断。

与其他胎儿肺部病变一样,产前治疗方案取决于继发疾病的严重程度。对出现水肿和宫内已经奄奄一息的胎儿,在选择治疗方案时需要仔细地综合考量,在本章中将进行详细的阐述。

## 支气管囊肿

支气管囊肿是胚胎畸形,它被认为是支气管肺前肠畸形的一种类型[32]。这些囊肿被认为是由于在妊娠第 4~8 周时原始支气管树的异常发育而导致,因此它代表个体发育早期的异常肺发育[43]。这些囊肿常常是单泡性薄壁囊肿,邻近于后位气管的膜性部分。支气管囊肿可以位于肺外、气管旁、纵隔内

或肺内,但更多见的是存在于表浅位置。较少见的支气管囊肿可能出现在腹膜后、膈膜内、颈椎部位、心包内、纵隔或者薄壁肺组织内部或者腹部[44~51]。

多数情况下,支气管囊肿在患儿出生后的第 1 个月没有任何症状。需要格外注意的是位于纵隔的囊肿,会出现临床症状并有喘鸣音。产前诊断相关报道提示该病变的发病率日渐增多。发育中的胎儿使用超声检查比较容易发现此类充满液体的囊肿病变,而出生后常规胸片很容易漏诊此类病变。尽管与之前叙述的肺部病变相比,此类病变宫内的并发症较少,但是这些病变容易导致危及生命的产后并发症,因此在产前应当密切注意。

一般来说,这些病变导致严重并发症的发生主要由囊肿的大小和位置决定。常见的临床表现是由于囊肿压迫气管支气管树、肺动脉或者食管所致[52~54]。这些病变也可引起支气管受压,导致远端气道阻塞[55]。出生后通过对受影响的气道进行评估,可能会发现同时存在支气管闭锁、气管软化或者支气管软化等,这些气管支气管畸形或者也可以是由于发育中的大气道变形或受压的直接结果。鉴别诊断主要根据解剖学位置,需要与包括心包囊肿、膈疝、淋巴管瘤、CCAM、前侧脊髓脊膜突出、胸腺囊肿以及肾上腺囊肿等区别。

Meizner 和 Lenz 对 22 例存在胸内病变的胎儿进行分析报道,发现其中有 5 例诊断为支气管囊肿[56]。在一些病例中,囊肿在宫内进展性生长,导致心力衰竭,引发胎儿水肿。对囊肿的间断或连续引流的胎儿介入治疗方法能够防止这些病变引起的继发性并发症。通过对胎儿实施开胸手术治疗也能够成功地治疗肺囊性病变(图 7-2)[31]。

## 混 合 病 变

某些情况下,一种病变可能会出现许多不同类型肺部病变的解剖学和组织学特点。MacKenzie 等报道了一例妊娠 23 周超声诊断存在左侧胸部囊肿的胎儿,该囊肿造成了正常肺组织受压并引发对侧纵隔移位[15]。通过实施宫内囊肿减压术后,囊液没有出现进一步的再次积聚。出生时未发现呼吸窘迫,同时新生儿进行了简单的外科切除术。术中,证实为肺叶外型支气管隔离症,含有完整的体循环血液供应系统和单独分隔的胸膜。组织学研究表明这个囊肿包含有纤毛呼吸上皮、软骨,提示为支气管源性囊肿。然而,剩余部分的组织学检查却与 CCAM 病变一致。作者推测该患儿的一种病变

胎儿胸部包块

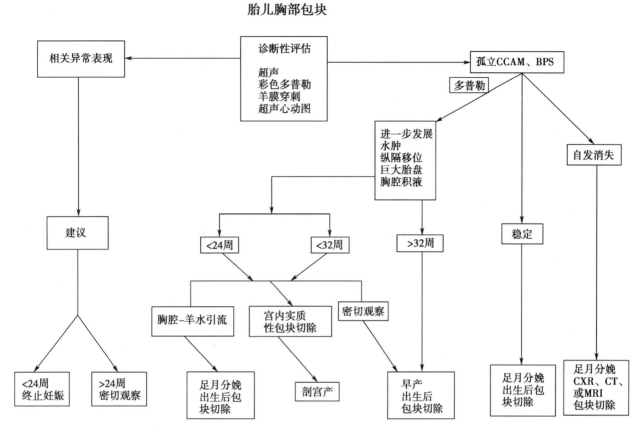

**图 7-2** 胎儿胸部包块的处理流程。BPS＝支气管肺隔离症；CCAM＝先天性肺囊肿腺瘤样畸形；CT＝计算机断层扫描；CXR＝胸部 X 线；MRI＝磁共振

内复合存在三种独立的病变,由此表明这些畸形存在相同的胚胎学联系。此外,这种复合病变类型可能比之前想象的更为常见。

## 第二节 以往的干预措施及其转归

到目前为止,存在肺部包块胎儿的治疗方案包括囊肿吸引术、胸腔穿刺术、行长期胸部引流的双 J-支架置入术以及行宫内受影响组织的切除术。另外,可以选择通过重复连续超声检查对病变进行密切观察,有可能会发现病变在子宫内自发消失。本文将对迄今为止的可能治疗措施及其早期疗效进行综述。必须要提及的是,大部分的相关报道要么根本没有提及麻醉的管理,要么只是做了一些简短的讨论。此外,许多经皮治疗操作是在未对母体或者胎儿进行镇痛或者麻醉的情况下实施的。尽管一些干预治疗是成功的,但是在有些情况下,早产会导致婴儿死亡。充分抑制胎儿的应激反应及其引发的对子宫兴奋性的影响,如在第一章、第三章和第四章中讨论的一样,可能会改变这些干预治疗的转归。

Weiner 等报道和分析了一例合并水肿的叶外型肺隔离症患儿,该患儿被施行宫内胸腔穿刺术,然后在超声引导下经置入三根胸腔-羊水分流管实施引流术[57]。在对胎儿进行介入治疗和放置分流管之前,手术医师首先通过脐动脉导管对胎儿进行术前血管造影以鉴定隔离病变区的血供来源。分流管置入的并发症包括分流管堵塞(可能是由于细胞碎片)。此外,分流管滑脱也需要再重复一个相同的胎儿手术操作过程。虽然这些干预措施使胎儿水肿得到消退,但是在发生胎膜早破和早产后,由于肺发育不全,胎儿最终死于呼吸功能不全。

Boiskin 等对在一例 32 周患肺隔离症胎儿中施行内在导管置入术进行了分析报道,胎儿在置入导管之后消除了胸腔积液和纵隔移位[58]。通过减少继发的并发症,允许胎儿能够正常发育至足月,并在出生后成功的实施肺部包块切除术。

Kyle 等对两例存在肺部包块的胎儿(一例是 CCAM,一例是支气管囊肿)进行了分析报道,通过施行间断胸腔穿刺术,使两例患者都得到了成功的治疗[59]。对于出现早期损害的胎儿,这被认为是妊娠中、晚期侵入性较小的一种治疗方案。Brown 等报道了一种类似的治疗方法,通过对巨大 CCAMs 胎儿使用连续羊水减量,并于产后施行外科切除术,获得了较好的治疗效果[60]。

Lopoo 等也推荐对那些出生前诊断有胸腔积液并出现水肿征象的胎儿使用连续胸腔穿刺引流的治疗方法,以提高胎儿存活率[61]。他们同时也警告说,宫内胸腔穿刺引流术可能会导致胎儿胸腔内液体的快速再积聚,从而需要反复的胸腔穿刺。因此,采用双 J-支架置入术行胸腔-羊水分流可以避免实施不断重复的干预措施。

Harrison 等首次对两例胎儿 CCAM 切除术的个案进行了报道[18]。第一个病例在技术上是成功的,但是术后母体出现"镜像综合征",以高血压、蛋白尿以及全身水肿为表现特点,因此需要终止妊娠,娩出不能存活的早产儿。第二个病例在技术上也是成功的,胎儿足月分娩而且状况很好。

Adzick 等对胎儿手术干预治疗后的早期疗效进行了分析报道,其中包括 6 例实施宫内切除术治疗的 CCAM 患者[31]。结果发现干预治疗的总体成功取决于胎儿肺部包块的大小和继发的生理紊乱,即纵隔移位、肺发育不全、羊水过多和心血管危害等,这些都可能会最终导致胎儿死亡。在所报道的病例中,均使用氟烷进行麻醉,氟烷据报道能够为母体和胎儿提供必要的子宫松弛和麻醉。胎儿监护包括一个微型桡动脉脉搏氧饱和度仪和一个埋置于皮下的无线遥测仪测定胎儿的心电图和体温。他们还注意到,即使在成功的包块切除后,胎儿水肿消退也较缓慢,需要超过 1～2 周的时间。此外,对那些纵隔移位明显的患者,纵隔复位需要更长的时间。他们的结论认为,当母体患有镜像综合征时,单单治疗胎儿基础疾病并不能逆转这个病理生理学改变。解释这一现象的推测包括灌注不良的胎盘组织释放某一因子,导致血管内皮细胞损伤,引发镜像综合征。基于这个发现,因此作者推荐更早介入,在出现巨大胎盘和母体镜像综合征之前进行干预治疗,以抢救这些受影响的胎儿。

已有报道对出生前诊断为 CCAM 的胎儿尝试采用宫内激光消融治疗肺部包块的方法。Bruner 等对一项经皮治疗技术进行了报道,超声引导下使用钇-铝-石榴石(YAG)激光仪对 CCAM 胎儿进行治疗[62]。一个激光光纤被放置在胎儿的右侧胸部,在首次治疗后 4 周内,胎儿又接受了两次相同的激光治疗操作。但在出生后,胎儿死于肺部发育不良所导致的呼吸衰竭。此外,由于出生前激光治疗接

受激光能量,导致多根肋骨骨折,这个胎儿右侧胸部存在严重的塌陷。提示在人体临床试验之前,需要更深入的动物研究以提高这项技术的治疗效果。

有作者报道尝试使用硬化剂乙醇(100％)对一例 27 周患有肺隔离症的胎儿进行治疗[7]。通过使用乙醇来中断其他病变(如动静脉畸形、肾肿瘤、胎盘血管瘤)的血供并施行选择性胎儿毁坏[63]。尽管这些学者报道由于供血血管内的血流立即中断,因此病变的大小明显缩小,但乙醇注射本身对儿童和成年人能带来显著的心血管和肺部不良反应[64]。此外,已知乙醇注射可以引起儿童严重的疼痛,在接受治疗的胎儿,也可诱发强烈的应激反应[65]。在给予治疗之前必须考虑到这些因素。

另外,经胎盘治疗技术也被尝试使用并取得不同程度的成功。Entezami 等报道一例 CCAM 伴水肿胎儿,给予母体实施地高辛治疗,并通过胎盘把地高辛药物转移到胎儿体内,治疗取得了成功[66]。这例患儿的水肿得到消除,但是经胎盘转移药物至胎儿体内行治疗其可靠性存在变异,取决于许多因素,如母体和胎儿血的蛋白结合率、药物在母体和胎儿血中的离子化程度、母体和胎儿血 pH、胎盘的厚度、绒毛间隙的血流量、母体和胎儿血药物的浓度差和药物的解离常数——$pKa$[67]。作者推测,相比于地高辛治疗胎儿心力衰竭引发水肿的效果,地高辛治疗继发于中心静脉压升高而导致的胎儿水肿的效果较差。如果胎儿水肿的病因与肺部包块的关系不清楚时,在母体安全不受损害的情况下考虑药物治疗可能是合理的。

来自费城儿童医院的 Adzick 等综述报道了他们对胎儿肺部病变方面的治疗经验,就对这些患者目前的治疗手段及其结果方面,该综述应该是一个最大和最全面的报道[3]。回顾性分析了 175 例胎儿肺部病变患者后,作者的结论认为,出现肺部病变的胎儿可以存在广泛的临床严重程度。如果胎儿没有出现水肿,仅仅存在一个孤立的肺部病变,作者推荐使用连续超声检查以监测出现胎儿水肿的可能迹象,如果胎儿仍就存活的话,出生后可行包块切除术。因为一些 CCAM 和许多肺隔离症在妊娠期间可能自发消失,因此连续超声监测在整个医疗处理中它是最重要的一环。如果高度怀疑胎儿肺部病变为非囊性叶外型肺隔离症但没有出现水肿,这些患者可以采用连续超声检查监测,不推荐实施宫内干预治疗。而对于存在肺部包块并且出现水肿的胎儿,其治疗方案取决于胎龄。对于那些

妊娠大于 32 周的胎儿来说，应考虑进行分娩。尽管新生儿出生后自身的情况很差，肺部病变在分娩后可以立即切除。对于那些妊娠小于 32 周的胎儿来说，应该考虑施行宫内胎儿开胸和包块切除术。13 例存在肺部病变和水肿的胎儿，其中有 8 例实施宫内肺叶切除术后水肿得到了解除，子宫内肺正常发育，新生儿存活。这些病例中，6 例肺部有较大的、实质性囊性病变且无水肿迹象的患儿，在接受胸腔-羊水分流术后有 5 例患者存活。通过连续超声检查证实，41 例叶外型肺隔离症患儿有 28 例自行消失。

这项回顾性报道也提出了母体的发病率。在施行宫内胎儿肺部包块切除术后，母体的并发症包括一例切口血肿和一例切口感染，这两位患者均需要进行引流。有两例患者需要输血，两例患者出现轻度术后肺部水肿需要利尿剂治疗，其中一例患者出现子宫切口裂开，这在该产妇施行剖宫产时得到了证实。

在这些病例中没有对麻醉管理进行详细的讨论。所有病例都在全麻气管插管下实施手术操作，作为首选的卤化药物，异氟烷用来提供"必要的子宫松弛"和"胎儿和母体麻醉"。术中无胎儿监测技术。有趣的是，在放置胎儿分流管时并没有讨论母体和胎儿的麻醉或镇痛，虽然有一例患儿在干预治疗后 3 天死亡，其原因是由于胎膜早破及随后的早产。

# 第三节　术前评估

## 影像学评估

除了在本章节其他地方讨论的关于其他术前注意事项之外，术前胎儿超声检查和磁共振成像（MRI）的准确性和质量在某些原因情况下是最重要的。因为与其他病变相比，这些病变在子宫内更容易自发性的消失，不准确的诊断可能会导致采用非最佳或不恰当的干预治疗措施，从而增加胎儿不必要的风险。此外，通过影像学检查，能够获得非常有价值的信息，有助于在决策过程中选择特定的治疗手段，如出现腹水、全身水肿、肺发育不全和受损的程度，气道粘连和由于胸部肿块所造成的潜在的气道变形或者受压等。通过影像学检查，可能会发现其他先天性异常，这样使得可能的胎儿介入治疗毫无用处。但这些评估研究可能很难进行，主要是由于胎儿运动过多，可能需要辅助药物来提供一个安静的环境。最后，事实上一些病变可能存在许多不同病变的特点，导致影像学检查不可能作出明确的诊断[15]。

Meager 等对 3 例宫内出现高回声肺部病变的病例进行了分析报道，通过超声检查显示，患者都呈现了肺部病变消除和退化的征象[68]。但是作者警示临床医师，避免单凭一种术前评估就得出错误的结论，即认为患者潜在的病理改变也已消退。3 例胎儿中有 2 例在出生后立即出现严重的呼吸窘迫，尽管临近出生前的超声检查显示肺野正常。

多普勒超声检查可能会成为发现胎儿出生前肺发育不良的一种新技术。Laudy 等通过使用这项技术，发现一例 34 周胎儿在心脏收缩和舒张时其肺动脉血流速度波形下降[69]。

Van Eyck 等在胎儿呼吸运动时测量动脉导管的血流速度[70]。对正常发育的肺来说，呼吸运动使得肺血管床开放，导致动脉导管血流量减少。而如果肺发育不良，肺血管床减少，与呼吸运动相关的动脉导管血流量而不呈现相应的改变。

Roth 等使用能量彩色多普勒超声对存在肺部高度发育不良风险的患者观察胎儿肺部血管化情况，以预测肺部发育不良的严重程度[71]。作者通过出生后肺的形态学来证实产前诊断的肺部发育不良严重性。通过使用肺重量和身体重量的比值和绝对肺泡计数来证实肺发育不良的严重程度，这项技术或许在将来证明很有用。

到目前为止，MRI 是评估胎儿肺部病变最常使用的影像工具之一。来自费城儿童医院的 Hubbard 和 Crombllleholme 报道了肺部包块其特征性的 MRI 影像表现[72]。对这些存在肺部肿块的胎儿进行回顾分析发现，MRI 能够准确地区分先天性膈疝（CDH）和 CCAM，有助于确定胎儿肺部巨大肿块的来源。此外，在一些患者中，由于不同的 MRI 检查结果，其产前诊断也随之改变，故这个检查会直接影响这些患者的治疗方法和处理建议。因此，对有胸部包块的胎儿来说，目前 MRI 被认为是产前评估中作为超声之外一项有价值的辅助检查方法。

Barret 等以及 May 等推荐在胎儿肺部病变诊断中使用高分辨率的超声检查法[73,74]。在高分辨率的声波图上可看到高回声的胎儿肺部肿块，其结果与出生后的诊断有很好的相关性。此外，可以通过仔细的检查分析获得与病变分类有关的大量信息。Meizner 和 Lenz 证实了这些发现，并强调准确的产前诊断可以提供更大的胎儿产后存活机会[56]。

## 胎 儿 评 估

除了前面讨论的术前影像评估外，还需要获得胎儿的染色体组型从而排除存在任何遗传病，这些遗传病与胎儿发病率或者死亡率显著相关，如果存在，这将使任何进一步的干预治疗都显得毫无意义。胎儿染色体组型可以通过羊膜穿刺术或经皮脐带血采集得到。

在手术治疗前通过超声检查估测胎儿体重，这样就可以允许我们准备胎儿手术所需要的用药剂量单位。任何之前尝试放置胎儿分流管的操作均应得到评估，包括干预治疗的次数、胎儿对治疗的耐受性、胎儿症状的短暂逆转、胎儿出现心功能不全和治疗失败的原因。

如果胎儿出现水肿，任何尝试治疗水肿的措施都应该得到记录，包括有效的地高辛治疗、给药的总剂量、给药途径和治疗后的反应。

术前影像评估也可以确定其他预料到的解剖学改变，而这些解剖学改变可能会导致术中胎儿心肺生理功能出现急剧变化，如纵隔移位和已知的胎儿前负荷改变。如果胎儿出现明显的心室功能障碍或心力衰竭，麻醉医师应该警觉在胎儿开胸行肿块切除术时有发生心搏骤停的可能性。

## 母 体 评 估

当考虑对胎儿实施任何形式的干预措施时，无论怎么强调母体的安全性都不为过。完整的病史和体格检查是至关重要的，包括母体全面的气道检查。第二章"孕妇患者"中具体讨论了妊娠相关的母体生理学改变。

除妊娠相关的麻醉注意事项外，也要考虑到有关胎儿的病理生理学改变及其对母体继发并发症的影响。术前麻醉评估时，需要知道存在早产的概率和相关的羊水过多情况。与一个有着安静松弛子宫的患者相比较，胎儿干预操作都会使羊水过多和有早产子宫收缩迹象的患者面临发生更大的早产和羊膜早破的风险。尤其是，外科医师在对胎儿实施开放性的干预措施时，可以通过观察羊水过多的程度和羊水减量的操作次数来洞悉子宫张力情况。对于多次羊水减量而羊水仍然明显过多的患者，术中则需要较大剂量的子宫收缩抑制剂和较高浓度的吸入麻醉药物来获得子宫松弛和可接受的手术操作条件(作者个人经验)。此外，患者如果出现早产子宫收缩，经常需要给予口服、皮下或者静脉注射药物来维持一个安静松弛的子宫。而这些药物可能和麻醉药物产生相互作用，因此需要改变药物剂量或者换用其他药物代替(详见第四章)。

围术期如果存在胎儿水肿，可能会进一步改变母体麻醉用药的剂量。很多产科医师在把这样的患者介绍到胎儿介入治疗中心之前，往往尝试给予母体地高辛以治疗胎儿水肿。地高辛从母体经过胎盘进入胎儿体内，产生有效的胎儿地高辛血药浓度，从而改善胎儿心室功能。母体口服和静脉注射地高辛治疗均已得到应用，但其治疗结果让人觉得有点迷惑。在某些情况下，母体地高辛水平已接近于中毒水平但是胎儿体内未达到治疗剂量，胎儿水肿情况改善很小[1,2]。

除了用药剂量的变化之外，操作者应当警觉的是，存在胎儿水肿还可能会引发母体镜像综合征。镜像综合征指的是由于各种胎儿疾病异常引发的母体特征性的病理生理改变，包括非免疫性水肿、葡萄胎、肺部 CCAM 和骶尾部畸胎瘤。往往也会出现羊水过多和巨大胎盘。虽然这种情况的病因还不清楚，但其最终的结局是使母体处于一个伴随着高血压和全身水肿的高血流动力学状态[75]。镜像综合征可能是由于胎盘激素的释放引起，如绒毛促性腺激素，它的作用是刺激甲状腺素产生并使之处于较高的血浓度水平。同时也有人推测是由于血管活性物质的直接释放所引起。有推测这种弥漫性水肿的原因可能是由于内皮细胞损伤引起[76,77]。实验室检查异常包括甲状腺功能测试的改变，尤其是甲状腺素、甲状腺素树脂摄取率和促甲状腺激素水平升高。可能也会出现人体绒毛膜促性腺激素水平的升高和肾功能的损害[22]。还有可能出现呼吸窘迫或肺水肿，需要迅速积极的治疗，包括给氧、利尿剂治疗，严重的病例需要气管插管呼吸支持治疗。如果出现早产子宫收缩，治疗方案的选择就会受到极大限制，因为抑制子宫收缩的药物可以使镜像综合征引发的母体呼吸失代偿大大恶化。治疗的目的就是对母体潜在的病理状态进行支持疗法。即使纠正了胎儿的病理改变，也不能完全解决母体的异常情况。胎儿分娩是唯一能够逆转母体病理状态的可靠方法。

有几条理由要求麻醉医师注意到术前超声或 MRI 检查时发现的显著的巨大胎盘。胎盘血流量增加可以改变母体和胎儿的药物治疗，因为某些药物的代谢可能会增加，从而需要调整用药剂量。存在巨大胎盘可能也会使术中急性出血的概率增加，如果必要的话应立即准备母体输血。据一些文献报道,由于在子宫切开的时候无意中牵涉到胎盘边缘,在完全子宫松弛的情况下,导致了突然的大量出血[78,79]。除了立即手术控制出血外,同时给予血液制品并使用不会增加胎盘血管阻力的缩血管阻力的缩血管药物进行复苏治疗以维持母体和胎儿的安全。

此外,还应特别注意胎盘的位置,因为与胎盘附着于子宫后壁相比,胎盘附着于子宫前壁使得子宫切开施行胎儿手术的入路变得更加困难。因此,胎盘前置增加了子宫切开时潜在的大出血风险,而且需要的子宫操作时间更长,这均可能导致母体低血压和胎儿缺氧。

全面的母体心理社会评估是术前评估过程的另一个重要部分。产前常规超声检查,如果发现异常情况,往往首先引导我们去怀疑是某一胎儿疾病,然后产妇需要咨询多个可能带来高风险操作治疗的医疗专家。等到患者被介绍到胎儿介入治疗中心前,一些操作和治疗或许已经被尝试。此外,医师可能也已经与父母公开讨论了胎儿存活的概率极低,这对母亲和家庭造成了很大的心理压力。不管你的计划是尝试进行经皮治疗或直视下胎儿肿瘤切除术,咨询医疗小组必须意识到母亲已经所承受的这种压力。此外,考虑到胎儿开胸手术常常在胎儿还不能存活的胎龄期间实施,手术后的妊娠期间要求母亲绝对卧床休息以避免早产并使得胎儿发育成熟。由于这些原因,手术后母亲所有的日常生活必须依靠她的家庭和支持团队的帮助,而在胎儿实施任何干预治疗之前必须要将这个情况向患者彻底的解释清楚并取得同意。

# 第四节  胎儿直视开胸手术的术中管理

## 手术室准备

与其他所有类型的胎儿干预措施一样,麻醉诱导前应当进行超声检查以评估胎儿的健康状况并估测胎儿体重。除了常规的核查清单需要的麻醉前准备外,还应该准备额外的母体气道设备、复苏药物和抑制子宫收缩药物并且要保证可以立即使用。手术前确认母体输血准备包括与母体血型一致的库存红细胞,为胎儿准备好经照射过的 O 型 Rh 阴性红细胞,并分装每份 50ml。在胎儿开胸和肺切除术时,手术室温度应该维持在 $26\sim27℃$,以预防胎儿暴露部分体温急剧下降。胎儿复苏药物应以无菌手法准备:包括阿托品 $10\sim12\mu g/kg$、肾上腺素 $1\mu g/kg$、肌松药(维库溴铵 $0.2mg/kg$)、芬太尼($10\mu g/kg$),这样保证在手术期间随时可以使用[80]。在子宫切开后和胎儿肺部包块切除术期间,常常使用快速输注系统来补偿羊水的丢失。无论是否使用这个系统,必须预先准备好等张晶体液(如乳酸林格液)并随时可以通过无菌管道系统输送到外科手术区域。此外,还要有另外的一个脉搏血氧饱和度仪器,并配有无菌延长线,用于胎儿的上肢以监测胎儿脉搏血氧饱和度。

## 麻醉诱导

一般来说,这些病例的理想的麻醉方法是气管内插管全身麻醉,下面详述这一方法。其他的麻醉技术(区域椎管内麻醉加之静脉镇静和宫缩抑制剂)并不是首选的方法,因为这一技术不能提供胎儿麻醉,并且可能需要大量的宫缩抑制剂,使得母亲术后患肺水肿的风险大大增加。

在进入手术室之前开放静脉通路,必要的话使用镇静药。如果进入手术室前母亲没有使用吲哚美辛(50mg 直肠栓剂),那么要在全麻诱导后给予。母亲口服 30ml 的 0.3M 枸橼酸钠以中和胃液的酸度,同时静脉注射 10mg 甲氧氯普胺以增强胃排空[80]。

进入手术室后先置放标准监护设备,然后行腰段硬膜外穿刺置管用于术后镇痛管理。硬膜外给予注射试验剂量的 1.5%利多卡因加 1:200 000 肾上腺素以确认导管位置安全。试验剂量后,大部分麻醉医师不经硬膜外导管追加任何局麻药,直到胎儿介入手术结束;这样可以避免由于硬膜外相关的交感神经阻滞而导致母体平均动脉压降低。然后使母体子宫左倾位,预充氧,使用硫喷妥钠(4mg/kg)、琥珀胆碱(2mg/kg)和芬太尼($1\sim2\mu g/kg$)行快速顺序诱导。麻醉维持选择 100%纯氧复合吸入 1MAC 的吸入麻醉药(如地氟烷),同时用超声检查显示出胎盘和胎儿表面解剖,并确定在麻醉诱导后胎儿处于正常状态(如正常胎儿心率)。然后穿刺开放另外一根大直径的外周静脉导管、桡动脉穿刺置管、导尿管和鼻胃管操作。用胎儿超声心动图持续监测术中胎儿血流动力学(心率、右心室收缩力)[80]。

## 麻醉维持和外科干预措施

手术切皮前,把吸入麻醉药浓度增加到 2MAC,因为吸入麻醉药是强效的子宫肌层松弛剂和宫缩抑制剂,在这些手术操作中作为首选[80~82]。吸入麻醉药达到 2MAC 时才能使子宫完全松弛,尽管此浓度降低孕妇的动脉压、子宫胎盘灌注和胎儿氧合[67,80]。虽然母体吸入 100% 纯氧时胎儿的 $PaO_2$ 只是稍有增高,但仅这一小幅度的增高也可能对胎儿有益。Ramanathan 等研究产妇在硬膜外麻醉下行剖宫产手术期间氧气从母亲转移到胎儿的情况[83]。他们观察了 45 例吸入 100% 氧气的患者,发现产妇的平均 $PaO_2$ 为 423mmHg,这与平均脐静脉血氧分压($PO_2$)47mmHg 一致。研究中没有发现胎儿 $PO_2$ 超过 53mmHg。Roach 发现产妇高氧状态($PO_2$ 为 680mmHg)会引起脐动脉轻度收缩,但较低的动脉氧分压对脐动脉几乎没有影响[84]。其他因素包括肾上腺素、组胺、抗利尿激素、缩宫素、缺氧和体温过高或过低,均对脐动脉张力没有影响。

维持母体血 $PaCO_2$ 31~33mmHg 正常值已经成为施行这些干预措施期间的生理目标,在子宫胎盘供氧下 54 分钟之内,并没有出现胎儿酸中毒现象的报道[21]。然而,动物研究表明母体通气过度,以及由此产生的母体低碳酸血症和碱血症导致胎儿 $PaO_2$ 降低[85]。对人的研究中,在全麻下行剖宫产手术期间评估胎儿 $PO_2$,也证实了动物研究中的发现[86]。事实上,一些人认为某些情况下产妇高碳酸血症能增加胎儿的 $PO_2$[87]。当然,外推这些研究结论到胎儿介入治疗病例需要谨慎对待,因为胎儿介入手术期间如果采用一种不同的麻醉技术,则胎儿的生理也会发生改变。由此,接受这一技术之前需要进一步的研究。

琥珀胆碱快速顺序诱导后,借助外周神经刺激器肌松监测,一旦确认神经肌肉功能恢复,给予维库溴铵维持母体肌肉松弛。如果母体术前使用过宫缩抑制剂,同时考虑到关腹时会给予硫酸镁,建议避免使用任何长效的非去极化肌松药(如哌库溴铵)以确保在手术结束时能够充分逆转神经肌肉阻滞。

要严密监视产妇的血压以确保充足的子宫血流量和子宫灌注。整个手术期间,使母体收缩压维持在清醒平均值水平,需要时可以给予静脉注射麻黄碱或去氧肾上腺素,一旦手术刺激开始往往就不需要。除失血量较多外,术中应限制总输液量,以使与宫缩抑制剂应用有关的术后母体肺水肿的风险降至最低[88]。

一旦子宫完全暴露,外科医师要评估子宫张力。因为目前没有客观方法用于评估子宫松弛程度,外科触摸依然是金标准。吸入麻醉药浓度可以根据需要增加,必要时单次静脉硝酸甘油(之后持续输注)以降低子宫张力。子宫完全松弛前的任何

尝试性手术操作都可能增加子宫血管阻力,减少子宫灌注,使胎儿面临缺氧的风险。

一旦子宫达到充分松弛,于拟定的切口相平行的水平,先缝两个贯穿子宫壁全层的缝线,以助于施行子宫切开[3]。经缝线固定点插入一种可以止血的子宫吻合器(US Surgical Corporation,Norwalk,CT),并通过连接在吻合器下臂上的一个穿刺装置将吻合器插入到羊膜腔。一旦吻合器放置到位,羊水膜将被固定在子宫壁上。此外,通过采用这一技术建立了止血子宫切开术,有效降低母体的出血。但是如果这个吻合器设备不灵或子宫切开时误切到胎盘边缘,由于子宫处于完全松弛状态,将会导致大量的出血。

胎儿半侧胸部及上肢通过子宫切口娩出到手术区。通过与液态加热器连接的一个红色橡胶管(Smith Industries Medical,Rockland,MA),将经过加温的液体不断地输注到子宫腔内,以补偿丢失的羊水,给胎儿提供一个温度平衡的环境,预防脐带扭结或拉伸。限制子宫切口大小有助于预防胎儿体液蒸发丢失、子宫出血和术后子宫收缩。然而,小子宫切口要求非常良好的子宫松弛,这样才能娩出手术操作所需的胎体部分。

一旦胎儿上胸部及上肢已经娩出到手术野,在胎儿暴露的肩膀上单次肌注芬太尼(5~20μg/kg)、阿托品(20μg/kg)和肌松药(如维库溴铵 0.2mg/kg)[80]。芬太尼用于术中和术后镇痛及抑制胎儿的应激反应,阿托品用于消除胎儿手术操作可能导致的心动过缓反应,肌松药将确保术中胎儿不动。尽管母体身上的吸入麻醉药可以通过胎盘传递进入到胎儿产生麻醉作用,但这些额外的肌注用药增强了胎儿的麻醉作用,确保胎儿在开胸前镇痛良好。

脉搏血氧饱和度探头连接放置于暴露的胎儿肢体。一定要盖住探头以尽量减少手术室灯光的干扰。即使有了这些预防措施,由于很多原因还是不能连续行血氧饱和度监测(见第五章"胎儿监护")。正因如此,最常用持续胎儿超声监测以获得持续可靠的胎儿心室率、心室功能和容量信息。已经拥挤的手术室、外加所需要的设备以及电凝器的干扰等,都可以限制胎儿的超声心动监测。

缘于各种原因的支持,在胎儿开胸之前,先在胎儿暴露的上肢建立外周血管通路受到极高的倡议。如前所述,术前影像很难确定胎儿肺部病灶的确切性质,而事实上该病变可能是几个不同病变的一些成分表现。因此,病变处的血液供应就存在高

度的变异性,故在施行开胸和病灶切除术中,胎儿出血仍是一个非常现实的问题。如果胎儿开放静脉通路,就可以直接经静脉通路立即给予胎儿液体复苏,必要时可以输血。支持胎儿开放静脉通路的第二个论点涉及外科手术操作期间可能会带来一些潜在问题。胎儿肺切除术期间,有报道由于对肺组织的操作导致一些胎儿急性心动过缓发作(尽管术前使用了阿托品)甚至有一例胎儿发生心搏骤停(作者个人经验)。这些并发症最可能的病因包括无意中的纵隔扭转,导致心脏前负荷突然消失。尽管确切机制还不十分清楚,但开胸前即刻从胎儿静脉追加阿托品,以及精湛的外科技术都可明显减少这一并发症的发生。

在肿瘤切除整个过程中(图 7-3),必须要持续评估以确保胎儿状况良好。如前所述,胎儿超声心动图可以提供胎儿心率和心室充盈的信息,这对预期可能失血的手术尤其有用。胎儿心动过缓(胎儿心率<100 次/分)通常由于低心排血量引发低灌注、脐带扭结或手术操作所致,但也可能是由于子宫血管阻力增加或未觉察的肿瘤部位出血所致。其他可以预计的与手术相关的并发症包括向肿瘤供血的大血管失血、低体温、脱水和胎儿意外分娩。

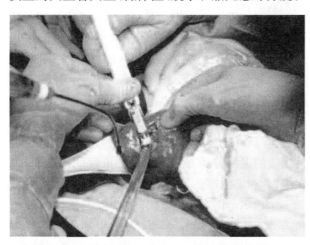

**图 7-3**　22 孕周胎儿行宫内开胸先天性囊性腺瘤样畸形切除术。照片承蒙费城儿童医院 N. Scott Adzick 医师提供

在某些情况下,即使已经应用阿托品,胎儿可能仍有严重的心动过缓,需要复苏。应努力尽量提高胎儿灌注,确保胎儿足够的血容量。策略包括确保给予母体吸入 100% 纯氧,提升母体平均动脉压使之高于清醒值的 15% 以上,增加吸入麻醉药浓度以使子宫血管阻力降至最低,用暖的林格液补充以确保足够的子宫内容量,通过超声识别脐带以证实其没有扭转或折叠。可能还需要相关药物的支持。

对于没有给胎儿开放静脉通路的病例,肌内注射肾上腺素(1~2μg/kg)和阿托品(20μg/kg),必要的话可重复使用。如果已开放静脉通路,应通过静脉使用复苏药物,这样可以保证这些药物立即起效。此外,胎儿血容量严重不足的情况下可以通过上肢静脉通路或超声引导下经皮至脐静脉给予输血(O 型阴性经照射的浓缩红细胞)。

一旦肺部病灶完全切除(图 7-4)且胎儿健康状况良好,就把胎儿放回子宫内,缝合子宫切口。这一缝合分两层进行,尽量减小术后羊膜液渗漏和子宫壁裂开的风险(图 7-5)。关闭子宫时保持子宫完全松弛很重要,因为子宫操作能改变血流,胎儿有灌注不足的风险。子宫最后缝合前,用超声评估羊膜腔内容积,如果缺少就用温的林格液补充(图 7-6)。

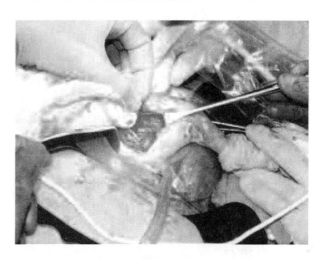

**图 7-4**　22 孕周胎儿行宫内开胸先天性囊性腺瘤样畸形切除术。注意胎儿上肢娩出到手术野以及戴着防护套的脉搏血氧饱和度。此外,无菌超声探头用于持续胎儿超声心动描记。照片承蒙费城儿童医院 N. Scott Adzick 医师提供

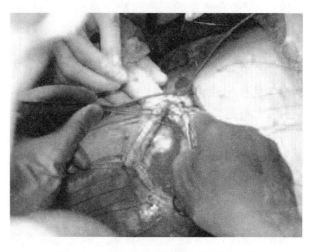

**图 7-5**　关闭子宫切口。照片承蒙费城儿童医院 N. Scott Adzick 医师提供

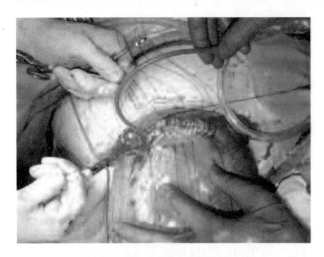

**图7-6** 分两层子宫缝合切口。照片承蒙费城儿童医院 N. Scott Adzick 医师提供

一旦子宫关闭完成，就开始母体的关腹操作。此时，经静脉缓慢单次注射硫酸镁6g，给药时间大于20分钟，之后以3g/h的速度持续静脉输注直到术后。根据术中情况和术前子宫活动的病史调节硫酸镁的用药剂量。当吸入麻醉减浅或停止时，可通过硬膜外导管给局麻药（0.25%的丁哌卡因15～20ml）和阿片类镇痛药（如芬太尼1～2μg/kg）。需要注意神经肌肉的阻滞程度，因为硫酸镁会增强肌松药作用。母体气道反射恢复，充分拮抗肌松，能遵从指令后拔除气管导管。需要平稳的麻醉苏醒和气管拔管以减少呛咳并避免对子宫和腹部缝合创口产生张力。

# 第五节 术后管理

手术完成后母亲应在产科重症监护病房中给予监护，配备有经验的医师和护士及需要的设备，以便能马上解决任何可能发生的并发症。术后通常立即给予超声检查评估胎儿的健康状况并在接下来的1周时间要经常行超声检查以评估胎儿血流动力学的稳定性。持续使用分娩力计评估子宫活动程度和应激性，据此相应地调整宫缩抑制剂。此外，持续监测母亲术后的血压、氧合和心率。

严重术后并发症包括早产、肺水肿、羊水外漏、伤口积液及感染和胎儿死亡[21,77,80,89～93]。事实上所有患者都会在术后即刻经历早产宫缩，因此要持续输注硫酸镁以抑制宫缩。在某些病例中，可能需要追加额外的宫缩抑制剂。尽管最大限度地给予抑制宫缩治疗，但并不是所有的早产宫缩都能被控制，持续的子宫兴奋可能导致胎儿早产。此外，持续使用宫缩抑制剂可能导致母体肺水肿，这是胎儿手术患者中已知的一个并发症[92]。羊水外漏导致羊水过少及羊膜腔容积明显减少，需要其他液体补充。而对于一些难治性的患者，母亲可能要返回到手术室内行子宫切口再缝合。

开放胎儿手术后胎儿死亡的病因通常是继发于上述列出的原发性并发症。因此，尽一切努力尽量减少并立即治疗那些潜在的术后并发症，它不仅能确保一个积极有效的胎儿介入治疗，而且也是为顺利足月妊娠提供一个良好的机体环境。

术后疼痛管理对于开放胎儿手术的成功至关重要[94,95]。外科应激和疼痛可能导致母亲和胎儿皮质醇和炎症因子释放，反过来会引发子宫过早成熟和收缩（见第三章"子宫松弛"和第四章"胎儿手术后早产"）。此外，子宫切开后子宫切口肌层产生自发性炎症反应，这可能促进早产的发生。孕妇和胎儿疼痛引起促肾上腺皮质激素的释放，从而使肾上腺释放皮质醇增多[96]。疼痛诱导产生的皮质醇引发胎盘产生病理变化，这增加了胎儿雌激素和前列腺素的产生，促进子宫活动度的增加。充分的疼痛控制被认为可以阻断胎儿和母体应激反应以及防止激素通路的激活而引起的分娩（见第一章"胎儿患者"）。

有两种方法可以用于母体的疼痛控制：患者自控镇痛和硬膜外镇痛。硬膜外镇痛的一个不足之处是全身阿片类药物浓度较低；因此，术后镇痛传递给胎儿较少。静脉镇痛（患者自控）全身阿片类药物浓度较高，因为阿片类药物易通过胎盘，故有可能改善胎儿的镇痛。然而，静脉镇痛并不能可靠的预防母体的应激反应。为了克服这一缺点，硬膜外镇痛的最好选择方案可能是低浓度的局麻药（丁哌卡因）和高浓度的水溶性阿片类药物，如芬太尼。Gaiser 和 Kurth 报道了这样一个低剂量硬膜外镇痛方案，采用 0.05% 丁哌卡因和 10μg/ml 芬太尼[89]。高浓度的芬太尼可以有效全身吸收，并通过胎盘对胎儿产生镇痛作用（见第四章）。

# 第六节 总 结

胎儿肺部出现包块可能包括很多的病理机制，而其中一小部分适合在子宫内切除。鉴于准确诊断这些病变比较困难，需要尽一切努力去识别不仅是原发性胎儿病变，还包括这些肺部病变的继发并发症。这些继发性病变将最终决定对存在肺部病变的胎儿进行介入治疗是否是一个切实可行的治疗选择。

胎儿开胸行肺部病灶切除手术可能是麻醉医师要面对的最具有挑战性的障碍之一。为确保取得手术成功，必须透彻理解胎儿疾病过程、这些疾病对胎儿和母亲生理的继发影响和涉及这些病例的复杂的外科手术技术。

# 参 考 文 献

1. Chavkin Y, Kupfersztain D, Ergaz Z, et al. Successful outcome of idiopathic nonimmune hydrops fetalis treated by maternal digoxin. Gynecol Obstet Invest 1996;42:137–9.

2. Yournis JS, Granat M. Insufficient transplacental digoxin transfer in severe hydrops fetalis. Am J Obstet Gynecol 1987;157:1268–9.

3. Adzick NS, Harrison MR, Crombleholme TM, et al. Fetal lung lesions; management and outcome. Am J Obstet Gynecol 1998;179:884–9.

4. da Silva OP, Ramanan R, Romano W, et al. Nonimmune hydrops fetalis, pulmonary sequestration, and a favorable neonatal outcome. Obstet Gynecol 1996;88:681–3.

5. Morin L, Crombleholme TM, Lewis F, et al. Bronchopulmonary sequestration: prenatal diagnosis with clinicopathologic correlation. Curr Opin Obstet Gynecol 1994;6:479–81.

6. Adzick NS, Harrison MR. Management of the fetus with a cystic adenomatoid malformation. World J Surg 1993;17:342–9.

7. Nicolini U, Cerri V, Groli C, et al. A new approach to prenatal treatment of extralobar pulmonary sequestration. Prenat Diagn 2000;20:758–60.

8. Miller RK, Sieber WK, Yunis EJ. Congenital cystic adenomatoid malformation of the lung: a report of 17 cases and review of the literature. Pathol Annu 1980;1:387–407.

9. Stocker JJ, Medwell JE, Drake RM. CCAM of the lung: classification and morphologic spectrum. Hum Pathol 1977;8:155.

10. Shanji FM, Sacha JH, Perkins DG. Cystic diseases of the lungs. Surg Clin North Am 1988;68:581–618.

11. Leninger BJ, Haight C. Congenital cystic adenomatoid malformation of the left lower lobe with compression of the remaining lung. Clin Pediatr 1973;12:182–6.

12. Hernanz-Schulman M, Stein SM, Neblett WW, et al. Pulmonary sequestration: diagnosis with color Doppler sonography and a new theory of associated hydrothorax. Radiology 1991;180:817–21.

13. Rashad F, Gaisoni E, Gaglione S. Aberrant arterial supply in congenital cystic adenomatoid malformation of the lung. J Pediatr Surg 1988;23:107–8.

14. Curros F, Brunelle F. Prenatal thoracoabdominal tumor mimicking pulmonary sequestration: a diagnosis dilemma. Eur Radiol 2001;11:167–70.

15. MacKenzie TC, Guttenberg ME, Nisenbaum HL, et al. A fetal lung lesion consisting of bronchogenic cyst, broncho-pulmonary sequestration, and congenital cystic adenomatoid malformation: the missing link? Fetal Diagn Ther 2001;16:193–5.

16. Sakala EP, Perrott WS, Grube GL. Sonographic characteristics of antenatally diagnosed extralobar pulmonary sequestration and congenital cystic adenomatoid malformation. Obstet Gynecol Surv 1994:49:647–55.

17. Adzick NS, Harrison MR, Glick PL, et al. Fetal cystic adenomatoid malformation: prenatal diagnosis and natural history. J Pediatr Surg 1985;20:483–8.

18. Harrison MR, Adzick NS, Jennings RW, et al. Antenatal intervention for congenital cystic adenomatoid malformation. Lancet 1990;336:965–7.

19. Laberge JM, Flageole H, Pugash D, et al. Outcome of the prenatally diagnosed congenital cystic adenomatoid lung malformation: a Canadian experience. Fetal Diagn Ther 2001;16:178–86.

20. Thorpe-Beeston JG, Nicolaides KH. Cystic adenomatoid malformation of lung: prenatal diagnosis and outcome. Prenat Diagn 1994;14:677–88.

21. Harrison MR. Fetal surgery. Am J Obstet Gynecol 1996;174:1255–64.

22. Bianchi DW, Crombleholme TM, D'Alton ME. Fetology: diagnosis and management of the fetal patient. New York: McGraw-Hill; 2000.

23. Romero R, Cherneak FA, Katzen J, et al. Antenatal sonographic findings of extralobar pulmonary sequestration. J Ultrasound Med 1982;1:131–2.

24. Pinson CW, Harrison MW, Thornburg KL, et al. Importance of fetal fluid imbalance in congenital cystic adenomatoid malformation of the lung. Am J Surg 1992;163:510–4.

25. Ross MG, Ervin MG, Leake RD, et al. Fetal lung fluid response to maternal hyperosmolality [abstract]. Presented at: The Thirty-Second Meeting of the Society of Gynecologic Investigation; 1985 March 20–23; Phoenix, AZ.

26. MacGillivray TE, Harrison MR, Goldstein RB, et al. Disappearing fetal lung lesions. J Pediatr Surg 1993;29:1321.

27. Smulian JC, Guzman ER, Ranzini AC, et al. Color and duplex Doppler sonographic investigation of in utero spontaneous regression of pulmonary sequestration. J Ultrasound Med 1996;15:789–92.

28. Higby K, Melendez BA, Heiman HS. Spontaneous resolution of nonimmune hydrops in a fetus with a cystic adenomatoid malformation. J Perinatol 1998;18:308–10.

29. De Santis M, Masini L, Noia G, et al. Congenital cystic adenomatoid malformation of the lung; antenatal ultrasound findings and fetal-neonatal outcome. Fetal Diagn Ther 2000;15:246–50.

30. Miller JA, Corteville JE, Langer JC. Congenital cystic adenomatoid malformation in the fetus; natural history and predictors of outcome. J Pediatr Surg 1996;31:805–8.

31. Adzick NS, Harrison MR, Flake MR, et al. Fetal surgery for cystic adenomatoid malformation of the lung. J Pediatr Surg 1993;28:806–12.

32. Gerle RD, Jaretzki A III, Asheley CA, et al. Congenital bronchopulmonary foregut malformation: pulmonary sequestration with the gastrointestinal tract. N Engl J Med 1968;278:1419–23.

33. Levi A, Findler M, Dolfin T, et al. Intrapericardial extralobar pulmonary sequestration in a neonate. Chest 1990;98:1014–5.

34. Weinbaum PJ, Bors-Koefoed R, Green K. Antenatal sonographic findings in a case of intra-abdominal pulmonary sequestration. Obstet Gynecol 1989;73:860–1.

35. Dolkart LA, Reimers FT, Helmuth WV, et al. Antenatal diagnosis of pulmonary sequestration: a review. Obstet Gynecol Surv 1992;47:515–20.

36. Thomas CS, Leopold GR, Hilton S, et al. Fetal hydrops associated with extralobar pulmonary sequestration. J Ultrasound Med 1987;5:668–71.

37. Boiskin I, Brunner J, Jeanty P. Lung extralobar intrathoracic sequestration torsion. Fetus 1991;1:74-85.

38. Morin L, Crombleholme TM, D'Alton ME. Prenatal diagnosis and management of fetal thoracic lesions. Semin Perinatol 1994;18:228–53.

39. Spencer H. Pathology of the lung. 2nd ed. London: Pergamon Press; 1968.

40. Louie HW, Martin SM, Mulder DG. Pulmonary sequestration: 17-year experience at UCLA. Am Surg 1993;59:801–5.

41. Collin P, Desjardins JG, Khan AH. Pulmonary sequestration. J Pediatr Surg 1987;22:750–3.

42. Savic B, Birtel FJ, Tholen W, et al. Lung sequestration: report of seven cases and review of 540 published cases. Thorax 1979;34:96–101.

43. Dembinski J, Kaminski, Schild R, et al. Congenital intrapulmonary bronchogenic cyst in the neonate-preinatal management. Am J Perinatol 1999;16:509–14.

44. Bailey PV, Tracy T, Connors RH, et al. Congenital broncho-pulmonary malformations; diagnostic and therapeutic considerations. J Thorac Cardiovasc Surg 1990;99:597–603.

45. Boue DR, Smith GA, Krous HF. Lingual bronchogenic cyst in a child; an unusual site of presentation. Pediatr Pathol 1994;14:201–5.

46. Foerster HM, Sengupta EE, Montag AG, et al. Retro-peritoneal bronchogenic cyst presenting as an adrenal mass. Arch Pathol Lab Med 1991;115:1057–9.

47. Hayashi AH, McLean DR, Peliowski A, et al. A rare intra-pericardial mass in a neonate. J Pediatr Surg 1992;27:1361–3.

48. Khalil A, Carette MF, Milleron B, et al. Bronchogenic cyst presenting as mediastinal mass with a pleural effusion. Eur Respir J 1995;8:2185–7.

49. Liam CK. Intrapulmonary bronchogenic cyst presenting with haemoptysis. Med J Malaysia 1994;49:404–5.

50. Swanson SS III, Skoog SJ, Garcia V, et al. Pseudoadrenal mass: unusual presentation of bronchogenic cyst. J Pediatr Surg 1991;26:1401–3.

51. Wilkenson N, Reid H, Hughes D. Intradural bronchogenic cysts. J Clin Pathol 1992;45:1032–3.

52. Coran AG, Drongowski R. Congenital cystic disease of the tracheobronchial tree in infants and children: experience with 44 consecutive cases. Arch Surg 1994;129:521–7.

53. Dale PJ, Shaw NJ. Bronchogenic cyst presenting in the neonatal period. Acta Paediatr 1994;129:521–7.

54. Worsnop CJ, Teichtahl H, Clarke CP. Bronchogenic cyst: a cause of pulmonary artery obstruction and breathlessness. Ann Thorac Surg 1993;55:1254–5.

55. Young G, L'Heureux PR, Krueckeberg ST, et al. Mediastinal bronchogenic cyst: prenatal sonographic diagnosis. AJR Am J Roentgenol 1989;152:125–7.

56. Meizner I, Lenz A. A survey of non-cardiac fetal intrathoracic malformations diagnosed by ultrasound. Tech Gynecol Obstet 1994;255:31–6.

57. Weiner C, Varner M, Pringle K, et al. Antenatal diagnosis and palliative treatment of nonimmune hydrops fetalis secondary to pulmonary extralobar sequestration. Obstet Gynecol 1986;68:275–80.

58. Boiskin I, Bruner J, Jeanty P. Lung, extralobar intrathoracic sequestration. torsion. Fetus 1991;1:2.

59. Kyle PM, Lange IR, Menticoglou SM, et al. Intrauterine thoracocentesis of fetal cystic lung malformations. Fetal Diagn Ther 1994;9:84–7.

60. Brown MF, Lewis D, Rouillette RM, et al. Successful prenatal management of hydrops, caused by congenital cystic adenomatoid malformation, using serial aspirations. J Pediatr Surg 1995;30:1098–9.

61. Lopoo JB, Goldstein RB, Lipshutz GS, et al. Fetal pulmonary sequestration: a favorable congenital lung lesion. Obstet Gynecol 1999;94:567–71.

62. Bruner JP, Jarnagin BK, Reinisch L. Percutaneous laser ablation of fetal congenital cystic malformation: too little, too late? Fetal Diagn Ther 2000;15:359–63.

63. Ellman BA, Parkhill BJ, Curry TC, et al. Ablation of renal tumors with absolute alcohol: a new technique. Radiology 1981;141:619–26.

64. Myers LB, Mason KA, Burrows P. Cardiopulmonary complications during alcohol sclerotherapy for vascular malformations. Presented at the 15th Congress of the International Society for the Study of Vascular Anomalies; 2004 February; New Zealand.

65. Mason KA, Burrows P, Zenkowski D. Narcotic requirements during alcohol sclerotherapy under general anesthesia for vascular malformations. Presented at the 15th Congress of the International Society for the Study of Vascular Anomalies; 2004 February; New Zealand.

66. Entezami M, Halis G, Waldschmidt J, et al. Congenital cystic adenomatoid malformation of the lung and fetal hydrops—a case with favorable outcome. Eur J Obstet Gynecol Reprod Biol 1998;79:99–101.

67. Finster M, Ralston DH, Pedersen H. Perinatal pharmacology: In: Shnider, Levinson, editors. Anesthesia for obstetrics. Baltimore: Williams & Wilkins: 1993. p. 71–82.

68. Meager SE, Fisk NM, Harvey JG, et al. Disappearing lung echogenicity in fetal bronchopulmonary malformations: a reassuring sign? Prenat Diagn 1993;13:495–501.

69. Laudy JAM, Gaillard JLJ, van der Anker JN, et al. Doppler ultrasound imaging; a new technique to detect lung hypoplasia before birth? Ultrasound Obstet Gynecol 1996;7:189–92.

70. Van Eyck J, Van der Mooren K, Wladimiroff JW. Ductus arteriosus flow velocity modulation by fetal movements as a measure of fetal lung development. Am J Gynecol 1990;163:558–66.

71. Roth P, Agnani G, Arbez-Gindre F, et al. Use of energy color Doppler in visualizing fetal pulmonary vascularization to predict the absence of severe pulmonary hypoplasia. Gynecol Obstet Invest 1998;46:153–7.

72. Hubbard AM, Crombleholme TM. Prenatal and neonatal lung lesions. Semin Roentgenol 1998;33:117–25.

73. Barret J, Chitayat D, Sermer M, et al. The prognostic factors in the prenatal diagnosis of the echogenic fetal lung. Prenat Diagn 1995;15:849–53.

74. May DA, Barth RA, Yeager S, et al. Perinatal and postnatal chest sonography. Radiol Clin North Am 1993;31:499–516.

75. Langer JC, Harrison MR, Schmidt KG, et al. Fetal hydrops and death from sacrococcygeal teratoma: rationale for fetal surgery. Am J Obstet Gynecol 1989;160:1145–50.

76. Roberts JM, Taylor RN, Musci JJ, et al. Preeclampsia: an endothelial cell disorder. Am J Obstet Gynecol 1989; 161:1200–4.

77. Creasy R. Mirror syndromes: In: Goodlin RC, editor. Care of the fetus. New York: Masson; 1979. p. 48–50.

78. Bouchard S, Johnson MP, Flake AW, et al. The EXIT procedure; experience and outcomes in 31 cases. J Pediatr Surg 2002;37:418–26.

79. Stevens GH, Schoot BC, Smets MJ, et al. The ex utero intrapartum treatment (EXIT) procedure in fetal neck

masses: a case report and review of the literature. Eur J Obstet Gynecol Reprod Biol 2002;100:246–50.

80. Myers LB, Cohen D, Galinkin J, et al. Anaesthesia for fetal surgery. Paediatr Anaesth 2002;12:569–78.

81. Embrey MP, Garret WJ, Pryer DL. Inhibitory action of halothane on contractility of human pregnant uterus. Lancet 1958;ii:1093–4.

82. McNamara H, Johnson N. The effect of uterine contractions on fetal oxygen saturation. Br J Obstet Gynaecol 1995;102:664–7.

83. Ramanathan S, Gandhi S, Arismendy J, et al. Oxygen transfer from mother to fetus during C/S under epidural anesthesia. Anesth Analg 1982;61:576–81.

84. Roach CJ. Renovascular hypertension in pregnancy. Obstet Gynecol 1973;42:856–60.

85. Motoyama EK, Rivard G, Acheson F, et al. Adverse effect of maternal hyperventilation on the fetus. Lancet 1966;286–8.

86. Motoyama EK, Rivard G, Acheson F, et al. The effect of changes in maternal pH and $PCO_2$ on the $PO_2$ of fetal lambs. Anesthesiology 1967;28:891–903.

87. Rivard G, Motoyama E, Acheson F, et al. The relation between maternal and fetal oxygen tensions in sheep. Am J Obstet Gynecol 1967;97:925–30.

88. DiFederico EM, Harrison M, Matthay MA. Pulmonary edema in a woman following fetal surgery. Chest 1996;109:1114–7.

89. Gaiser RR, Kurth CD. Anesthetic considerations for fetal surgery. Semin Perinatol 1999;23:507–14.

90. Harrison MR, Golbus MS, Filly RA, et al. Fetal surgical treatment. Pediatr Ann 1982;11:896–9.

91. Longaker MT, Golbus MS, Filly RA, et al. Maternal outcome after open fetal surgery. A review of the first 17 human cases. JAMA 1991;265:737–41.

92. Gaiser R, Cheek T. Anesthetic management of cesarean delivery complicated by ex-utero intrapartum treatment of the fetus. Anesth Analg 1997;84:1150.

93. Quinn TM, Adzick NS. Fetal surgery. Obstet Gynecol Clin North Am 1997;24:143–57.

94. Fauza DO, Berde CB, Fishman SJ. Prolonged local myometrial blockade prevents preterm labor after fetal surgery in a leporine model. J Pediatr Surg 1999;34:540–2.

95. Tame JD, Abrams LM, Ding XY, et al. Level of postoperative analgesia is a critical factor in regulation of myometrial contractility after laparotomy in the pregnant baboon: implications for human fetal surgery. Am J Obstet Gynecol 1999;180:1196–201.

96. Castracane VD. Endocrinology of preterm labor. Clin Obstet Gynecol 2000;43:717–26.

# 第八章 骶尾部实体畸胎瘤宫内切除术麻醉

原著　LAURA B.MYERS
译者　宋兴荣　余高锋
审校　吴军正

胎儿放射成像技术的进步已经直接影响了某些胎儿疾病的处理策略。在过去的 10 年中,胎儿疾病的治疗已经有了显著的变化,特别是在由原发疾病导致的并发症方面。不管具体治疗如何,对胎儿疾病治疗的总体目标还是一致的,即在孕龄早期进行诊断,运用可行的、非侵入性方法监测胎儿疾病的发展过程,在胎儿疾病紧急并致命的时候采取措施改变其病理发展过程,同时将母亲的危险降至最低。

骶尾部畸胎瘤(sacrococcygeal teratomas,SCTs),尽管通常是良性的,但由于肿瘤的质量效应和大量的血供,在特定的病例中仍可导致明显的并发症[1]。对于较小的畸胎瘤,通常在婴儿出生后通过择期手术彻底切除。然而,对于在宫内诊断的畸胎瘤,则有不同的考虑。在一些宫内诊断的畸胎瘤的极端病例中,肿瘤如果不进行治疗,可导致胎儿原发性心力衰竭甚至死亡[2]。在这些病例中,胎儿治疗的目标在于阻断这种并发症的发展,从而维持胎儿正常发育并减少胎儿的死亡。这一章节总结了骶尾部畸胎瘤的病理生理、以往的治疗观点及治疗结果,和开放性手术切除这类肿瘤的详细处理计划。术后关注点,包括母亲和胎儿的疼痛管理,术后并发症处理。对术后早产的预防处理也有提及。

## 第一节　骶尾部畸胎瘤

畸胎瘤是新生儿最常见的先天性肿瘤之一,每40 000 个新生儿中就有 1 例骶尾部畸胎瘤发生,并且 75%~80%发生于女性新生儿[3~8]。这类肿瘤被认为是源自胚胎尾部内侧亨森结节(Hensen node)中的多能细胞,并且生长速度快于尾椎[9]。肿瘤中通常含有源自三个主要胚层的组织,并且这些组织往往大小不一[10,11]。绝大多数畸胎瘤是位于浅表的,大部分突出会阴区。相比而言,位于盆腔内的畸胎瘤极其罕见,并且在子宫内进行诊断也非常困难[12]。绝大多数畸胎瘤是实性和囊性成分混合组成的,只有 15%完全是囊性的[13,14]。产前畸胎瘤的鉴别诊断包括胎儿卵巢囊肿、肠系膜囊肿、肠段重复、淋巴管瘤、胎粪假性囊肿和肠管扩张。此外,前位的脊髓脊膜膨出同样易与骶前囊性肿瘤相混淆(表 8-1)[15]。

**表 8-1　骶尾部肿瘤的鉴别诊断**

内胚窦瘤
室管膜细胞瘤
纤维瘤
星形胶质细胞瘤
骶骨骨巨细胞瘤
血管球瘤
错构瘤
血管瘤
血管内皮瘤
平滑肌瘤
腰骶部脂肪瘤
淋巴瘤
脑脊髓膜膨出
间质瘤
脊髓囊肿
黏液乳头型室管膜瘤
成神经细胞瘤
神经纤维瘤
副神经节瘤
横纹肌肉瘤
皮下脂肪瘤
畸胎瘤
肾母细胞瘤

改编自 Lemire RJ 和 Beckwith JB[15]

骶尾部畸胎瘤有两个分级系统。Gonzalez Crussi 系统(1978 年)根据组织成熟程度将骶尾部畸胎瘤分为 0~3 级[16]。在这个系统中,0 级肿瘤只包含成熟组织,而 1~3 级肿瘤中不成熟细胞成分依次递增。3 级肿瘤中含大量未成熟组织,含有或不含有恶性卵黄囊成分,预后最差。但是,这个分级系统适用于胎儿出生后的畸胎瘤分级,而不适用于胎儿肿瘤分级。此外,它不能预测组织成熟度与胎儿水肿的发展之间的联系。因此,这个分级体系对预测畸胎瘤胎儿的预后没有帮助[17]。

Goto 及其同事推荐使用美国小儿外科学会的分类方法将骶尾部畸胎瘤进行分类[18]。该方法根据肿瘤的解剖学位置将骶尾部畸胎瘤分为 Ⅰ~Ⅳ型[19]。Ⅰ型肿瘤完全在表面组织,包含极少量骶骨组织。Ⅱ型肿瘤组织大部分在表面组织,但明显包含骶骨组织。Ⅲ型肿瘤主要存在于盆腔或腹腔内,部分在盆、腹腔外。Ⅳ型肿瘤完全存在于盆腔或腹腔内。超过 80% 的骶尾部畸胎瘤分型介于 Ⅰ 型和 Ⅱ 型之间[20]。尽管这种分类方法基于肿瘤组织解剖范围进行分类,而肿瘤组织范围又可在产前经影像学确定,但位于盆腔内和腹内的肿瘤可能被漏诊;因此,有可能会低估某些胎儿的骶尾部肿瘤组织范围。

大多数骶尾部畸胎瘤在出生或出生后不久即被诊断,只有少数在儿童期或成年后才被发现[21]。虽然当畸胎瘤位于骶骨前区或在儿童时期才作出诊断的恶变概率会增高,但这类肿瘤一般被认为是良性肿瘤。有些患者会死于骶尾部畸胎瘤的恶变,但是大部分围生期病例死亡是由于这些肿瘤引发的并发症,例如,难产、积水、充血性心力衰竭、羊水过多以及出血[13,21~27]。这些并发症在位于浅表部位的骶尾部畸胎瘤病例中是关注焦点,因为这类骶尾部畸胎瘤可以非常巨大,可以形成广泛的动静脉畸形。这些巨大的肿瘤还会产生质量效应,导致尿路梗阻从而出现肾积水或肠梗阻[28]。

尽管在产前和产后影像学诊断水平均有提高,但是骶尾部畸胎瘤的影像学表现仍然会误导我们。Lockwood 和他的同事报道了一例肠穿孔并腹膜后胎粪假囊肿的病例,在产前以及产后均被误诊为骶尾部畸胎瘤[20]。Evans 等报道了一例在孕龄为 17 周时被诊断为胎儿脊髓脊膜膨出的病例[29]。其父母在经过咨询后,决定终止妊娠。但在尸体解剖时发现胎儿实际罹患的是骶尾部畸胎瘤。该实例凸显了准确的产前诊断的重要性,并提示所有宫内死亡的胎儿均应进行彻底的尸检。

## 第二节    骶尾部畸胎瘤相关的胎儿心脏畸形

伴随呼吸困难和呼吸衰竭的心脏畸形是巨大骶尾部肿瘤的常见并发症。Alter 及其同事报道了一例孕龄为 27 周的巨大骶尾部畸胎瘤合并充血性心力衰竭的胎儿病例[30]。二维多普勒超声检查显示三尖瓣和二尖瓣反流导致心脏血流量和流速明显增加,心室扩张和心包积液。Sassoka 和他的同事报道过伴有凝血功能紊乱的高心排血量的婴儿心力衰竭,并把这一发现归因于骶尾部肿瘤导致的动静脉瘘[31]。来自于旧金山加州大学的 Schmidt 等同样报道了经由二维超声心动图诊断的 3 例患有巨大骶尾部畸胎瘤合并高心排血量性心力衰竭的胎儿病例[32]。所有的胎儿均有正常的心脏结构,扩大的心室,正常的收缩指数和扩张的下腔静脉,这反映了从身体下半部分和肿瘤的血液回流增多。此外,还出现了胎盘肥大、心包积液和胸膜腔积液。在这 3 名胎儿病例中,随着水肿的发展,心排血量高达正常值的 2 倍,即 1289ml/(kg·min)〔正常值为(553±153)ml/(kg·min)〕。这些发现使作者将高心排血量性心力衰竭归因于存在着动静脉瘘的骶尾部畸胎瘤。

这一观点也出现在 Bond 和他的同事所报道的一例孕 21 周伴随骶尾部畸胎瘤和高心排血量性心力衰竭的胎儿病例中[22]。他们推断高心排血量性心力衰竭以及最终的胎儿死亡均由于肿瘤中的动静脉分流。多普勒超声检查显示骶尾部肿瘤内血流量巨大,下腔静脉极度扩张。胎盘肥大、心脏肥大、高动力性心室和心包积液等表现,再次使作者们推断胎儿心力衰竭和呼吸功能不全是随着肿瘤大小和体积的增大而发生的。的确,许多研究者相信患有骶尾部畸胎瘤的大量的死产和围生期的胎儿死亡并不是由于肿瘤的恶性侵袭导致,而更多是由于肿瘤本身血管丰富导致的静脉回流和心排血量的增加所致。水肿合并胎盘肥大的胎儿的产前干预应在肺成熟之前进行。

## 第三节    胎 儿 水 肿

骶尾部畸胎瘤胎儿合并水肿一般被认为是濒临死亡的信号。水肿的定义为出现全身水肿、腹水、心包或胸腔积液。患有骶尾部畸胎瘤的胎儿的多普勒超声检查可见类似动静脉瘘中存在的大量高速血流。胎儿试图通过心肌肥厚对其进行代偿，但随着肿瘤的生长将最终导致心力衰竭。胸腔积液和心包积液，胎盘肥大以及胎儿全身性水肿被认为是高心排血量性心力衰竭的死亡前临床症状。Westerberg 及其同事对 12 例患有巨大骶尾部肿瘤和水肿的胎儿超声检查中描述了具有预测意义的超声信号[33]。在这 12 例病例中，只有 4 例幸存；其中 3 例幸存者接受了肿瘤切除的胎儿手术。幸存胎儿均未出现水肿。超声检查显示主要表现为实体性肿瘤并且具有大量血供的胎儿肿瘤发生宫内胎儿水肿的风险较高。肿瘤大小不是预测胎儿水肿发生的独立预测因素。

　　如何对有超声证据证明即将发生水肿的胎儿进行最有效的治疗仍存在许多争论。Nakayama 和同事们报道了 2 例幸存的伴有水肿的骶尾部畸胎瘤胎儿病例[34]。这两例胎儿均在产前得到诊断，并在肺发育成熟之后由剖宫产手术娩出。作者报道，在肿瘤切除之后肺功能得到了显著改善。这增加了这样一种可能性，即由于术后减少了来自肿瘤组织的过多血液回流，从而改善了通气血流比例并使呼吸功能得到改善。另外一种可能，即肿瘤也可能是导致肺动脉高压和右向左分流的血管活性物质来源。最近报道的组织生化检查发现在骶尾部畸胎瘤内存在脑垂体组织和腺垂体激素，证实了这种假说[35,36]。

## 第四节　以往对骶尾部畸胎瘤的处理

　　由于骶尾部畸胎瘤整体发病率较低，在医学文献中没有大量病例研究来对比胎儿骶尾部畸胎瘤治疗方法和预后情况。而且，在产前检查和超声检查技术获得进步之前，一些胎儿骶尾部巨大肿瘤病例直到临产还未能明确诊断，从而使母亲面临威胁生命安全的并发症。结果，某些病例报道论证了一些并非最优的治疗方法，因此它们不能被认为是治疗这类疾病的标准。虽然如此，针对罹患巨大骶尾部畸胎瘤的胎儿，我们只能通过回顾过去的成功和失败的病例来建立一套合理的方案来进行治疗。接下来的部分回顾了已发表的涉及胎儿骶尾部巨大畸胎瘤的病例，强调细致的产前检查和诊疗计划对治疗这类病例的重要性。

　　Cousins 和他的同事报道了一例合并有胎盘肥大、羊水过多、重度妊娠高血压综合征的母亲怀有产前未能诊断骶尾部畸胎瘤胎儿的病例[23]。胎儿经阴道分娩，生产时部分肿瘤组织撕裂，导致胎儿死亡。el-Shafie 和同事们报道了一例产前漏诊骶尾部畸胎瘤并出现早产的病例[37]。当婴儿身体娩出到脐部时，并在整个分娩过程中均保持自主呼吸，在全麻下做了经典的剖宫产手术切口，医师从肿瘤组织中抽取了 2L 囊液，从而使阴道分娩得以顺利进行。作者强调了充分细致的产前检查的重要性，并认为所有这类病例均应进行超声检查来明确肿物究竟是囊性还是实性。这些信息有助于对分娩模式选择，因为实性肿瘤病例通常需要行择期剖宫产从而避免增加母亲和胎儿的风险。Johnson 及其同事报道了 2 例产前未经诊断的胎儿骶尾部畸胎瘤，在阴道分娩过程中进行剖腹急救的病例。运用阴道分娩和剖宫产的综合方法对胎儿分娩模式进行调整，两例胎儿分娩均取得较好结果[38]。在第 1 例病例中，对胎儿在分娩过程中进行气管插管，对母亲进行全身麻醉以抑制子宫收缩后胎儿经腹部切口分娩。第 2 例病例中胎儿在分娩过程中因为骶尾部畸胎瘤过大，产科医师只能将胎体经阴道娩出到脐部而不得不停止，后为胎儿提供 100% 的纯氧吸入并转送至 100 英里外的另一家医院，在对母亲进行全身麻醉前对胎儿进行气管插管。这个胎儿也经腹部切口娩出，但是术后出现了神经损伤和双侧髋关节脱位。

　　即使在产前就对胎儿骶尾部畸胎瘤进行了明确诊断，各种处理困难情况仍会出现。Alter 及同事们报道了 1 例孕龄 27.5 周合并骶尾部畸胎瘤和充血性心力衰竭的胎儿病例[30]。二维多普勒超声检查发现心室扩张，心包积液，血液流速及流量增加，三尖瓣和二尖瓣反流。在分娩过程中，胎儿肿瘤出现活动性出血，并最终未能复苏成功。Kohga 及同事们报道了 2 例合并胎盘肥大，胎儿骶尾部肿瘤的死产病例[39]。作者比较了胎儿和胎盘的大小，并称之为胎儿胎盘比例，指出胎盘肥大是罹患骶尾部畸胎瘤胎儿常见合并症。Schmidt 及同事们报道了 3 例合并高心排血量性心力衰竭和胎盘肥大的骶尾部畸胎瘤胎儿病例[32]。3 例病例均出现了胎盘血流增加和胎盘肥大并存的情况，促使作者推断胎盘的肥大可能源自迅速生长的畸胎瘤产生的生长因子的作用。此外，胎盘血流量的增加可能同样是由于不断生长的肿瘤组织对氧和营养物质的大量需求所导致的。作者还猜测大部分主动脉血流量的减少是肿瘤组织分流的结果,从而致胎盘血流和主动脉血流成比例减少。

已有的针对宫内诊断骶尾部畸胎瘤的胎儿多种处理措施,其目的是试图预防骶尾部畸胎瘤的次生并发症(如,充血性心力衰竭和胎儿水肿的发展)和胎儿死亡。Hecher 和 Hackeloer 报道了在"局部麻醉和母亲镇痛"条件下进行宫内胎儿镜下激光手术治疗畸胎瘤的病例[40]。在该病例中,作者经皮插入硬质胎儿镜,经其侧壁可发射掺钕钇铝石榴石(Nd∶YAG)激光。超声引导下肌注吗啡(0.1mg)为胎儿提供镇痛。作者未能使胎儿镜到达胎儿骶尾部区域,但可分辨肿瘤表层的小血管并运用激光凝结这些血管。母亲和胎儿均能很好耐受这一操作过程,但是术后胎儿因为血红蛋白含量仅为 6g/L 所以接受了输血治疗。在肿瘤彻底切除后于孕 37 周时婴儿顺利得以生产。

Kay 及其同事报道了 2 例罹患囊性骶尾部畸胎瘤的胎儿,在产前经皮抽出囊液成功压缩囊肿,从而顺利经阴道顺产[41]。这 2 例病例中胎儿和母亲均未在操作过程中进行麻醉或镇痛。Mintz 及其同事报道了 1 例剖宫产前经皮抽取巨大囊性畸胎瘤囊液并顺利进行剖宫产的病例,之所以在剖宫产术前抽取囊液,因为巨大的肿瘤使剖宫产手术的进行既困难又具有较大风险[42]。另外一组病例均在产前进行了囊性畸胎瘤减压,从而使经阴道分娩得以顺利进行[33]。

Paek 及其同事首次报道了 4 例全麻下经皮射频消融治疗人类胎儿骶尾部畸胎瘤的病例[43]。作者认为如果能够阻断肿瘤的主要供血血管,也就是说阻断髂内动脉在骶尾部的主要分支,那么,导致胎儿高心排血量性心力衰竭的血管窃血现象就能被阻止。据报道应用该项技术胎儿生存率达到 59%,并且相比开放的胎儿手术可以减少母体发病率(例如,减少早产)。这项技术与热凝固技术具有相似的潜在风险,即微气泡栓塞,大量肿瘤组织坏死导致的高钾血症和血细胞溶解导致的高热等。

Lam 和同事们报道了 1 例在局部麻醉和母体镇静(静脉注射地西泮)条件下应用热凝固技术治疗胎儿骶尾部畸胎瘤的病例[44]。治疗时,一枚 18 号针头经皮插入肿瘤基底部的供血血管附近,进行 5~10 秒的电凝治疗。在此过程中,母亲和胎儿耐受良好,但是胎儿于术后 2 天死亡。据推测,胎儿死因包括前面提到的各项原因(微气泡栓塞,大量肿瘤组织坏死导致的高钾血症或血细胞溶解导致

的高热)。对于这些并发症可能的解决办法包括,分次电凝涉及范围较小的血管(而不是毕其功于一役),或者在怀孕早期肿瘤较小时进行治疗。

3 例经皮置管治疗胎儿双侧输尿管梗阻和肾盂积水的病例取得了不同的结果。Garcia 及其同事报道了 1 例孕 22 周合并Ⅳ级骶尾部畸胎瘤压迫导致输尿管梗阻和肾盂积水的胎儿病例,在局部麻醉下解除肿瘤压迫后取得良好治疗效果[28]。对于可能出现的羊膜腔感染和早产的潜在风险,可分别应用抗生素和抑制宫缩药物进行治疗。Goto 和同事们报道了 1 例孕 28 周骶尾部畸胎瘤合并双侧肾盂积水的胎儿病例[18]。在不对母体和胎儿进行任何麻醉或镇痛情况下,经超声引导置入一根膀胱羊膜腔导管进行治疗,但术后由于早产胎儿未能存活。Jouannic 和同事们报道了 1 例孕龄为 28 周合并巨大骶尾部畸胎瘤胎儿,在母体局部麻醉下置入双 J 管解除膀胱梗阻的病例[45]。双 J 管近端置于盆腔内,远端置入羊膜腔。在孕 39 周时诱导分娩,肿瘤切除后婴儿状态良好。

早期的宫内胎儿骶尾部肿瘤切除术取得了不同的成果,但是初步的尝试也获得了许多经验。Flake 和同事回顾了 6 例宫内胎儿骶尾部肿瘤切除术所取得的经验[46]。通过回顾这些经验,作者总结了如下几点:①大多数胎儿骶尾部畸胎瘤出现在孕龄为 22~34 周,并且由于肿瘤本身和(或)羊水过多出现子宫增大;②尽管美国小儿外科学会分类(American academy of pediatric surgery section classification)是新生儿骶尾部畸胎瘤的重要指标,但它并不能反映胎儿骶尾部畸胎瘤的预后;③相关的染色体异常和威胁生命安全的异常情况少见;④孕满 30 周后才呈现畸胎瘤症状的胎儿,其预后良好,进行提前计划的剖宫产手术,胎儿生存率会很高;⑤胎儿骶尾部畸胎瘤合并胎儿水肿和(或)胎盘肥大预示胎儿会在经诊断后短期内死亡,在系列研究中 7 例这类胎儿全部死亡。作者也指出骶尾部畸胎瘤胎儿的死亡通常是由于肿瘤产生的次级并发症导致的,即增大的肿瘤和与之相关的羊水过多导致的早产和流产,最终的生存率取决于肺发育成熟度。胎儿肿瘤内大量出血可在宫内自发出现也可由分娩导致。肿瘤增大或破裂导致难产可在阴道产和剖宫产中出现。因为这些肿瘤导致的负效应,对于已经出现并发症(如胎儿水肿)的病例,作者建议进行产前干预,包括宫内输血或胎儿手术。

Langer 和同事报道了首次尝试在孕 21 周时宫

内手术切除胎儿骶尾部畸胎瘤的病例,术后胎儿水肿情况得到逆转[2]。该例手术在母体接受深度氟烷麻醉下进行,监测胎儿脉搏血氧饱和度,并通过缝合在胎儿胸部和腹部的电极监测心电图。尽管手术很成功,对母亲也进行了静脉硫酸镁和直肠特布他林治疗,还是出现了术后早产。最值得关注的是"母体镜像综合征(maternal mirror syndrome)"的发生,该综合征指母亲模仿胎儿出现类似的症状和体征,主要是肺水肿,需要在重症监护室中进行氧疗和静脉应用呋塞米治疗。该病例在术后出现早产导致胎儿死产,母亲症状在产后2天内得到逆转。

Graf和同事在旧金山加州大学(UCSF)报道了首例成功的宫内骶尾部畸胎瘤切除术[17]。胎儿水肿的发展和肿瘤暴发性生长是对该例胎儿进行干预的指征。术前胎儿血细胞比容为22%,但直到术后才对胎儿进行输血治疗。据报道,该例手术是在全身麻醉下进行的,但是进一步的麻醉情况没有提供详细的麻醉管理资料。术中胎儿心率(fetal heart rate,FHR)是通过超声和脉搏血氧饱和度监测计监测,术中记录的胎儿心率波动在120~140次/分。肿瘤彻底切除后胎儿被放回宫腔内,经脐静脉输注15ml胎儿血,胎儿随后心脏停搏,迫使术者使用肾上腺素(总量0.2mg/kg)、碳酸氢钠(总量5mEq/kg)、阿托品(0.01mg/kg)、胸外按压和积极的温盐水灌注以及保温毯保暖进行复苏。在5分钟持续复苏之后,超声确定胎儿心功能恢复正常。推测导致胎儿在输血后即刻发生心搏骤停的原因是"库存血导致的高钾血症和酸中毒"。因为无法控制的早产导致该婴儿在孕28周时经剖宫产娩出。该婴儿一直存活至3岁。

该团队还报道了3例此前失败的宫内胎儿骶尾部畸胎切除的尝试并提供了如下观察结果[47]。对于已经出现胎儿水肿或母体胎盘肥大的胎儿,任何手术干预可能都为时已晚。如果母亲出现"镜像综合征",切除胎儿骶尾部肿瘤可能逆转胎儿水肿但不会逆转胎盘肥大或母体病症。在这种情况下,术后安胎可能因母体疾病而受到严重限制。作者认为胎儿干预的目的只是切断肿瘤内大量的动静脉分流。这个团队以及其他研究者已经尝试通过栓塞、球囊阻塞和血管硬化处理来阻断肿瘤血供,但均未获成功。该团队还讨论了应用胎儿镜套扎肿瘤基底部的方法,但是尚未证明其应用前景,因为该方法会使静脉回流受累,其压迫效应对肿瘤静脉血量的限制远远超出对动脉血流的限制。

对特殊类型胎儿干预的指征没有被广泛接受,并且不是所有人均认可单纯的胎儿水肿是进行胎儿干预的指征或确定胎儿濒临死亡的指征。Chisholm和同事们报道了一个长达7年的系列研究,其中包括9例产前诊断为骶尾部畸胎瘤的胎儿,其中6例均存活过了新生儿期[48]。在这9例患者中,3例出现胎儿水肿。给予他们的研究结果,这些作者们认为在孕龄小于20周被诊断患骶尾部畸胎瘤的胎儿或者出现了水肿的胎儿可能预后不良。他们认为迟发性的胎儿水肿也许并不是普遍的致命性事件。因此,胎儿手术不应该在所有出现水肿的胎儿病例中使用,而只应该应用于孕龄小于20周的这类患者中。Nakayama和同事们认为胎儿手术最适宜被应用于那些孕龄小于28周即出现水肿的患者中[34]。预后不良的最有力的预测因素包括:①孕龄小于20周即被诊断;②孕龄小于30周即分娩;③胎儿出现水肿。因为研究结果多种多样,产前诊断的胎儿骶尾部畸胎瘤的治疗方案还主要依赖于所在医疗机构的专家的经验和肿瘤表现出的负效应。

## 第五节　镜像综合征

镜像综合征指的是母体出现与胎儿疾病相关的病理改变,这些胎儿疾病包括非免疫性胎儿水肿、葡萄胎、先天性肺囊腺瘤和骶尾部肿瘤。母体通常出现羊水过多和胎盘肥大。尽管出现该综合征的病因还不清楚,但其结果是母体呈现与高代动力状态相关的高血压和全身性水肿[2]。内皮细胞损伤被认为是这种弥漫性水肿的病因[49,50]。实验室检查的异常结果包括对甲状腺功能的检测结果,特别是升高的甲状腺素水平、甲状腺素树脂摄取试验水平和甲状腺刺激激素水平。还有可能出现人绒毛膜促性腺激素水平的增高、凝血功能异常和肾功能损害[12]。甚至出现呼吸窘迫或肺水肿,需要立即积极进行包括氧疗、利尿剂甚至是气管插管进行呼吸支持在内的治疗[51]。出现早产的宫缩迹象会使母体的治疗进一步受到限制,因为宫缩抑制药物会使已经失代偿的呼吸功能明显恶化[51]。

镜像综合征可能是因为释放的胎盘激素如人绒毛膜促性腺激素的作用所致。人绒毛膜促性腺激素可刺激甲状腺素分泌,使其在血浆中保持较高水平。直接释放的血管活性物质也可能是其发病原因[2,17,35,52]。不管病因如何,治疗是围绕着对病理状态下的母体进行支持治疗。甚至纠正了胎儿病理状态后仍不能彻底解决母体的异常情况。只有终止妊娠才是肯定的和能够彻底逆转母体病理状态的方法[51~53]。

## 第六节 术前影像诊断

不能不重点强调对母体和胎儿术前评估的准确性在决定患者预后方面的作用。精确的产前影像学检查可以提供很多有关骶尾部畸胎瘤的范围和相关的胎儿并发症的信息。这对那些只有最终受益于宫内治疗的胎儿尤其是至关重要的。产前评估往往通过胎儿磁共振成像(MRI)联合超声检查进行。

放射学的进步为我们提供了更加清晰的图像同时减少了因为胎儿和母体运动产生的重影。Kirkinen 和同事们报道了磁共振成像,特别是 T2 加权自旋回波系列(T2-weighted fast spin-echo sequences)的使用,该系列可以在 29 秒内获得 3～4 帧切面图[54]。该项技术的优点在于可在给予母体或胎儿最小量的镇静剂的情况下获得图像。在 2 例这类病例中,于超声引导下胎儿接受泮库溴铵肌内注射,母亲口服了奥沙西泮。这项技术的缺陷在于它不能分辨成熟和未成熟的骶尾部畸胎瘤。Kirkinen 的团队还比较了超声和 MRI 在给宫内诊断骶尾部畸胎瘤的准确性,通过与产后检查结果对比发现超声不能显示骶尾部畸胎瘤盆腔内的部分。而 MRI 可以检测到位于盆腔内的骶尾部畸胎瘤,该观点也被其他学者认同[21,55]。

Chen 和 Gin 介绍了三维彩色能量造影术显示胎儿骶尾部畸胎瘤的血管系统分布,以及评估胎儿循环的技术[56]。区分这些血管在进行手术过程中显得尤为重要,通过它可以最大限度减少可能的胎儿失血。他们发现胎儿畸胎瘤从骶尾中部、髂内和髂外血管系统抢夺血供。这样一来,就出现从脐动脉流向胎盘的血流中窃血的现象,导致胎儿贫血、心室扩张、下腔静脉扩张、胎儿高心排血量性心力衰竭和胎儿水肿。

## 第七节 母体术前准备

在考虑任何一种胎儿手术时都不能不过分强调母体的安全。对母亲进行完整的病史采集和体格检查包括对气道的彻底检查至关重要。但考虑到孕妇气管插管失败的概率是非孕妇气管插管的 8 倍的事实,必须尽一切努力避免将母亲置于不必要的危险之中。关于怀孕母体气道改变的详细讨论参见第二章。

麻醉除了考虑与怀孕相关的问题之外,也需考虑胎儿骶尾部畸胎瘤的病理生理和它对母体产生的并发症的相关细节。与羊水过多相关的早产发生率也需在术前麻醉评估中得到重视。特别是羊水过多的程度和羊膜腔穿刺排羊水的次数也许可以提示我们子宫的大小,而这也是麻醉医师在开放式胎儿治疗过程中应该注意的。虽然进行了羊膜腔穿刺排羊水但羊水仍明显过多的患者也许需要术中使用更大量的安胎药物和更高浓度的吸入麻醉药来抑制子宫收缩并提供合适的手术条件。此外,有子宫过早收缩的患者常常通过口服、皮下注射或静脉注射安胎药物来抑制子宫收缩。这些药物可能与麻醉药物相互作用,所以要对其进行剂量调整(见第四章"胎儿手术后早产")。

胎儿水肿的出现可能在围术期进一步改变对母亲使用麻醉药物的剂量。很多产科医师在将患者转至胎儿治疗中心前都开始尝试使用地高辛治疗胎儿水肿[57,58]。通过胎盘将地高辛从母体输送至胎儿,胎儿体内地高辛也许可以达到有效浓度从而增强胎儿心室功能。口服和静脉地高辛治疗方法均在母体使用过,但结果不尽一致。在一些案例中,母体的地高辛浓度已经接近中毒水平但胎儿体内地高辛浓度仅为亚治疗水平,胎儿病情改善也极其轻微[58,59]。

围术期超声或 MRI 检测发现显著地胎盘肥大提醒麻醉医师在围术期要有多种考虑。增加的胎盘血流会改变母体和胎儿的药物治疗过程。因为可能发生特定药物的代谢增快,从而需要对该药物进行剂量调整。胎盘肥大可能增加急性的、大量的术中出血风险,如果发生须作好立即对母体进行输血的准备。多篇文献报道了关于由于疏忽大意在子宫完全松弛的情况下,切开子宫时损伤胎盘边缘,导致急性大量失血[17,52]。除了立即进行外科止血以外,须紧急输注血液制品以及使用不会增加胎盘血管阻力的缩血管药物来复苏,从而确保母亲和胎儿的安全。胎盘的位置也应得到关注,因为与后壁相比胎盘附着于子宫前壁将会给术者通过切开子宫暴露胎儿的过程变得更加困难。这将会增加子宫切开时大量出血的可能,同时也要求对子宫进行更多的处理,这些操作均会导致母体低血压和胎儿缺氧。

对母体的社会心理方面的详细评估是术前极其重要的一环。产前常规超声检查通常导致对胎儿疾病的怀疑,使父母需要向医学专家咨询各种高危风险。到患者被转至胎儿治疗中心时,各种治疗程序也许已经被尝试了。此外,与胎儿父母坦率的讨论胎儿幸存的可能性极小的情况有可能已经发生,这对母亲和她的家庭产生了巨大压力。不论是计划尝试经皮途径还是开放胎儿手术切除肿瘤,医疗团队都应理解患者身上承受的巨大压力。此外,开放式胎儿肿瘤切除术通常是在胎儿尚不能在宫外存活的胎龄之前进行的,在术后余下的妊娠期中孕妇需要进行严格卧床休息。尽管术后使用了安胎药物,母体的任何活动均可能导致子宫收缩和早产[60]。因为这些原因,母亲的日常活动需要得到其家庭和各方面的支持,并且这个要求需要在胎儿治疗进行前对其家属以及相关人员进行充分的解释并得到其支持。

## 第八节　术前胎儿准备

除去前面讨论过的术前影像学检查外,需确定胎儿染色体组型以排除与胎儿致病或致死相关的遗传缺陷,避免使胎儿治疗变得毫无意义。通过超声检查结果估计胎儿体重,可以使我们为胎儿用药量进行准备。有必要进行胎儿超声心动图来评估心功能,排除严重的先天性心脏病,发现潜在的心室扩大和其他高心排血量性心力衰竭。任何治疗胎儿水肿的医疗尝试都应记录下来,包括地高辛治疗的疗效,所使用的剂量和用药方案。显著的胎儿心室功能障碍或心力衰竭都会警示麻醉医师在肿瘤切除手术过程中胎儿心搏骤停的可能性增加。需要为该类事件的走向准备应对计划,也就是说,需建立静脉通道,及时输注复苏药物和输血。这些复苏药物应该包括$1\sim10\mu g/kg$的肾上腺素和$10\sim20\mu g/kg$的阿托品。

术前影像学检查可以提供反映肿瘤的生长范围,特殊的解剖位置(盆腔内或盆腔外肿瘤)的信息,还可发现囊性肿瘤的证据,从而对肿瘤进行可能的压缩。如果在术前 MRI 或超声检查中存在任何肿瘤内出血的证据,则强烈推荐进行胎儿血细胞比容检查。如果计划进行开放式胎儿肿瘤切除的手术,则建议在手术实施之前进行胎儿输血。必须记住,胎儿输血不是个良性过程:从本质上讲,胎儿输血是一种胎儿治疗,需要在超声引导下经母体腹壁将针头置入脐静脉。正如前面讨论过的,旧金山加州大学团队经历了一例在肿瘤切除后进行输血,胎儿立即出现心搏骤停的病例[17]。所有合并羊水过多和先兆早产的母亲都面临着早产概率增高或因子宫干预引发的胎膜早破的风险。术前胎儿输血的一个优点是胎儿可能能够更好的耐受肿瘤切除过程中的失血。此外,考虑到通常只有胎儿骶尾部和肿瘤本身经子宫切口暴露,通常很难暴露胎儿肢体并建立血管通道,脐带通常也不能立即暴露,因而很难在开放式胎儿手术过程中对胎儿进行输血。事实上,很有必要极小心地在胎儿手术中仅暴露胎儿部分身体,因为,越多的暴露胎儿身体越会增加胎盘剥离、子宫收缩、脐带打结和无意中的胎儿早产的风险。

在有子宫内出血证据的患者,另外一个支持对胎儿进行术前输血的论点是,胎儿骶尾部畸胎瘤与凝血功能紊乱的发生有关。Murphy 及其同事报道了一个长达 5 年包括 12 例新生儿合并骶尾部畸胎瘤病例的回顾性分析[61]。临床上明显的凝血功能紊乱在其中 4 例新生儿中出现,导致 2 例新生儿死于大出血。其中 2 例新生儿被证实患有弥散性血管内凝血和单纯的血小板减少。尽管凝血功能障碍的病因还不明确,但作者推测其本质上是由多因素造成的。有一种可能是出现大面积的血管内皮缺损导致弥散性血管内凝血。或者,在分娩过程中广泛的肿瘤组织剥离可能导致组织促凝血酶原激酶进入血液系统,导致凝血瀑布式反应激活,消耗凝血因子。不管病因如何,在所有的病例中均应考虑到胎儿失血的可能,并且,如果术前没有输注血制品,必须作好术中立即输血进行复苏的准备。

## 第九节　骶尾部畸胎瘤胎儿经皮治疗的麻醉管理

不管是何种治疗,母亲和胎儿的安全对任何成功的治疗都是至关重要的。任何时候都需要在治疗前了解详细的关于母亲和胎儿病史,并对母亲进行详尽的体格检查。能够进行的经皮治疗包括囊肿或膀胱减压,膀胱引流管放置术。不管治疗如何进行,都要考虑对胎儿用药以减少胎儿体动、心动过缓和疼痛的可能性。正如前面讨论过的,迄今为止绝大部分治疗都在局部麻醉下进行,而没有得到麻醉专业人员的帮助。一些产科医师和儿科医师对母亲实施镇静,镇静药物可能通过胎盘到达胎儿体内,从而对胎儿提供镇静。然而,很多临床医师只对胎儿提供肌肉松弛,而不提供任何麻醉和镇痛处理。支持胎儿镇痛甚至是在经皮治疗中镇痛的一个强有力的观点,在第一章"胎儿患者"中已经提到。有效的胎儿镇痛也可能降低术后子宫的敏感性。无论何时准备进行胎儿治疗,不管是经皮治疗还是开放子宫治疗,都应考虑到胎儿应激反应的重要性。

## 第十节 宫内骶尾部畸胎瘤切除的围术期管理

手术当天早晨,产科医师应检查母亲是否存在子宫敏感和早产的体征。新出现的子宫收缩可能提示麻醉医师注意产妇存在羊水过多,胎儿应激,宜对抗分娩治疗策略进行调整。这也证明在术中有必要进行有效的抗分娩治疗。麻醉诱导前需进行超声检查来评价胎儿状态。确保有与母亲血型相配的红细胞和为胎儿准备的以 50ml 为单位的 O 型阴性经照射的浓缩红细胞。手术室温度需保证在 26.7℃,避免在肿瘤切除过程中胎儿暴露部分出现迅速低温。须准备胎儿复苏药物(阿托品 20μg/kg,肾上腺素 1～10μg/kg),还有骨骼肌松弛药(维库溴铵 0.2mg/kg),芬太尼(10μg/kg),交予器械护士,从而保证术中能够随时使用相关药物[60]。

进手术室之前,确认母亲是在禁食禁饮的情况下,并开放静脉通路。如果在进入手术室之前母亲未接受抗分娩药物治疗(50mg 吲哚美辛栓剂,直肠用药)可在全麻诱导之后使用。母亲需口服 30ml 0.3M 枸橼酸钠以中和降低胃酸值并静脉注射 10mg 甲氧氯普胺促进胃排空。

进入手术室并进行标准监测后,可在腰部硬膜外腔置入导管用于术后疼痛管理。硬膜外注射 1.5% 利多卡因 3ml(含 1∶200 000 肾上腺素)作为试验剂量。直到胎儿治疗结束前,绝大多数麻醉医师不会再通过硬膜外导管继续使用局麻药,以避免因硬膜外交感神经抑制导致母亲平均动脉压下降[60,62]。然后,母亲保持子宫左倾位,预吸氧,紧接着以硫喷妥钠(4～5mg/kg)、琥珀胆碱(2mg/kg)和芬太尼(1～2μg/kg)进行快速全麻诱导。然后以 1MAC 浓度的吸入麻醉药(例如,地氟烷),100% 纯氧吸入维持麻醉,同时,应用超声确定胎盘和胎儿的体表投影位置,并在麻醉诱导后再次确认胎儿情

况。此时,可置入第二条大孔径静脉管及动脉置管、尿管和胃管。术中通过超声心动图持续监测胎儿血流动力学(包括心率、右心室收缩力)[60]。

在母亲切皮前,将吸入麻醉药浓度增加至 2MAC,因为吸入麻醉药可强有力地松弛子宫肌肉,是这类手术操作中首选的子宫收缩抑制剂。2MAC 的吸入麻醉药可使子宫达到完全松弛状态,尽管这个浓度的吸入麻醉药会降低母亲动脉压,减少子宫胎盘灌注和胎儿氧饱和度(见第三章"子宫松弛"和第四章"胎儿手术后早产")。尽管在母亲氧饱和度为 100% 时,胎儿动脉氧分压只有少量增加,但这小量的增加也许对胎儿也是有利的。Ramanathan 和同事研究了硬膜外麻醉下剖宫产术中氧从母体转运致胎儿的过程[63]。他们研究了 45 例吸入 100% 纯氧的患者,发现母亲动脉氧分压达 423mmHg,与之相对应的脐静脉氧分压为 47mmHg。在这个研究中没有一例胎儿氧分压超过 53mmHg。Roach 发现母亲氧分压过高(680mmHg)导致脐动脉轻度收缩,但降低氧浓度对脐动脉影响轻微[64]。其他因素,包括肾上腺素、组胺、血管升压素、催产素、缺氧和温度异常,不会影响脐动脉肌肉紧张度。

在外周神经刺激器帮助下,一旦发现琥珀胆碱的神经肌肉作用消退,母亲的骨骼肌松弛由维库溴铵来维持。如果对母亲使用了抑制分娩药物,在关腹过程中联合应用了硫酸镁,建议避免使用任何长时效非去极化肌松药,例如泮库溴铵,从而确保在手术结束时神经肌肉功能的恢复。

母亲血压对保证合适的子宫血流和子宫灌注是至关重要的。在整个手术过程中,母亲的收缩压应保持在清醒时的水平,必要时静脉注射麻黄碱或者去氧肾上腺素,在手术刺激下一般不需要用到上述药物。除失血量巨大外,须控制静脉输液总量,以降低术后母亲出现与抗分娩药物相关的肺水肿的风险[51,53]。

子宫一旦被完全暴露,术者就应评估子宫紧张度(图 8-1)。因为目前没有客观的评估方法来衡量子宫松弛度,外科医师触诊仍是评价子宫松弛度的金标准。挥发性麻醉药的量应随着需要而增加,或者静脉注射负荷量硝酸甘油并随后持续静脉维持来降低子宫紧张力。在子宫彻底松弛之前进行任何外科操作均有可能增加子宫血管阻力,降低子宫灌注,并将胎儿置于缺氧的危险之中。

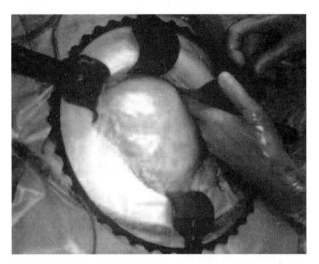

图 8-1　子宫切开前子宫暴露。照片承蒙费城儿童医院 N. Scott Adzick 医师提供

在子宫松弛满意之后，经子宫壁缝两针，拉紧两边缝线，于两针之间做一小切口。将减少子宫出血的子宫缝合装置（US Surgical Corporation，Norwalk，CT）插入切口切开子宫肌层并进行有效止血，同时密封羊膜（图 8-2）。因为此时子宫已经完全松弛，如果子宫缝合装置使用不当，或者胎盘边缘被误切，将会出现大量失血。因此，在这时与术者进行仔细沟通极其重要。然后，将胎儿骶尾部和肿瘤移至切口处（图 8-3）。通过一根与一级加热器（Smith Industries Medical，Rockland，MA）相连的红色橡皮管向宫腔内持续灌注温液体，来补充羊水损失，为胎儿提供一个热中性环境。同时，预防脐带打结或扭曲。控制子宫切口大小有助于减少胎儿因蒸发导致的失水，预防子宫出血和术后子宫收缩。但是，小切口需要良好的子宫松弛以暴露胎儿手术部位。

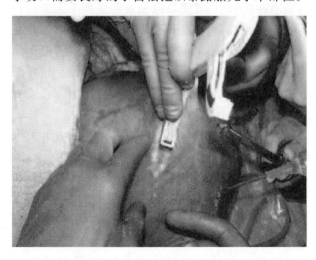

图 8-2　子宫缝合装置，设计以使子宫切开时由子宫切口边缘出血最小并保证羊膜完整以减少术后羊水渗漏的发生率。照片承蒙费城儿童医院 N. Scott Adzick 医师提供

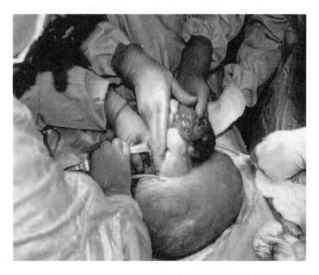

图 8-3　宫内切除前孕 22 周胎儿的骶尾部畸胎瘤。照片承蒙费城儿童医院 N. Scott Adzick 医师提供

胎儿骶尾部和畸胎瘤一旦暴露，立即经胎儿臀部或腿部肌注芬太尼（5～20μg/kg）、阿托品（20μg/kg）和维库溴铵（0.2mg/kg）。肌注芬太尼为胎儿术中和术后提供镇痛，阿托品对抗与手术操作有关的胎儿反射性心动过缓，维库溴铵将确保术中胎儿制动[60]。尽管母亲吸入的吸入性麻醉药可通过胎盘为胎儿提供麻醉，这些肌注追加的药物仍强化了肿瘤切除前的胎儿麻醉和镇痛效果。

整个肿瘤切除过程中，均需对胎儿状态进行连续评估。胎儿超声心动图监测可以提供胎儿心率和心室充盈的信息，特别适用于有胎儿失血的情况下。考虑到术中并非常规暴露胎儿肢体和脐带，并且，事实上暴露胎儿肢体可能增加术中胎儿早产的危险性，所以脉搏血氧饱和度监测并非常规使用，静脉通道也不是常规开通的。胎儿心动过缓（胎心率<100 次/分）通常由胎盘低灌注或脐带打结导致胎儿心搏出量减少所致，但也可能是由子宫血管阻力增加或肿瘤大失血所致。其他可能的胎儿手术相关并发症包括低体温，脱水和胎儿早产。此外，Graf 和同事报道了一例出生后肿瘤切除病例，在该病例中，婴儿于骶尾部畸胎瘤切除术中死亡，推测死因为空气栓塞[17]。虽然还没有这类事件在开放子宫胎儿肿瘤切除术中出现的报道，但仍有出现该类事件的可能。因此，在这类手术中仍应考虑空气栓塞的可能。

在有些病例中，胎儿可能出现持续的严重的心动过缓并需要复苏。此时，应尽力增加胎儿灌注和确保胎儿适宜的血管内血容量。具体措施包括：保证母亲吸氧浓度为 100%；升高母亲平均动脉压，至少比清醒时平均动脉压高 15%;增加母亲吸入麻醉药物浓度,确保最小子宫血管阻力;应用温林格液灌注保证适宜的宫腔内容积;通过超声确认脐带未发生扭曲或打结。药物支持也同样必要。在未开放胎儿静脉通道的病例中,可肌注肾上腺素(1~2μg/kg)和阿托品(20μg/kg),必要时可以重复给予。如果必须开放胎儿静脉通路,可以从宫腔中暴露胎儿下肢,尽管这会增加胎儿流产的风险。在胎儿严重血容量不足的情况下可以经胎儿下肢静脉通路或在超声引导下经皮建立的脐静脉通路输血(O 型阴性经照射的浓缩红细胞)。如果胎儿下半身被移出宫腔来获得脐带建立静脉通路,将会出现胎儿流产和胎盘剥离等前面已经提示过的不可接受的风险。因为这些原因,不推荐直接经脐带建立静脉通路。

肿瘤一旦被完全切除,胎儿应立即回到子宫内,并将子宫缝合关闭。这个缝合过程包括两个独立的层面缝合,尽量减少术后羊水外漏和子宫裂开(图 8-4)。尽管胎儿手术过程已经结束,但是在这段时间内仍需要子宫完全松弛,因为进一步的子宫处理会改变子宫血流从而使胎儿面临灌注不足的风险。在子宫缝合最后一针之前,通过超声检查评估羊膜腔容积,并通过羊膜腔置管输注适量的温林格液,维持羊膜腔容积。

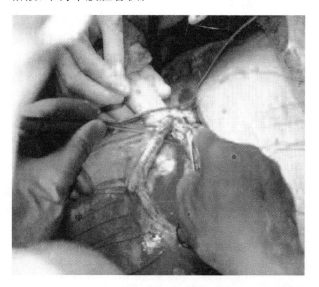

**图 8-4** 子宫缝合。照片承蒙费城儿童医院 N. Scott Adzick 医师提供

子宫关闭后,紧接着关闭母体腹部。并在 20 分钟内输入 6g 硫酸镁。然后以每小时 3g 的速度持续输入硫酸镁,直到手术结束。根据手术中的过程以及术前子宫的活动情况要不断调整硫

酸镁的浓度。此时可通过硬膜外导管给予局麻药物(0.25% 的丁哌卡因 15~20ml)和阿片类镇痛药(如芬太尼 1~2μg/kg),同时降低或停止吸入麻醉剂。需要密切注意神经肌肉的阻滞状态,因为硫酸镁可以强化肌松剂的作用。气道拔管应该在气道保护反射恢复、神经肌阻滞得到逆转、能够听从麻醉师的指令后实施。麻醉苏醒和气管拔管的过程要求平稳,以把子宫和腹部缝线的张力降到最低。

## 第十一节 术后管理

手术结束后,母亲应立即送往产科重症监护室进行监护,需配备有经验的医务人员和必要的设备随时记录可能出现的一切问题。胎儿超声检查通常在术后即时和术后 1 周对胎儿血流动力学状态进行评估。分娩力计持续监测子宫活跃程度和易感性,并根据监测结果调整抗分娩药物。术后应立即监测母亲的血压、氧饱和度和心率。

严重的术后并发症包括早产、肺水肿和胎儿死亡[51,60,62,65~69]。事实上所有患者在术后早期都经历导致早产的子宫收缩,所以需要持续静脉输注硫酸镁。在有些病例中,可能还需要额外的抗分娩药物。据胎儿手术患者的研究报道表明,肺水肿是一些抗分娩药物(如硫酸镁、硝酸甘油)的并发症。确实,胎儿开放性手术的唯一的致命弱点("阿喀琉斯之踵")还是术后胎儿早产。这一点在第三章"子宫松弛"进行了详尽讨论。羊水漏出会导致羊水过少。出现羊水量明显减少,需要进行羊水替换治疗。有些病例中,可能将母亲重新送回手术室进行子宫切口再缝合。在开放式胎儿手术之后胎儿死亡的病因通常是以上列举的主要并发症的再次出现。因此,一切努力都要围绕着降低和治疗这些潜在的并发症,不仅要保证对胎儿积极的治疗还要为成功继续怀孕提供环境。

术后疼痛管理同样对胎儿手术的成功至关重要[70,71]。手术应激和疼痛会导致母亲和胎儿释放皮质醇和炎症因子,这些因子会导致子宫早熟和子宫收缩的可能(见第四章"胎儿手术后早产")。此外,子宫平滑肌在子宫切开之后由于自然的炎症反应和早产的发动,也会变得易激惹。母亲和胎儿疼痛导致肾上腺皮质激素释放,这些激素标志着肾上腺开始增加皮质醇的分泌[2]。疼痛所致的皮质醇释放导致对胎盘有害的改变并增加胎儿雌

激素和前列腺素的分泌,还可能增加子宫活性。适宜的疼痛控制被认为是阻断母亲和胎儿应激反应并阻断导致分娩的激素通路的激活。母亲疼痛控制可有两个方法:患者自控镇痛和硬膜外镇痛。硬膜外镇痛的一个缺点是母亲体内阿片类药物浓度较低。静脉镇痛提供了较高浓度的母亲体内阿片类药物,也可能为胎儿提供了镇痛,因为大多数阿片类药物可以轻易通过胎盘。但是,静脉镇痛并不能可靠地抑制应激反应。为克服硬膜外镇痛的缺点,硬膜外药液最好的选择是低浓度局麻药(丁哌卡因或罗哌卡因)加上高浓度可溶性阿片类药物,例如芬太尼。Gaiser 和 Cheek 报道了一个硬膜外低剂量配方,它是由 0.05% 丁哌卡因和 $10\mu g/ml$ 的芬太尼组成[68]。高浓度的芬太尼经过全身吸收后运送至胎儿提供镇痛。这一点在第三章进行了详细讨论。

术后住院时间受多种因素影响,最重要的是口服抗分娩药物合适地控制子宫敏感性。其他前面提到的并发症会延长治疗时间,住院时间也同样被延长。平均住院时间为 1 周。需要提醒孕妇严格的卧床休息。必须在高危三级医疗保健中心附近的病房进行卧床休息。如果子宫切开的位置不是在子宫下段,而母亲进行自然分娩,也会增加面临子宫破裂的危险。因此,这种情况下,应该行择期剖宫产手术完成分娩。如果所在当地的医疗机构拥有接受过高危产科治疗培训的人员和新生儿重症监护室,母亲可以在当地的医疗机构进行手术。反之,母亲宜选择留在胎儿治疗中心直至分娩。

# 第十二节　总　　结

子宫内治疗对于罹患骶尾部畸胎瘤的胎儿来讲,在一些极端病例中是一种切实有效的治疗选择。这类治疗对麻醉医师提出了独特的要求,但是,在没有对患有这类肿瘤的胎儿和母亲的病理生理有充分理解之前,不宜尝试这类治疗。此外,为了治疗取得良好结果,有必要彻底了解手术过程和并发症出现的可能性。也许,麻醉医师能做的最大贡献就在这类手术围术期管理当中,要对母亲和胎儿疼痛进行有效管理,因为这确实不仅有助于手术治疗成功,也增加术后成功继续妊娠的机会。

# 参 考 文 献

1. Uchiyama M, Iwafuchi M, Naitoh M, et al. Sacrococcygeal teratoma: a series of 19 cases with long-term follow-up. Eur J Pediatr Surg 1999;3:158–62.
2. Langer JC, Harrison MR, Schmidt KG, et al. Fetal hydrops and death from sacrococcygeal teratoma: rationale for fetal surgery. Am J Obstet Gynecol 1989;160:1145–50.
3. Schiffer MA, Greenberg E. Sacrococcygeal teratoma in labor and the newborn. Am J Obstet Gynecol 1956;72:1054–62.
4. Abbott PD, Bowman A, Kantor HI. Dystocia caused by sacrococcygeal teratoma. Obstet Gynecol 1966;27:571–9.
5. Altman RP, Randolph JG, Lilly JR. Sacrococcygeal teratoma. American Academy of Pediatrics Surgical Section Survey–1973. J Pediatr Surg 1974;9:389–98.
6. Carney JA, Thompson DP, Johnson CL, et al. Teratomas in children: clinical and pathologic aspects. J Pediatr Surg 1972;7:271–82.
7. Conklin J, Abell MR. Germ cell neoplasms of sacrococcygeal region. Cancer 1967;12:2105–17.
8. Fraumeni JR, Li FP, Dalager N. Teratomas in children: epidemiologic features. J Natl Cancer Inst 1973;1425–30.
9. Bale PM. Sacrococcygeal developmental abnormalities and tumors in children. Perspect Pediatr Pathol 1984;1:9–56.
10. Gross RE, Clatworthy HW, Meeker IA. Sacrococcygeal teratomas in infants and children. Surg Gynecol Obstet 1951;92:341–54.
11. Mahour GH, Woolley MM, Trinedi SN, et al. Sacrococcygeal teratoma: a 33 year experience. J Pediatr Surg 1975;10:183–8.
12. Bianchi DW, Crombleholme TM, D'Alton ME. Fetology: diagnosis and management of the fetal patient. New York: McGraw-Hill; 2000.
13. Chervenak FA, Isaacson G, Touloukian R, et al. Diagnosis and management of fetal teratomas. Obstet Gynecol 1985;66:666–71.
14. Seeds JW, Mittlestaedt CA, Cefalo RC, et al. Prenatal diagnosis of sacrococcygeal alteroma; an anechoic caudal mass. J Clin Ultrasound 1982;10:193–5.
15. Lemire RJ, Beckwith JB. Pathogenesis of congenital tumors and malformations in the sacrococcygeal region. Teratology 1982;25:201–13.
16. Gonzales-Crussi F. Extragonadal teratomas. Atlas of tumor pathology. 2nd series, fascicle 18. Bethesda (MD): Armed Forces Institute of Pathology; 1982.
17. Graf JL, Albanese CT, Jennings RW, et al. Successful fetal sacrococcygeal teratoma resection in a hydropic fetus. J Pediatr Surg 2000;35:1489–91.
18. Goto M, Makino Y, Tamura R, et al. Sacrococcygeal teratoma with hydrops fetalis and bilateral hydronephrosis. J Perinatol Med 2000;28:414–8.
19. Donnellan WA, Swenson O. Benign and malignant sacrococcygeal teratomas. Surgery 1968;64:834–6.
20. Lockwod C, Ghidini A, Romero R, et al. Fetal bowel perforation simulating sacrococcygeal teratoma. J Ultrasound Med 1988;7:227–9.
21. Holzgreve W, Mahony BS, Glick PL, et al. Sonographic demonstration of fetal sacrococcygeal teratoma. Prenat Diagn 1985;5:245–57.

22. Bond SJ, Harrison MR, Schmidt KG, et al. Death due to high-output cardiac failure in fetal sacrococcygeal teratoma. J Pediatr Surg 1990;25:1287–91.

23. Cousins L, Benirschke K, Porreco R, et al. Placentomegaly due to fetal congestive failure in a pregnancy with a sacrococcygeal teratoma. J Reprod Med 1980;25:142–4.

24. Flake AW. Fetal sacrococcygeal teratoma. Semin Pediatr Surg 1993;2:113–20.

25. Gergely RZ, Eden R, Schifrin BS, et al. Antenatal diagnosis of congenital sacral teratoma. J Reprod Med 1980;24:229–31.

26. Heys RF, Murray CP, Kohler HG. Obstructed labour due to foetal tumors: cervical and coccygeal teratoma. Gynaecologia 1967;164:43–54.

27. Kapoor R, Saha MM. Antenatal sonographic diagnosis of fetal sacrococcygeal teratoma with hydrops. Australas Radiol 1989;33:285–7.

28. Garcia AM, Morgan WM, Bruner JP. In utero decompression of a cystic grade IV sacrococcygeal teratoma. Fetal Diagn Ther 1998;13:305–8.

29. Evans MJ, Danielian PJ, Gray ES. Sacrococcygeal teratoma: a case of mistaken identity. Pediatr Radiol 1994;24:52–3.

30. Alter DN, Reed KL, Marx GR, et al. Prenatal diagnosis of congestive heart failure in a fetus with a sacrococcygeal teratoma. Obstet Gynecol 1988;71:978–81.

31. Sassoka N, Kitamura S, Kinouchi K, et al. Perinatal and perianesthetic management of the sacrococcygeal teratoma in a neonate. Jpn J Anesth 1998;47:1482–5.

32. Schmidt KG, Silverman NH, Harrison MR, et al. High-output cardiac failure in fetuses with large SCT: diagnosis by echocardiography and Doppler ultrasound. J Pediatr 1989;114:1023–8.

33. Westerberg B, Feldstein VA, Sandberg PL, et al. Sonographic prognostic factors in fetuses with sacrococcygeal teratoma. J Pediatr Surg 2000;35:322–5.

34. Nakayama DK, Killian A, Hill LM, et al. The newborn with hydrops and sacrococcygeal teratoma. J Pediatr Surg 1991;26:1435–8.

35. Ikeda H, Sasano N. Demonstration of pituitary tissue with 6 cells immunoreactive to pituitary hormones in a sacrococcygeal teratoma. Acta Pathol Jpn 1987;37:117–22.

36. Sasano N, Sakuragi S, Nagashima Y, et al. Idiopathic adrenal hemorrhage in a child during surgery of mediastinal teratoma. Shujutsu Operation 1968;22:230–4.

37. el-Shafie M, Naylor D, Schaff E, et al. Unexpected dystocia secondary to a fetal sacrococcygral teratoma: a successful outcome. Int J Gynecol Obstet 1988;27:431–8.

38. Johnson JW, Porter J, Kellner KR, et al. Abdominal rescue after incomplete delivery secondary to large fetal sacrococcygeal teratoma. Obstet Gynecol 1988;71:981–4.

39. Kohga S, Nambu T, Tanaka K, et al. Hypertrophy of the placenta and sacrococcygeal teratoma. Report of two cases. Virchows Arch 1980;386:223–9.

40. Hecher K, Hackeloer BJ. Intrauterine endoscopic laser surgery for fetal sacrococcygeal teratoma. Lancet 1996;347:470.

41. Kay S, Khalife S, Laberge JM. Prenatal percutaneous needle drainage of cystic sacrococcygeal teratomas. J Pediatr Surg 1999;34:1148–51.

42. Mintz MC, Mennuti M, Fishman J. Prenatal aspiration of sacrococcygeal teratoma. AJR Am J Roentgenol 1983;141:367–8.

43. Paek BW, Jennings RW, Harrison MR, et al. Radiofrequency ablation of human fetal sacrococcygeal teratoma. Am J Obstet Gynecol 2001;184:503–7.

44. Lam YH, Tang MH, Shek TW, et al. Thermocoagulation of fetal sacrococcygeal teratoma. Prenat Diagn 2002; 22:99–101.

45. Jouannic JM, Dommergues M, Auber F, et al. Successful intrauterine shunting of a sacrococcygeal teratoma causing fetal bladder obstruction. Prenat Diagn 2001;21:824–6.

46. Flake AW, Harrison MR, Adzick NS, et al. Fetal sacrococcygeal teratoma. J Pediatr Surg 1986;21:563–6.

47. Graf JL, Housely HT, Albanese CT, et al. A surprising histological evolution of preterm sacrococcygeal teratoma. J Pediatr Surg 1998;33:177–9.

48. Chisholm CA, Heider AL, Kuller JA, et al. Prenatal diagnosis and perinatal management of fetal sacrococcygeal teratoma. Am J Perinatol 1999;16:47–50.

49. Roberts JM, Taylor RN, Musci JJ, et al. Preeclampsia: an endothelial cell disorder. Am J Obstet Gynecol 1989; 161:1200–4.

50. Creasy R. Mirror syndromes. In: Goodlin RC, editor. Care of the fetus. New York: Masson; 1979. p. 48–50.

51. DiFederico EM, Harrison M, Matthay MA. Pulmonary edema in a woman following fetal surgery. Chest 1996;109:1114–7.

52. Kitano Y, Flake AW, Crombleholme TM, et al. Open fetal surgery for life-threatening fetal malformations. Semin Perinatol 1999;23: 338–61.

53. DiFederico EM, Burlingame JM, Kilpatrick SJ, et al. Pulmonary edema in obstetric patients is rapidly resolved except in the presence of infection or of nitroglycerin tocolysis after open fetal surgery. Am J Obstet Gynecol 1998;179:925–33.

54. Kirkinen P, Partanen K, Merikanito J, et al. Ultrasonic and magnetic resonance imaging of fetal sacrococcygeal teratoma. Acta Obstet Gynecol Scand 1997;76:917–22.

55. Elchalal U, Ben-Schachar I, Nadjari M, et al. Prenatal diagnosis of acute bladder distention associated with fetal sacrococcygeal teratoma—a case report. Prenat Diagn 1995;15:1160–4.

56. Chen MT, Gin T. Postpartum changes in the minimum alveolar concentration of isoflurane. Anesthesiology 1995;82:1360–3.

57. Chavkin Y, Kupfersztain D, Ergaz Z, et al. Successful outcome of idiopathic nonimmune hydrops fetalis treated by maternal digoxin. Gynecol Obstet Invest 1996;42:137–9.

58. Schmolling J, Jung S, Reinsberg J, et al. Diffusion characteristics of placental preparations affect the digoxin passage across the isolated placental lobule. Ther Drug Monit 1997;19:110-6.

59. Yournis JS, Granat M. Insufficient transplacental digoxin transfer in severe hydrops fetalis. Am J Obstet Gynecol 1987;157:1268–9.

60. Myers LB, Cohen D, Galinkin J, et al. Anaesthesia for fetal surgery. Paediatr Anaesth 2002;12:569–78.

61. Murphy JJ, Blair GK, Fraser GC. Coagulopathy associated with large sacrococcygeal teratomas. J Pediatr Surg 1992;27:1308–10.

62. Gaiser RR, Kurth CD. Anesthetic considerations for fetal surgery. Semin Perinatol 1999;23:507–14.

63. Ramanathan S, Gandhi S, Arismendy J, et al. Oxygen transfer from mother to fetus during C/S under epidural anesthesia. Anesth Analg 1982;61:576–81.

64. Roach CJ. Renovascular hypertension in pregnancy. Obstet Gynecol 1973;42:856–60.

65. Harrison MR, Golbus MS, Filly RA, et al. Fetal surgical treatment. Pediatr Ann 1982;11:896–9.

66. Harrison MR. Fetal surgery. Am J Obstet Gynecol

1996;174:1255–64.

67. Longaker MT, Golbus MS, Filly RA, et al. Maternal outcome after open fetal surgery. A review of the first 17 human cases. JAMA 1991;265:737–41.

68. Gaiser R, Cheek T. Anesthetic management of cesarean delivery complicated by ex-utero intrapartum treatment of the fetus. Anesth Analg 1997;84:1150.

69. Quinn TM, Adzick NS. Fetal surgery. Obstet Gynecol Clin North Am 1997;24:143–57.

70. Fauza DO, Berde CB, Fishman SJ. Prolonged local myometrial blockade prevents preterm labor after fetal surgery in a leporine model. J Pediatr Surg 1999;34:540–2.

71. Tame JD, Abrams LM, Ding XY, et al. Level of postoperative analgesia is a critical factor in regulation of myometrial contractility after laparotomy in the pregnant baboon: implications for human fetal surgery. Am J Obstet Gynecol 1999;180:1196–201.

# 第九章 胎儿心脏手术介入麻醉

原著　LINDA A.BULICH　WAYNE TWORETZKY
AUDREY C.MARSHALL
译者　蒋懿斐　叶琦刚　连庆泉
审校　吴军正

## 第一节　先天性心脏病在胎儿时期的早期发现和后续治疗

如果产前超声检查发现胎儿可能患有先天性心脏疾病时,孕产妇应及早地转诊于小儿心脏科医师,以便进一步诊断。研究证明及早转诊的益处有如下几点:第一,可以确诊。母亲能够得到及时的建议,给予充分的心理准备,提早作出抉择。一些罕见而复杂的先天性心脏病最好在技术和设备优越的三级医疗单位治疗。提早在这样的医疗中心咨询,能够使产妇及围生医师合理的安排分娩和处理措施,这一点对那些动脉导管依赖型的先天性心脏病的患者尤其是重要的[1,2]。产前转诊到小儿心脏科医师的第二个好处是,能够连续地监测孕期中胎儿先天性心脏病的进程。第三,令人振奋的是一些危重的先天性心脏病可以通过宫内胎儿手术的方法进行姑息治疗,甚至可以完全治愈[3~6]。

目前,多数先天性心脏病普遍的处理方法是严密监测疾病的进程。胎儿心律失常的治疗主要是通过药物经胎盘途径转复为窦性心律,从而提高胎儿生存率[7~14]。有时,通过引产以诱导孕妇相对的早产可能是胎儿继续生存下去的最好方法。在快速进展型的胎儿先天性心脏病,可以刻意使用早产的方法,获得出生后医疗干预的最佳时机,而如果等待正常分娩则有可能错过或延误。

一些动脉导管依赖型先天性心脏病的胎儿出生后需立即注射前列腺素 $E_2$,以维持动脉导管开放状态。对于一些严重的先天性心脏疾病如左心发育不良(HLHS,hypoplastic left heart syndrome)伴房间隔缺损或大动脉转位(TGA,transposition of the great arteries),出生后需快速移入手术室或导管室进行手术治疗[2,15]。目前,子宫外产时治疗(EXIT,ex utero intrapartum treatment)和体外膜肺氧合(ECMO,extracorporeal membrane oxygenation)的模式尚未应用于先天性心脏病的患儿,但这种模式对严重心肺疾病(比如严重的埃勃斯坦畸形,患婴表现为严重的心脏肥大和肺发育不良)的婴儿仍有较多益处[16]。

子宫内气囊导管瓣膜成形术在过去的 10 年里已有散在报道,但成功率仍较低[3~6]。尽管动物实验证明导管介入治疗的可行性较高,但目前有关人类胎儿的介入疗法仍未达成共识,仍没有令人信服的数据可以证明介入疗法可用于胎儿先天性心脏病的治疗,并改善胎儿预后[17~19]。但一项回顾性研究显示肺动脉瓣球囊扩张术用于胎儿治疗有较多益处,值得进行进一步研究考证。因此,世界上有几个大的产科和儿科医疗中心已经开展了胎儿主动脉瓣或肺动脉瓣严重狭窄行宫内导管介入瓣膜成形术治疗。

目前,有许多先天性心脏病都可考虑进行胎儿心脏手术治疗。迄今为止,研究最多的先天性心脏病主要是重度主动脉瓣狭窄(AS,aortic stenosis)伴左心发育不良综合征和肺动脉瓣闭锁伴完整性室间隔(PAIVS,pulmonary valve atresia with an intact ventricular septum)伴右心发育不良(HRHS,hypoplastic right heart syndrome)[1~23]。对于这些患者,早期诊断是极其重要的环节。

## 第二节　产前筛检

尽管宫内胎儿手术有较多优点,但一些胎儿患有先天畸形的孕妇仍未转诊小儿心脏专科,可能的原因如下:第一,尽管胎儿先天性心脏病的产前检出率持续增长,但仍有许多严重的先天性心脏畸形未能检出[24,25]。常规的产前筛检在孕16～24周期间进行,因此围生医师和小儿心脏科医师也只限于在这一时段里可以检查患者。改进早期诊断的技术可为那些真正需要进行宫内胎儿手术的患者带来福音。第二,目前,产前超声筛检胎儿心脏畸形,采用径路主要是四腔轴位,如若增加流出道径路的检查可能会提高疾病的检出率[26]。超声检查能够基本诊断一些严重的心脏畸形如心室发育不良、大血管畸形等,但对于一些先天性心脏疾病如主动脉或肺动脉狭窄、闭锁常较难以检出,因为这些疾病早期的心脏改变常不明显。此外,瓣膜狭窄及其严重程度的评估需要与心室功能的分析、利用脉搏波和彩色多普勒超声等同时进行。但遗憾的是这些手段并不能列为常规的产前筛查项目。

## 第三节　胎儿心脏手术的依据

迄今,大部分先天性心脏病都能够在婴儿期得以手术治疗纠正,生存率较高,预后良好。大部分的先天性心脏病患儿都不需要行胎儿子宫内手术,很多先天性心脏病在技术上不能进行胎儿宫内手术(如D型大动脉转位的switch术)。对于某些先天心脏畸形,外科完全纠正不太可能,唯一的选择是分期行姑息术治疗,例如先天性左心发育不良(HLHS),第一阶段采用Norwood法,第二阶段采用双相性腔静脉-肺动脉分流法(Glenn法),第三阶段采用Fontan法治疗[1,15,27]。但这些手术有着明显的死亡率和发病率。

如此,对于一些特殊的先天性心脏病,必须权衡胎儿干预手术的风险与手术带来的可预期的良好手术结果。

先天性心脏病是由于胚胎发育异常,心脏不能完全发育或者心腔缺陷或扩大畸形等[28～31]。完全性房室间隔缺损(AV canal)和左心室双入口畸形是典型的胚胎心脏发育不良的先天性心脏畸形,出生后常需要手术矫正。一些临床病例报告显示胎儿的肺动脉瓣狭窄可导致心室血流灌注不足,进而导致心室的发育不良[20～23,31]。这些类型的先天心脏损害见于大动脉或二尖瓣狭窄伴左心发育不良和严重的肺动脉狭窄或肺动脉瓣闭锁伴完整性室间隔(PAIVS)伴右心发育不良(HRHS)。如左心发育不良,需要多次分阶段手术治疗,甚至一少部分患儿需要出生后心脏移植。对于肺动脉瓣闭锁伴完整性室间隔(PAIVS)伴右心发育不良(HRHS)患儿,需要首次姑息手术后建立双心室循环。

对某些类型的先心病,实施胎儿心脏手术的意图是:第一,逆转先天性心脏病的病理过程,维护心脏正常的结构和功能,预防出生后出现严重的疾患。第二,胎儿手术的目的是减缓疾病的严重性,改善胎儿出生后的手术结果。为此,可以这样假设:经子宫胎儿肺动脉瓣狭窄矫正手术可能阻遏疾病继续向心室发育不良方向发展。尽管这假说从生理学方面角度而言合情合理,但目前仍缺乏足够临床证据证明矫正胎儿瓣膜狭窄即可阻遏疾病的进一步发展。迄今为止,经子宫胎儿主动脉或肺动脉瓣膜成形手术已在临床尝试近10年,但手术成功率仍较低,并且手术对象的选择也存在较多变异性[3～5],因此,目前仍没有充足证据可证明经子宫胎儿瓣膜成形术能够阻遏先天性心脏病的进程。

迄今为止,临床上成功的治疗经验太少,无法证明这些假说的可行性。许多文献报道的胎儿手术大部分都在孕晚期实施,可能这个手术时机太晚,无法逆转疾病的进程。因此,有人提出胎儿手术时机把握越早,可能会带来的预期效果越好。正因为技术上最具挑战性的胎儿手术通常都是在孕中期进行,因而一些特殊的适用于此期的胎儿手术的设备正在设计中。

胎儿先心病的早期诊断,随后进行可能的胎儿干预手术尤其适用于主动脉或肺动脉狭窄畸形的患者。在这些病例的治疗上,可能有一个挽救心室生长的时间窗。正如先前所述,常规胎儿超声筛检的时间大部分在孕16～24周时,因此,对很多胎儿的手术来讲,时间窗可能在孕20～26周左右。

至于心脏疾病只能进行外科矫正手术而不能进行预防性手术。理论上,有几种先天性心脏疾患在产后手术并不是最佳选择,因此,宫内治疗可能更具有优越性。在选择胎儿干预手术治疗方式前,我们必须要全面系统地评估和权衡各方面的风险和益处:

1. 心脏缺损的结果通常不理想,在新生儿期,伴有较高的死亡率和患病率。

2. 推荐的治疗方案目的是遏制疾病进展,矫正缺陷或畸形,改善预后。

3. 不应该等到先天性心脏病发展到实施胎儿宫内手术已经没有意义的地步。

4. 必须有一个可供使用的,技术可行的子宫胎儿手术。

5. 必须确保母亲不会处于胎儿手术带来的风

险中(详见第二章)。

# 第四节　经子宫胎儿心脏手术

## 左心系统畸形

### 主动脉瓣膜狭窄

患有重度主动脉瓣狭窄伴进展性左心发育不良综合征的胎儿,我们常首先考虑行子宫内心脏手术[3~5,20~22]。患有中度的主动脉瓣狭窄的胎儿出生后常出现左心明显扩大,我们仅需要出生后采用球囊瓣膜成形术即可矫正畸形。而重度的主动脉狭窄可导致明显的左心功能衰竭、左心血流减少、弹性纤维组织增生等病理生理改变,最终形成左心发育不良综合征(HLHS)(图9-1)。

左心发育不良综合征即左心室泵血功能障碍,不能维持全身的血液循环,其功能常与心脏实际大小无关。左心发育不良综合征患儿出生时常需要行Ⅰ期Norwood姑息性手术,暂时使右心室担负全身泵血功能。有时,左心室大小也可接近正常,由于严重的主动脉瓣狭窄,左心室的心肌细胞严重受损、纤维化,进而导致心室的收缩和舒张功能障碍。

| 原发性改变 | ⇒ | 血流方向改变 | ⇒ | 继发性改变 |
|---|---|---|---|---|
| 简单 | | | | 复杂 |
| 主动脉瓣膜狭窄/闭锁 | ⇒ | 左室流出道流量减少 | ⇒ | 左心发育不全和功能失调 |
| 肺动脉瓣膜狭窄/闭锁 | ⇒ | 左室流出道流量减少 | ⇒ | 右心发育不全和功能失调 |
| 限制性卵圆孔 | ⇒ | 左室流入量减少 | ⇒ | 左心发育不全和功能失调 |

**图9-1**　由于流动模式改变,在子宫内从简单原发心脏缺陷发展为更复杂的继发性病变的例子

严重的主动脉瓣狭窄是否伴有左心发育不全综合征,我们可以通过彩色多普勒超声显示的一些解剖和生理特征来鉴别的。彩色多普勒超声可见固定的主动脉瓣回声和小束喷射状顺流带,主动脉弓处流向动脉导管和左心室的逆流,这些常可提示主动脉瓣狭窄或闭锁。多普勒超声也可显示心内膜斑片样回声,二尖瓣瓣叶移动减弱,血流通过减少。多普勒超声还可显示左向右分流的开放的卵圆孔,当胎儿房间隔完整封闭时,超声也可显示从左向右膨出的房间隔[20~22,31]。

与成人和儿童不同,多普勒超声显示的胎儿的主动脉瓣的斜率可能是种误导,低斜率也可能提示左心功能衰竭。此外,斜率还受到主动脉弓的逆流带的影响。假如卵圆孔宽大开放,左房血难以进入高压的左室,这必然造成左向右的分流,流向左心室的血流减少,最后势必影响左心室发育。假如房间隔完整封闭时,左房血难以分流,从而使左房明显扩大。假如二尖瓣环扩大,二尖瓣中重度反流形成,将导致心脏更进一步扩张、右心受压,从而致全身水肿、心力衰竭。左心血流缓慢也可导致血栓形成,最终导致水肿及胎儿死亡。

### 二尖瓣狭窄

二尖瓣狭窄可使左心血流减少,也可导致左心发育不良(HLHS)。与主动脉瓣狭窄不同,主动脉狭窄的胎儿左心室常首先出现扩张,而二尖瓣狭窄的胎儿左心室常缩小。在这种情况下,二尖瓣常存在解剖学畸形,出生后行二尖瓣狭窄球囊扩张效果也可能不佳。由此可见,对于先天性二尖瓣狭窄患儿,目前行胎儿手术治疗并非适合。

### 完全闭锁性房间隔

卵圆孔提前闭锁可使右向左的血流减少,最终导致左心发育不良。这可能也是左心发育不良综合征(HLHS)的病因学原理之一[32,33]。左心发育不良综合征的胎儿,其左房压升高,从而可使卵圆孔形成完全闭锁(图9-1)。

胎儿左心发育不良综合征(HLHS)伴限制或闭锁性房间隔的患病率与死亡率明显高于HLHS伴非限制性间隔的患病率与死亡率[1,15]。这可能与子宫内胎儿的肺血管和肺组织重塑、肺血管高压、肺充血等有关。左心发育不全伴严重限制性房间隔

的患儿出生后应立即行左心房减压。在一些医疗机构,这些患儿一旦出生即转入手术室行房间隔切开和Ⅰ期Norwood姑息手术。也有一些医院把这些患儿转入导管室行球囊扩张、房间隔支架放置术。子宫内胎儿行房间隔成形术可能逆转肺血管的病变,避免出生后紧急手术,同时也有助于出生后手术条件的改善。

### 右心系统畸形

需要宫内手术的右心系统畸形主要是:①肺动脉狭窄或肺动脉瓣闭锁伴完整性室间隔(PAIVS),也称为右心发育不良综合征(HRHS);②法洛四联症伴肺动脉闭锁和肺动脉发育不良。迄今,仅肺动脉狭窄或肺动脉瓣闭锁伴完整性室间隔(PAIVS)是已经尝试过的子宫内手术[6]。

与左心发育不良不同,右心室在出生后仍可继续发育。轻度右心发育不全可通过球囊瓣膜成形术和出生后外科姑息术形成双室循环而缓解(图9-1)。严重的右心发育不全常为右心室依赖性冠状动脉供血,单纯的右室减压可导致冠状动脉供血不足或死亡,必须通过肺主动脉分流,随后行二期单心室修复术而缓解,即Fontan术。

轻、中度的右心发育不良可通过出生后行右室减压改善右室发育,当然,胎儿出生前行宫内右心室减压可能改善右心室发育的效果更为显著。但遗憾的是,目前尚未有子宫内胎儿瓣膜成形术可以免除出生后再手术的成功案例报道[6]。

法洛四联症伴肺动脉闭锁和肺动脉发育不良的患儿出生后需要多次姑息手术和导管介入治疗[34]。如伴有明确的肺动脉瓣发育不良,出生前可行球囊扩张治疗。如若多普勒超声确定胎儿心脏血流为顺流,增加血流量可能会促进肺动脉发育,改善出生后手术条件。但这样的宫内胎儿手术目前仍存在技术上的困难,无法成功的实施。

## 第五节　胎儿心脏手术的技术方面

### 手术径路

尽管许多绵羊胎儿的体外循环研究已经开展,但目前胎儿开胸心脏手术的开展仍存在技术上的困难[35,36]。Kohl和他的同事创新使用内镜技术用于绵羊胎儿手术——通过胎儿镜-脐动脉径路完成球囊瓣膜扩张术[17~19]。也有人通过超声引导经皮或经

子宫径路行胎儿心脏手术的报道[3~6]。

### 胎儿心脏手术的侵袭性技术

Allan和他的同事报道了经腹部皮肤到达胎儿的侵袭性径路技术。更具有侵袭性的技术是打开腹腔以直接暴露子宫。这种技术的优点在于操作更容易、胎儿定位更精确、超声效果更好、距离胎儿心脏更近。而最具有侵袭性的手术则是直接剖开子宫、暴露胎儿的方法[37]。

进入胎儿心脏的径路通常有股动脉径路、脐静脉径路和颈动脉径路等。随着母体子宫切开,母体的风险也随之增加,并且可诱发早产,因此,围术期使用抑制宫缩的药物是十分必要的。瓣膜成形术后,胎儿的心室恢复仍需要一段时间。因此,这些手术操作可能适得其反,增加早产风险,所以目前在人类仍未开展尝试。

起初,经皮胎儿瓣膜成形术的母体仅仅采用一些镇静技术,而近来随着外科和麻醉技术的进展,母体和胎儿的麻醉也发生明显的改变。Tworetzky和Marshall叙述的技术经过近2年的技术演变,并与众多围生、小儿心脏、小儿外科及麻醉等专家共同努力下形成一套创新性经皮技术[38]。具体如下:母亲接受全身麻醉。经超声精确定位胎儿及胎盘位置,通过22号腰麻针行母亲腹壁及子宫穿刺。对胎儿肌注芬太尼、阿托品和肌松药。整个穿刺过程也都在超声精确定位下完成。用一个19号针直接刺入胎儿胸腔、抵达心脏。通过针内孔置入导丝,再经导丝将带球囊的导管送入并通过狭窄的瓣膜(图9-2)或闭锁的瓣膜(图9-3),最后超声确定球囊的扩张程度和心脏血流状况。

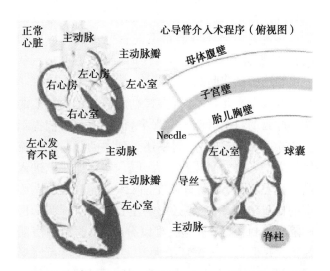

**图9-2** 胎儿左心发育不良综合征的主动脉瓣狭窄球囊扩张技术

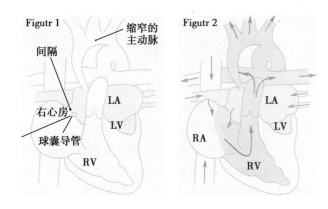

**图 9-3**　胎儿左心发育不良综合征伴闭锁性房间隔的房间隔闭锁球囊扩张技术。造成房间隔缺损是为了：①增加对心脏的血液流量；②改善婴儿预后。LA=左心房；LV=左心室；RA=右心房；RV=右心室

　　最近，这种技术也作了一些调整，如通过剖腹暴露子宫。如此，超声成像更为清晰，能更好地定位胎儿，也能更精确地进入胎儿胸腔进行手术。

# 第六节　胎儿心脏手术的麻醉

　　大部分胎儿心脏手术的麻醉实施类似于孕产妇非产科手术的麻醉方式。为确保母体安全，我们对孕期的生理改变应充分理解（见第二章）。胎儿本身也是患者，胎儿的因素必须要考虑，应避免应用致畸的药物。最后，因为胎儿手术后仍留于子宫继续妊娠，所以我们必须要预防早产，降低胎儿早产及心脏病的发生率和死亡率。

　　与其他非产科手术的麻醉有所不同，胎儿也需要麻醉，如有可能，还需要一定的监测手段。值得注意的是，即便是子宫的小手术也会增加术中术后的早产发生率，因此，在手术中，适当的子宫松弛是必需的。

## 孕产妇的麻醉管理

　　妊娠期妇女因受胎盘激素的影响和增大子宫的压迫，各个脏器系统都发生一系列生理和解剖的改变。我们必须充分理解这些改变，并牢记母体的安全直接关系到胎儿的安全。母体的氧合和血流动力学障碍必然给胎儿带来灾难性的后果。

　　正如前所述，大多数胎儿心脏手术都是使用经皮微创技术或通过剖腹暴露子宫，后经子宫针刺的方法。具体采用何种方法仍需根据患者的状况、胎盘位置（前位或后位）和胎方位等选择。

　　对于经皮微创手术的麻醉，我们常选择母亲局部区域麻醉复合静脉镇静技术。尽管静脉镇静药物可透过胎盘屏障作用于胎儿，但不能保证胎儿也获得麻醉或维持不动。胎儿如果活动频繁，必然影响手术的操作，也给胎儿及母亲的安全带来危险。此外，对于一些操作存有困难的经皮微创手术或胎儿位置不佳，都有必要转为剖腹手术。

　　对于重度双胎输出综合征的孕产妇，选择性的在胎儿镜下对胎盘血管吻合处进行激光致凝是一种常用的治疗方法，它既可通过经皮插入套管和胎儿镜的方式，也可剖腹暴露子宫的方法进行手术。Myers 和 Watcha 进行了一项 29 例选择性胎儿镜下胎盘血管吻合处的镭射致凝技术的回顾性研究，比较了硬膜外神经阻滞、全麻或硬膜外加全麻在这种孕产妇的应用[39]。他们发现前位胎盘的患者更多采用全身麻醉，可能考虑到前位胎盘手术难度较大、操作更复杂、需要良好的子宫松弛，接受全麻患者的输液量相对较少，而芬太尼的需求量更大。在单一接受硬膜外神经阻滞的患者，输入的液体量更大；而对芬太尼的需求量则较小。作者认为是交感和运动神经都被完全阻滞，而麻醉平面需达胸 4 水平。所以需要大量液体扩容或采用拟交感活性药，以维持孕产妇心前容量负荷和子宫的灌注压。但是胎儿手术期大量的输入晶体液和使用子宫收缩抑制剂可诱发孕产妇肺水肿发生[40,41]。尽管完善的神经阻滞可避免气管插管失败的风险，但不能避免胎儿手术时胎儿的应激，除非孕产妇辅助使用静脉麻醉药。

　　椎管内麻醉（硬膜外神经阻滞、蛛网膜下腔神经阻滞和腰-硬联合阻滞）也用于一些胎儿镜手术。为达到完善的阻滞效果，麻醉平面常需要达胸 4 水平。这种麻醉方法也已成功地应用于一些剖腹暴露子宫下穿刺的前位胎盘的手术。但必须注意的是椎管内麻醉不能提供完善的子宫松弛和胎儿的麻醉，所以需给予母亲一些静脉麻醉药（芬太尼、咪达唑仑和丙泊酚等）辅助麻醉。这些静脉麻醉药同时也可以减轻母亲的焦虑和不适，但她们呼吸抑制的风险也明显升高。此外，因为交感神经阻滞常高于感觉阻滞平面 2～6 个平面[42]，胸 4 麻醉平面可能已经阻滞心交感加速神经（源于胸 1～胸 4 脊神经）。迄今已有关于这类孕产妇实施椎管内神经阻滞（胸 4 麻醉平面）发生严重心动过缓及心搏骤停的报道[43,44]。

　　考虑到这些原因，胎儿手术，即使经皮微创手术也推荐应用全身麻醉。对于那些剖腹的手术，给

予早期椎管内吗啡注射用于术后止痛。动物实验证明完善的术后镇痛管理是剖腹术后抑制宫缩的重要手段[45,46]。考虑到诱发早产可能，母亲术前吲哚美辛 50mg 直肠给药可预防早产。大部分胎儿心脏手术都在妊娠中、晚期进行。因此，饱胃问题将必须引起重视。母亲采取轻度左倾位，静脉注射丙泊酚（3mg/kg）或硫喷妥钠 4mg/kg 和琥珀胆碱 2mg/kg 快速顺序诱导。麻醉维持采用纯氧、0.75～1.0MAC 的麻醉气体（调节至子宫松弛）、肌松药和芬太尼。昂丹司琼和甲氧氯普胺可用于恶心、呕吐的预防治疗。吸入麻醉药可产生剂量依赖性子宫松弛，大部分妊娠子宫对吸入麻醉药敏感，可产生明显的子宫松弛[47,48]。有研究显示吸入 0.5MAC 浓度的安氟烷、异氟烷或氟烷，即可使子宫收缩力减少 20%[48]，吸入 1.5MAC 浓度麻醉气体可使子宫收缩力减少 60%[49]。七氟烷和地氟烷是胎儿心脏手术常用的吸入麻醉药，它们可控性更好，更容易根据母亲血流动力学调整吸入浓度。七氟烷也可产生剂量依赖性的宫缩抑制作用，其半数有效量为 0.94MAC，而产生完全的子宫松弛需要 3.5MAC 以上的浓度[50]。术中可使用麻黄碱或去氧肾上腺素，以维持母亲平均动脉压 60mmHg 以上或大于清醒状态下基础血压值的 15%。

手术结束后母亲麻醉清醒，并送至麻醉恢复室继续观察。术后吲哚美辛应继续使用，预防子宫收缩。尽管已经使用止吐药物预防恶心、呕吐，但由于麻醉药物和吗啡的作用，孕产妇术后恶心、呕吐发生率仍较高。具体机制不清楚，以待进一步研究考证。通常，经皮微创手术的孕产妇术后需留院观察 1 天，而剖腹手术需要观察 2 天，以确保母亲安全和完善的术后镇痛管理。胎儿也通过分娩力监测计（可监测宫缩和胎心）予以连续监测，并间隔采用多普勒超声监测。假如宫缩明显，围生医师需检查宫颈扩张程度。迄今，术后早产已不是目前不可克服的难题了。吲哚美辛仍是重要的宫缩抑制药。假如宫缩仍持续存在，可使用硫酸镁、拟 β 肾上腺能药或钙通道阻滞药抑制宫缩反应。如果孕产妇术后情况稳定并无宫缩迹象，即可出院回家。因为这些婴儿在出生时往往需要紧急复苏或心脏手术干预，因此，分娩应该安排在就近的或在有新生儿重症监护病房的三甲医疗中心进行。

## 胎儿的麻醉管理

胎儿的各脏器发育仍不成熟，加上胎儿本身的心脏疾病，从而使胎儿麻醉也存在一定的风险。与成人或儿童不同，胎儿的心排血量更依赖于心率，而不是每搏输出量[51]。胎儿的心肌收缩能力已经到达最大，所以每搏量的增加就受到限制。动物实验证明心脏前负荷的增加对胎儿心排血量的影响并不明显[52]，因为容量负荷仅仅增加心排血量的 15%～20%[53]。而上述研究都是在正常心脏解剖前提下得出的结果。显然，对于患有心脏疾病的胎儿或有心力衰竭迹象（如水肿）的胎儿其生理上的限制将更为明显。麻醉诱发心收缩力减弱、胎儿本身的心脏疾病以及心导管操作的影响都可能引发胎儿低血压、心动过缓甚至心力衰竭和猝死。

与儿童相比，新生儿对异氟烷和氟烷麻醉更敏感，更易发生低血压反应[54,55]。RAO 和他的同事研究发现氟烷、安氟烷和异氟烷对新生大鼠离体心房的心肌抑制作用比成年大鼠更敏感[56]。作者认为吸入麻醉药可直接抑制新生大鼠的心肌收缩力，从而更易引起低血压反应。

所有的吸入麻醉药可快速透过胎盘屏障[57]。但与母亲相比，胎儿对吸入麻醉药的摄取相对缓慢。研究发现妊娠母羊吸入 1.5% 浓度的氟烷，2 分钟后羊胎儿血中检测到氟烷，但与母体血的氟烷浓度达成平衡仍需 24 分钟以上[58]。羊胎儿血压下降 27%，但心率和酸碱平衡未发生改变[58]。研究也发现使用异氟烷后 2 分钟，羊胎儿血中也可检测出异氟烷，但与母体血的异氟烷达成平衡则需 96 分钟以上，并且胎儿血的异氟烷浓度明显低于母体血的浓度[59]。吸入 1.0MAC 浓度的异氟烷或氟烷麻醉时，母体的脉率、心排血量、酸碱状态和胎儿的脉率、酸碱平衡、氧饱和度都未发生明显改变[60]。吸入 1.5MAC 浓度的异氟烷或氟烷麻醉时，母体的动脉血压、心排血量下降。子宫血管扩张，子宫胎盘灌注仍可维持[60]。胎儿的氧合和酸碱平衡未明显改变。但在深度吸入麻醉（2.0MAC 浓度的异氟烷或氟烷）时，母体引发严重低血压、子宫胎盘灌注不足，胎儿也产生低氧血症和酸血症[60]。

也有学者已经研究了胎儿手术时氟烷麻醉对胎儿生理学方面的影响[61]。妊娠母羊在氟烷吸入麻醉或氯胺酮静脉麻醉后给予羊胎儿有创监测，以便进行心血管功能的评估。结果发现氟烷麻醉时羊胎儿心排血量明显下降，胎盘血流明显减少，然而胎儿血管阻力明显增加[61]。胎盘的血管阻力升高，并高于母体血管阻力，从而导致胎盘供血减少，使胎儿的气体交换发生障碍[61]。

疼痛是人的一种主观感受,因此胎儿是否存在疼痛感受目前仍颇具争议。但胎儿的疼痛问题必须要引起我们的重视。当然,胎儿不可能告诉我们他的感受,我们也没有一种客观的方法能检测它。所以,解剖学证据和已知的胎儿经历不适时的一些反应就很重要。

孕龄 20 周的胎儿即出现皮肤感受器[62]。妊娠 30 周时,胎儿的脑干及丘脑完整的鞘膜形成[62],脑电图能清楚地区分清醒和睡眠周期[63]。显然,在这时期,胎儿感受疼痛的神经间连接已经形成。但实际上胎儿的下行抑制通路在出生之后才完全形成,有可能,胎儿对疼痛刺激的敏感性大于岁数大一些的孩子(详见第一章)。

胎儿下丘脑-垂体-肾上腺轴的反应(如应激反应)也可能提示疼痛反应。许多研究数据已经证明胎儿也具有明显的应激反应[64~69]。Giannakoulopoulos 和他同事经子宫穿刺抽取孕 20~34 周胎儿的血样本,研究发现穿刺有神经分布的肝内静脉(IHV)时胎儿血浆皮质激素和 β-内啡肽等应激激素浓度升高,升高的程度随着穿刺持续时间的延长而增高,而穿刺无神经分布的脐带血管未出现明显的激素升高反应[65]。研究也发现:在那些孕 18~37 周的胎儿中,行肝内静脉(IHV)穿刺采样时胎儿的血浆去甲肾上腺素水平比脐带穿刺采样时的水平明显增高[66]。他们也观察胎儿有创操作前后多普勒超声下大脑中动脉搏动指数,研究后发现有创操作过程中胎儿血流重新分布,脑血流明显增加(即脑窃血现象),此类现象也发现于出血、急性缺氧、子宫供血不足等急性损伤的动物实验中[68~71]和慢性缺氧、慢性子宫供血不足等动物慢性应激实验中[71~72]。研究也发现肝内静脉(IHV)穿刺采样时胎儿的大脑中动脉搏动指数下降,而脐带穿刺采样时大脑中动脉搏动指数未见明显改变。他们这些研究数据可雄辩地证明胎儿能感知疼痛。他们的研究也发现孕 20~35 周的胎儿静脉注射芬太尼 $10\mu g/kg$(胎儿体重约等于超声测量的体重×1.25)能够抑制肝内静脉(IHV)穿刺采样时的 β-内啡肽增高反应和大脑中动脉搏动指数下降反应[73]。猴实验显示:胎儿发育的重要时期给予持续应激刺激对海马发育和应激行为都产生永久性的损害影响,这些实验再一次雄辩地证明胎儿有创操作时需要疼痛管理[74~76]。

胎儿麻醉和疼痛管理也出自于人道主义和伦理学的考虑。正如 1996 年 Glover 和 Fish 在一篇编辑文章中陈述到:"我们现在还不知道妊娠中期的胎儿是否真的需要疼痛管理,但给予疼痛管理至少相对稳妥[77]。"

胎儿心脏手术时,胎儿的麻醉与镇痛主要是通过经胎盘途径完成的(第一种途径)。正如前所述,母亲的大部分麻醉都采用静吸复合麻醉。所有的吸入麻醉药都可迅速透过胎盘,但胎儿血中的浓度明显低于母体。实验证明胎儿羊的麻醉药耐量(MAC)明显少于幼羊和母羊[78]。这可能与胎儿神经鞘膜和神经传递通路发育不成熟有关。胎儿血中高浓度的黄体酮也可能与此相关,因为黄体酮在药理学上也有一定的麻醉效能[79]。胎儿体内高浓度的孕酮激素也能降低胎儿对麻醉的剂量,因为,已知药学剂量的孕酮具有麻醉效果。

芬太尼、吗啡和哌替啶都能快速透过胎盘屏障,可用于胎儿和母亲的镇痛管理[80~82]。

胎儿麻醉用药的第二种途径是直接肌内注射给药的方法。通过 22 号脊麻针直接注入胎儿股肌或三角肌,注射芬太尼 $10\sim20\mu g/kg$、维库溴铵 $0.2mg/kg$ 和阿托品 $20\mu g/kg$。药物通过肌内注射的吸收程度仍不确定,可能变异性较大,其主要依赖于胎儿的血流动力学状态。芬太尼可行镇痛,肌松药可确保胎儿不动,而阿托品可预防气囊导管通过房间隔或肺动脉瓣或主动脉瓣时诱发的迷走反射。但对于大部分胎儿心脏手术而言,在胎儿建立通道是很困难的,因此,肌内注射提供另一个给药途径。但肌内注射本身也是一种有害刺激,可能诱发胎儿应激反应。假如诱发应激,血液将再分布,从肌肉转入心、脑等血流丰富的脏器(如脑窃血现象),如此,肌注药物的吸收将更难预测。假如胎儿没有采用吸入麻醉并发生严重心动过缓时,肌注药物这种方式是非常重要的。全麻胎儿肌注 $1\sim2\mu g/kg$ 肾上腺素可以成功地治疗心动过缓,但对于未经麻醉、应激的胎儿注射肾上腺素能否能起到如此效应仍存怀疑。

胎儿用药的第三种途径是通过直接血管内给药的方法。直接血管给药途径主要是通过无神经的脐带血管或胎儿大静脉(如肝静脉)或直接心腔内给药。脐带血管穿刺可导致脐血管痉挛、血肿、血管栓塞,甚至致命的风险,因此,通常情况下应避免脐带血管穿刺。在胎儿心脏手术期间,严重的心动过缓等急性危重情况发生时,我们必须考虑直接血管内给药进行复苏治疗。严重的心动过缓常发生于扩张的气囊导管通过狭窄瓣膜或心间隔时,它也发生于脊髓麻醉针多次反复穿刺定位后。1～2μg/kg肾上腺素心腔内注射可改善胎儿心排血量。如果心动过缓是穿刺针损伤心传导系统引起的,也可考虑使用0.2mg/kg的阿托品。

胎儿用药的第四种途径是经羊膜腔给药的方法。研究证明经羊膜腔给血管升压素[83]、类固醇激素[84]、甲状腺素[85]和地高辛[86]都能作用于胎儿。地高辛可以有效地治疗胎儿快速性心律失常[7~14]。Hamamoto和他的同事研究妊娠羊羊膜腔注射地高辛(低剂量和高剂量)后地高辛在母体和胎儿血浆的分布时间,结果发现地高辛经羊膜腔给药能快速进入胎儿血液循环。在高剂量地高辛组,母体血药峰值是胎儿的1/10,而在低剂量地高辛组,母体血地高辛浓度未被测出。地高辛用药后24小时,胎儿血中仍能检测出浓度。目前,地高辛通过羊膜腔给药途径作用于胎儿的原理仍不能清楚的解释。

Strumper和他的同事观察10例母羊羊膜腔注射25～50μg舒芬太尼后发现羊胎儿的血浆舒芬太尼浓度明显高于母羊的血浆浓度。25～50μg舒芬太尼也没有导致母羊及胎儿血流动力学的明显改变[87]。这项研究为今后进一步研究镇痛药如舒芬太尼作为胎儿术中术后镇痛管理提供了新的启示。

胎儿心脏手术期间,大部分胎儿并非暴露于宫外进行手术,所以胎儿的监测常仅靠超声多普勒进行。在胎儿心脏穿刺及扩张气囊导管期间,超声可持续地监测胎儿心脏的情况,同时也可监测胎儿的心率、心收缩力以及容量情况等。一旦胎儿出现严重的心动过缓,可心腔内直接注射肾上腺素治疗。偶尔,超声也能发现心脏压塞等情况,假如心脏压塞损害心脏功能时,必须紧急采取细针引流治疗。如果胎儿术中失血过多,必要时心腔内输注O型阴性经照射的浓缩红细胞治疗。

胎儿手术后仍需要间断的超声监测。正如前所述,胎儿术后的早产是我们所关心的问题,一旦发生,因为孕龄过小和严重的心脏疾病,许多胎儿可能不能存活(通常指的是一些小于孕24周的胎儿)。

# 第七节 总 结

随着外科和麻醉技术的不断改进,目前许多危及生命的先天畸形在母亲子宫内就能被治疗。通过先进的产前成像技术,许多严重的先天性心脏疾病能在妊娠早期就能清楚的诊断。一些疾病如左心发育不良综合征(HLHS),如若在胎儿时期早期诊断、早期处理,将明显改善胎儿的生存率。尽管

胎儿手术仍在研究和临床的起步阶段,但初步结果显示胎儿心脏手术可改善患儿生存率,降低患病率。

# 参 考 文 献

1. Tworetzky W, McElhinney DB, Reddy VM, et al. Improved surgical outcome after fetal diagnosis of hypoplastic left heart syndrome. Circulation 2001;103:1269–73.
2. Bonnet D, Coltri A, Butera G, et al. Detection of transposition of the great arteries in fetuses reduces neonatal morbidity and mortality. Circulation 1999;99:916–8.
3. Maxwell D, Allan L, Tynan MJ. Balloon dilation of the aortic valve in the fetus: a report of two cases. Br Heart J 1991; 65:256–8.
4. Allan LD, Maxwell DJ, Carminati M, Tynan MJ. Survival after fetal aortic balloon valvuloplasty. Ultrasound Obstet Gynecol 1995;5:90–1.
5. Kohl T, Sharland G, Allan LD, et al. World experience of percutaneous ultrasound-guided balloon valvuloplasty in human fetuses with severe aortic valve obstruction. Am J Cardiol 2000;15:1230–3.
6. Tulzer G, Arzt W, Franklin RC, et al. Fetal pulmonary valvuloplasty for critical pulmonary stenosis or atresia with intact septum. Lancet 2002;360:1567–8.
7. Lingman G, Ohlander S, Ohlin P. Intrauterine digoxin treatment of fetal paroxysmal tachycardia. Case report. Br J Obstet Gynaecol 1980;87:340–2.
8. King CR, Mattioli L, Goertz KK, Snodgrass W. Successful treatment of fetal supraventricular tachycardia with maternal digoxin therapy. Chest 1984;85:573–5.
9. Abramowicz J, Jaffe R, Altaras M, Ben-Aderet N. Fetal supraventricular tachycardia: prenatal diagnosis and pharmacological reversal of associated hydrops fetalis. Gynecol Obstet Invest 1985;20:109–12.
10. Golichowski AM, Caldwell R, Hartsough A, Peleg D. Pharmacologic cardioversion of intrauterine supraventricular tachycardia. A case report. J Reprod Med 1985;30:139–44.
11. Heaton FC, Vaughan R. Intrauterine supraventricular tachycardia; cardioversion with maternal digoxin. Obstet Gynecol 1982;60:749–52.
12. Nagashima M, Asai T, Suziki C, et al. Intrauterine supra-ventricular tachyarrhythmias and transplacental digitalization. Arch Dis Child 1986;61:996–1000.
13. Harrigan JT, Kangos JJ, Sikka A, et al. Successful treatment of fetal congestive heart failure secondary to tachycardia. N Engl J Med 1981;304:1527–9.
14. Kerenyi TD, Gleicher N, Meller J, et al. Transplacental cardioversion of intrauterine supraventricular tachycardia with digitalis. Lancet 1980;ii:393–4.
15. Rychik J, Rome JJ, Collins MH, et al. The hypoplastic left heart syndrome with intact septum: atrial morphology, pulmonary vascular histopathology and outcome. J Am Coll Cardiol 1999;34:554–60.
16. Bouchard S, Johnson MP, Flake AW, et al. The EXIT procedure; experience and outcome in 31 cases. J Pediatr Surg 2002;37:418–26.
17. Kohl T, Westphal M, Strumper D, et al. Multimodal fetal transesophageal echocardiography for fetal cardiac intervention in sheep. Circulation 2001;104:1757–60.
18. Kohl T, Strumper D, Witteler R, et al. Fetoscopic direct fetal

cardiac access in sheep: an important experimental milestone along the route to human fetal cardiac intervention. Circulation 2000;102:1602–4.

19. Kohl T, Szabo Z, Suda K, et al. Fetoscopic and open transumbilical fetal cardiac catheterization in sheep. Potential approaches for fetal cardiac intervention. Circulation 1997;18:1048–53.

20. Sharland GK, Chita SK, Fagg NL, et al. Left ventricular dysfunction in the fetus: relation to aortic valve anomalies and endocardial fibroelastosis. Br Heart J 1991;66:419–24.

21. McCaffrey FM, Sherman FS. Prenatal diagnosis of severe aortic stenosis. Pediatr Cardiol 1997;18:276–81.

22. Simpson JM, Sharland GK. Natural history and outcome of aortic stenosis diagnosed prenatally. Heart 1997;77:205–10.

23. Daubeney PE, Sharland GK, Cook AC, et al. Pulmonary atresia with intact ventricular septum; impact of fetal echocardiography on incidence at birth and postnatal outcome. UK and Eire Collaborative Study of Pulmonary Atresia with Intact Ventricular Septum. Circulation 1998;98:562–6.

24. Montana E, Khoury MJ, Cragan JD, et al. Trends and outcomes after prenatal diagnosis of congenital cardiac malformations by fetal echocardiography in a well defined birth population, Atlanta, Georgia, 1990-2004. J Am Coll Cardiol 1996;28:1805–9.

25. Sinclair BG, Sandor GG, Farquharson DF. Effectiveness of primary level antenatal screening for severe congenital heart disease: a population-based assessment. J Perinatol 1996;16:336–40.

26. Carvalho JS, Mavrides E, Shinebourne EA, et al. Improving the effectiveness of routine prenatal screening for major congenital heart defects. Heart 2002;88:387–91.

27. Tweddell JS, Hoffman GM, Mussatto KA, et al. Improved survival of patients undergoing palliation of hypoplastic left heart syndrome: lessons learned from 115 consecutive patients. Circulation 2002;106:I82–9.

28. Fishman NH, Hof RB, Rudolph AM, Heymann MA. Models of congenital heart disease in fetal lambs. Circulation 1978;58:354–64.

29. Hornberger LK, Sanders SP, Rein AJ, et al. Left heart obstructive lesions and left ventricular growth in the midtrimester fetus. A longitudinal study. Circulation 1995;92:1531–8.

30. Sedmera D, Hu N, Weiss KM, et al. Cellular changes in experimental left heart hypoplasia. Anat Rec 2002;267:137–45.

31. Berning RA, Silverman NH, Villegas M, et al. Reversed shunting across the ductus arteriosus or atrial septum in utero heralds severe congenital heart disease. J Am Coll Cardiol 1996;27:481–6.

32. Wilson JG, Lyons RA, Terry R. Prenatal closure of the interatrial foramen. Am J Dis Child 1953;85:285–94.

33. Chabot V, Hornberger LK, Hagen-Ansert S, et al. Prenatal detection of restrictive foramen ovale. J Am Soc Echocardiogr 1990;3:15–9.

34. Reddy VM, McElhinney DB, Amin Z, et al. Early and intermediate outcomes after repair of pulmonary atresia with ventricular septal defect and major aortopulmonary collateral arteries: experience with 85 patients. Circulation 2000;101:1826–32.

35. Reddy VM, Liddicoat JR, Klein JR, et al. Fetal cardiac bypass using an in-line axial flow pump to minimize extracorporeal surface and avoiding priming volume. Ann Thorac Surg 1996;62:393–400.

36. Reddy VM, Liddicoat JR, Klein JR, et al. Long-term fetal outcome after fetal cardiac bypass: fetal survival to full term and organ abnormalities. J Thorac Cardiovasc Surg 1996;111:536–44.

37. Adzick NS, Harrison MR. Fetal surgical therapy. Lancet 1994;343:897–902.

38. Tworetzky W, Marshall AC. Balloon valvuloplasty for congenital heart disease in the fetus. Clin Perinatol 2003;30:541–50.

39. Myers LB, Watcha MF. Epidural versus general anesthesia for twin-twin transfusion syndrome requiring fetal surgery. Fetal Diagn Ther 2004;19:286–91.

40. DiFederico EM, Burlingame JM, Kilpatrick SJ. Pulmonary edema in obstetric patients is rapidly resolved except in the presence of infection or nitroglycerin tococlysis after open fetal surgery. Am J Obstet Gynecol 1998;179:925–33.

41. DiFederico EM, Harrison MR, Natthay MA. Pulmonary edema in a woman following fetal surgery. Chest 1996;109:1114–7.

42. Pollard JB. Cardiac arrest during spinal anesthesia: common mechanisms and strategies for prevention. Anesth Analg 2001;92:252–6.

43. Geffin B, Shapiro L. Sinus bradycardia and asystole during spinal and epidural anesthesia: a report of 13 cases. J Clin Anesth 1998;10:278–85.

44. Auroy Y, Narchi P, Messiah A. Serious complications related to epidural anesthesia. Anesthesiology 1997;87:479–86.

45. Tame JD, Abrams LM, Ding XY. Level of postoperative analgesia is a critical factor in regulation of myometrial contractility after laparotomy in the pregnant baboon: implications for human fetal surgery. Am J Obstet Gynecol 1999;180:1196–201.

46. Fauza DO, Berde CB, Fishman SJ. Prolonged myometrial blockade prevents preterm labor after fetal surgery in a leporine model. J Pediatr Surg 1999;34:540–2.

47. Naftalin NJ, McKay DM, Phear WPC, et al. The effects of halothane on pregnant and nonpregnant human myometrium. Anesthesiology 1977;46:15–9.

48. Miller JR, Stoelting VK, Stander RW, et al. In vitro and in vivo responses of the uterus to halothane anesthesia. Anesth Analg 1966;45:583–9.

49. Munson ES, Embro WJ. Enflurane, isoflurane, and halothane and isolated human uterine muscle. Anesthesiology 1977;46:11–4.

50. Turner RJ, Lambrost M, Holmes C, et al. The effects of sevoflurane on isolated gravid human myometrium. Anaesth Intensive Care 2002;30:591–6.

51. Rudolph AH, Heymann MA. Cardiac output in the fetal lamb: the effects on spontaneous and induced changes of heart rate on right and left ventricular output. Am J Obstet Gynecol 1976;124:183–92.

52. Friedman WF. The intrinsic physiologic properties of the developing heart. Prog Cardiovasc Dis 1972;15:87–111.

53. Gilbert RD. Control of fetal cardiac output during changes in blood volume. Am J Physiol 1980;238:1180–6.

54. McGregor M, Davenport HT, Jegier W, et al. Cardiovascular effects of halothane in normal children. Br J Anaesth 1958;30:398–408.

55. Lichtor JL, Beher BE, Ruschhaupt DG. Myocardial depression during induction in infants [abstract]. Anesthesiology 1983;59:A452.

56. Rao CC, Boyer MS, Krisha G, et al. Increased sensitivity of the isometric contraction of the neonatal isolated rat atria to halothane, isoflurane and enflurane. Anesthesiology 1986;64:13–8.

57. Warren TW, Datta S, Ostheimer GW, et al. Comparison of the

maternal and neonatal effects of halothane, enflurane and isoflurane for cesarean delivery. Anesth Analg 1983;62:516–20.

58. Biehl DR, Cote J, Wade JD, et al. Uptake of halothane by the foetal lamb. Can Anaesth Soc J 1983;30:24–7.

59. Biehl DR, Yarnell R, Wade JG, et al. The uptake of isoflurane by the foetal lamb in utero: effect on regional blood flow. Can Anaesth Soc J 1983;30:581–6.

60. Palahniuk RJ, Shnider SM. Maternal and fetal cardiovascular and acid-base changes during halothane and isoflurane anesthesia in the pregnant ewe. Anesthesiology 1974;41:462–72.

61. Sabik JF, Assad RS, Hanley FL. Halothane as an anesthetic for fetal surgery. J Pediatr Surg 1993;28:542–7.

62. Anand KJS, Hickey PR. Pain and its effect in the human neonate and fetus. N Engl J Med 1987;317:1321–9.

63. Torres F, Andersen C. The normal EEG of the human newborn. J Clin Neurophysiol 1985;2:89–103.

64. Glover V, Giannakoulopoulos X. Stress and pain in the fetus. Bailleres Clin Paediatr 1995:495–510.

65. Giannakoulopoulos X, Sepulveda W, Kourtis P, et al. Fetal plasma cortisol and beta-endorphin response to intrauterine needling. Lancet 1994;344:77–81.

66. Giannakoulopoulos X, Teixeira J, Fisk N, Glover V. Human fetal and maternal noradrenaline responses to invasive procedures. Pediatr Res 1999;45:494–9.

67. Teixeira J, Glover V, Fisk NM. Acute cerebral redistribution in response to invasive procedures in the human fetus. Am J Obstet Gynecol 1999;181:1018–25.

68. Meyers RL, Paulick RP, Rudolph CD, Rudolph AM. Cardiovascular responses to acute, severe hemorrhage in fetal sheep. J Dev Physiol 1991;15:189–97.

69. Gleason CA, Hamm C, Jones MD. Effect of acute hypoxemia on brain blood flow and oxygen metabolism in immature fetal sheep. Am J Physiol 1990;258:1064–9.

70. Jensen A, Roman C, Rudolph AM. Effects of reducing uterine blood flow on fetal blood flow distribution and oxygen delivery. J Dev Physiol 1991;15:309–23.

71. Richardson B, Korkola S, Asano H, et al. Regional blood flow and endocrine response to sustained hypoxemia in the preterm ovine fetus. Pediatr Res 1996;40:337–43.

72. Boyle DW, Lecklitner S, Liechty EA. Effect of prolonged uterine blood flow reduction on fetal growth in sheep. Am J Physiol 1996;270:246–53.

73. Fisk NM, Gitau R, Teixeira JM, et al. Effect of direct fetal opioid analgesia on fetal hormonal and hemodynamic stress response to intrauterine needling. Anesthesiology 2001;95:828–35.

74. Meaney MJ, Aitken DH. The effects of early postnatal handling on hippocampal glucocorticoid receptor concentrations: temporal parameters. Brain Res 1985;354:301–4.

75. Clarke AS, Wittwer DJ, Abbott DH, Schneider ML. Long-term effects of prenatal stress on HPA axis activity in juvenile rhesus monkeys. Dec Psychobiol 1994;27:257–69.

76. Schneider ML, Coe CL, Lubach GR. Endocrine activation mimics the adverse effects of prenatal stress on the neuromotor development of the infant primate. Psychobiology 1992;25:427–39.

77. Glover V, Fisk N. We don't know; better to err on the safe side from mid-gestation [editorial]. BMJ 1996;313:796.

78. Gregory GA, Wade JG, Biehl DR, et al. Fetal anesthetic requirement (MAC) for halothane. Anesth Analg 1983; 62:9–14.

79. Drury RA, Gold RM. Differential effects of ovarian hormones on reactivity to electric foot shock in the rat. Physiol Behav 1978;20:187–91.

80. Eisele JH, Wright R, Rogge P. Newborn and maternal fentanyl levels at cesarean section. Anesth Analg 1982;61:179–80.

81. Kopecky EA, Ryan ML, Barrett JFR, et al. Fetal response to maternally administered morphine. Am J Obstet Gynecol 2000;183:424–30.

82. Szeto HH, Mann LI, Bhakthavathsalan A, et al. Meperidine pharmacokinetics in the maternal-fetal unit. J Pharmacol Exp Ther 1978;206:448–59.

83. Gilbert WM, Cheung CY, Brace RA. Rapid intramembranous absorption into the fetal circulation of arginine vasopressin injected intraamniotically. Am J Obstet Gynecol 1991;164:1013–8; discussion 1018–20.

84. Carson GD, Bolla JD, Challis JR. The availability of cortisol in amniotic fluid to the fetus and chorionic and amniotic membranes. Endocrinology 1979;104:1053–8.

85. Veszelovszky I, Nagy ZB, Bodis L. Effects of intraamniotically administered thyroxine on acceleration of fetal pulmonary maturity in preeclamptic toxemia. J Perinatol Med 1986;14:227–33.

86. Hamamoto K, Iwamoto S, Roman CM, et al. Fetal uptake of intraamniotic digoxin in sheep. Pediatr Res 1990;27:282–5.

87. Strumper D, Durieux ME, Gogarten W, et al. Fetal plasma concentrations after intraamniotic sufentanil in chronically instrumented pregnant sheep. Anesthesiology 2003;98:1400–6; discussion 5A–6A.

# 第十章 胎镜检查麻醉

原著 LAURA B.MYERS
译者 宋兴荣 王晓俏
审校 吴军正

胎儿治疗的出现产生了一种概念,这种概念是指在子宫内行外科手术修补一种已知的先天缺损从而避免确定的胎儿死亡。随着出生前成像技术和精细外科技术的进步,胎儿治疗已发展成不仅包括与胎儿子宫内死亡相关的诊断,而且还包括治疗许多与显著的出生后病态相关的疾病。因此,胎儿治疗的目标是提高胎儿正常发育的机会,并将胎儿出生后的发病率减到最小。外科技术的进步已经将操作措施从打开子宫治疗改变为内镜操作,从而改善了母体风险/获益比率,同时减少了与术后子宫收缩相关的开宫操作。虽然迄今为止并不是所有的胎儿治疗措施都能用内镜技术完成,本章讨论那些适合内镜检查的胎儿条件,和对于一种特定的胎儿治疗措施,及母体、胎儿和子宫胎盘因素对麻醉方法选择的影响,并且讨论可用的管理胎儿麻醉的技术及胎儿复苏的方法。

## 第一节 适合胎镜手术的胎儿疾病

### 双胎输血综合征

#### 定 义

单卵双胎妊娠的发生率仅为 0.35％,75％ 的妊娠具有自然单绒毛膜双胎的特征[1~3]。双胎输血综合征(twin-twin transfusion syndrome,TTTS)是一种发生在 10％～15％ 单合子单绒毛膜双胎妊娠的严重并发症[4]。虽然所有单绒毛膜双胎妊娠证明存在一个或更多胎盘血管吻合,TTTS 代表了一种存在于单绒毛膜双胎胎儿之间循环失衡的病理形态[5]。由于这种失衡,胎儿与胎儿之间的输血网出现了,从双胎中一人(捐献者)到双胎中另一人(接受者)。双胎中的捐血者在 2～3 周内产生包括血容量不足、少尿、羊水过少、生长迟缓的症状。相反的,双胎中的受血者一方出现血容量过多、多尿、羊水过多等循环容量过度负荷的体征,将导致充血性心力衰竭[1~5]。一些医师临床定义 TTTS 为一种由于羊水容量动力学的改变而产生的羊水过多或羊水过少,从而导致受血胎儿极度多尿和捐血胎儿少尿或无尿[6,7]。

双胎之间的胎盘吻合为输血者与受血者间动静脉血流的不平衡提供了解剖学的基础。另外,心血管和体液平衡调节的重要改变最大可能就是血流紊乱的病理生理基础,虽然它们准确的角色仍未见文献报道[1,7,8~10]。在严重的病例,如果未经处理,TTTS 可能导致宫内死胎和流产。即使患有 TTTS 的双胎在围生期存活,也存在很高的继发性疾病(例如,神经病学缺陷、智力发育迟滞、肺发育不全)的发生率。

#### 病 因 学

TTTS 的病因学与胎盘吻合的特点、大小及数目相关,同样也与对双胎血流动力学的影响相关。超过 95％ 的单绒毛膜双胎胎盘有一个或更多的血管吻合点,这种吻合包括两种类型:表浅的动脉与动脉之间的吻合及表浅的静脉与静脉间的吻合[1,7]。胎儿与胎儿间的输血沿这些浅表的吻合可存在任何方向的输血,输血方向由双胎间的动脉或静脉的压力差决定。

动静脉吻合症虽然罕见,但被认为是 TTTS 的一个解释,它是导致双胎中从供血者向受血者动静脉输血的一个原因。双胎中受血者的生长不能从持续过度增加的血容量获得补偿,最终将导致血容量过多的状态。这种血容量过多的状态导致双胎中的受血者心血管变化。

已有其他理论被假定来解释其广泛的临床表现[1,2]。另外,在出生前定量胎盘的血管构成的方法只获得有限的成功,使之难以确定真正的病因学。

为此,诊断仍然基于先前建立的临床指标上。

## TTTS心血管并发症

在严重TTTS的病例中,可在双胎中的一个或两个胎儿中出现心血管变化,像以前描述的,继发于血容量状态的改变。在高血容量的受血胎儿,心房充盈压上升,导致心房钠尿肽浓度的上升,结果尿量增加[11,12]。尿液产生的持续增加和胎儿肺液的正常分泌,结果是羊膜液的净增加导致羊水过多。双胎中的受血者血容量过多也会导致高血压[1,13,14]、心脏扩大及高心排血量性心力衰竭。Ohkuchi及其同事报道了一例TTTS病例,这个病例中双胎中的受血者发生了肺动脉狭窄,推测是继发于容量过度负荷或增加的后负荷所致的右心衰[15]。

与双胎中血容量过多的一方相反,双胎中的捐血者表现出生长减慢,对持续的胎盘血管吻合口的失血不能代偿,最终导致血管内的血容量不足和低血压。以上改变依次会导致心房钠尿肽浓度的减少,进而减少尿量,进一步导致羊水过少。如果羊膜容积严重减少,那双胎中的捐血者可能会紧紧地贴挂在子宫壁上[12]。

Eidem报道了一系列TTTS胎儿超声心动图检查结果,并证实了以前其他临床医师所描述的发现[16]。即双胎中的受血者表现出了严重的过度生长、右心室扩大、右房扩大和严重的三尖瓣反流。双胎中的捐血者的超声心动图检查以血容量不足和血流灌注不足为特征;可观查到正常的右心室壁厚度、正常或轻度减少的右、左心室容积及正常的三尖瓣。

## 治 疗 处 理

对患有严重TTTS的患者而言,治疗方法是有限的,用特定的新技术阻断在双胎中导致血流动力学不平衡的血管连接。其他技术则着重于改善TTTS继发的病态。治疗方法包括一系列的减少羊水量的操作,羊膜间隔造口术(附加或不附加羊水减量技术),有选择的致一胎死亡,对受血胎儿有控制地放血,用胎镜技术对所有胎盘血管吻合处进行激光凝固[1,2,4,7,8]。在以下部分节段,除非特别提到,完成大多数干预措施时既不需要对母体也不需要对胎儿进行麻醉或止痛。

## 羊水减量技术

连续羊水减量技术是迄今为止应用最广泛的治疗方法,与治疗相关的胎儿存活率为40%～50%,其中16%～20%的存活婴儿出现神经系统和发育问题[1,4]。此外,在这些存活的婴儿中,新生儿肾衰竭发生率大约8%,坏死性小肠炎的发生率约3%[1]。

Mari及其同事评估了223对患TTTS双胎,这些病例均在妊娠28周前诊断,并分别在20个胎儿医学治疗中心接受分次羊水减量技术。共实施760次羊水减量操作。分析这些病例的目的在于确定围生期存活率、发病率以及确定影响这些围生期结局的因素。结果包括总体存活率为78%,其中60%婴儿在出生后存活4周。与存活率有关的因素包括:诊断时的孕龄、脐动脉速率波形中出现心脏舒张末血流、胎儿水肿的出现、每周羊水减量的平均值、出生体重过大及分娩时的孕龄等。在这些出生后存活4周的婴儿中,大约25%新生儿在颅脑扫描诊断中发现异常(脑室内出血、多囊脑软化)。这个报道结果也提示大脑异常情况发生的可能性与双胎出生时血红蛋白差异的程度有关。对此现象的解释是,双胎中的受血胎儿的大脑可能发生了血流淤沉和高血压,使婴儿容易遭受低氧性的和缺血性脑损伤。羊水减量技术后48小时内发生的并发症有羊膜破裂(6.2%)、自动分娩(3.1%)、胎儿窘迫(2.2%)、死胎(1.7%)及孕妇胸痛(<1%)。

## 羊膜隔造口术

由于描述羊膜隔造口术结局的临床资料有限,因此,这项技术的有效性仍待确定。Saade及同事报道了在12例患TTTS双胎妊娠中,存活率为83%,其中9例只采用羊膜隔造口术治疗,另外3例采用羊膜隔造口术联合羊水减量技术[17]。其他人报道较低的存活率,通常大多归因于胎膜早破[18~20]。其他相关并发症包括脐带缠绕和干扰TTTS(羊水过多,捐血胎儿的膀胱灌注不足)严重性的诊断,因为这种治疗操作会改变TTTS传统的超声检查的特征。

## 选择性致一胎死亡

选择性致一胎死亡或子宫内用外科手段关闭捐血胎儿的脐带,其结果是,大约只有50%的胎儿在子宫内死亡,或存活胎儿中出现神经系统障碍。因此,这种治疗选择只推荐用在无心脏的畸形胎儿或双胎中有较多畸变而不能在子宫外存活的一个[4]。

## 控制性放血

Bellotti及其同事描述了通过脐带穿刺术对双

胎中的受血者行胎儿控制性放血,这是一种治疗重症 TTTS 的新治疗方法[4]。这种操作最初的结局包括减少受血胎儿的房室反流,修正双胎的生长曲线(增快捐血胎儿的生长及减慢受血胎儿的生长),增加捐血胎儿外界的羊水。作者假设放血治疗的效果可解释为受血胎儿增加的外周血管阻力导致胎盘分流的减少或关闭。据报道,这种技术总存活率为 50%,71% 妊娠至少有一个胎儿存活,20% 妊娠双胎均存活。这些最初的生存率可与序列羊膜引流术及胎镜激光外科手术相媲美。这种技术主要的优势包括较少的母体发病率(因为不需要行母体麻醉),并且相比胎镜外科手术具有更小的侵入性,并发症的发生率也更低。虽然这种治疗很有前景,但仍需更多的研究来证实作者的观点。

## 胎镜激光光凝术

对 TTTS 患者相交通的血管行胎镜激光光凝术是基于以下三个基本假设:①该综合征存在单绒膜双胎妊娠的双胎之间血管交通;②消除这些交通血管可阻断病理生理过程;③深层和表浅的血管交通可在胎盘表面被阻断[7]。据报道,与胎镜激光手术闭塞浅表血管交通有关的存活率为 55%~66%,并减少了所有生存儿的中神经系统并发症率(5%)[1,4]。

Delia 及其同事首先提议,在使用胎镜治疗血管吻合支时,应该沿着分离两个胎盘循环的血管中纬线进行[20,21]。理论上,这些血管吻合支非常表浅,手术操作不应该断开支持两个胎儿生长的血管系统。这种技术的局限包括:①损伤可见的双胎胎盘血管吻合支;②由于手术时或术前已发生的出血,而限制手术中羊膜腔的可视度。

Quintero 及其同事比较了对血管交通支行选择性激光凝固术和非选择性激光凝固术[7]。该研究得出结论:胎儿行选择性激光凝固术相对于非选择性激光凝固术有更高的生存率,两种不同手术方式的胎儿存活率分别为 83.1% 与 63.1%。该研究推断两组间的生存差异可能归因于选择性的操作方法降低了子宫内胎儿的死亡率和提高了双胎中一胎的存活。虽然该研究小组推测选择性的操作技术可能与降低神经系统疾病的发病率有关,但更多的前瞻性研究对于确认这个研究结论是必要的。

与胎镜激光消融术相关的麻醉技术的报道资料非常少。这个手术操作过程可在局部麻醉、全身麻醉、硬膜外麻醉及全身麻醉复合硬膜外麻醉下完

成[21,22~24]。Myers 和 Watcha 描述他们对选择性胎镜激光凝固术行硬膜外及全身麻醉的经验[25]。在这个回顾性研究中,29 名行选择性胎镜激光凝固术的病例,前置胎盘的患者更倾向于全身麻醉(图 10-1),其原因是,在手术中需要将子宫外置,以便插入胎儿内镜的套管。然而,比较于全麻或复合麻醉,接受硬膜外麻醉的患者输注的晶体更多,而芬太尼的用量更少。虽然这些资料支持全身麻醉技术,但仍需更多的患者数量来证实这些结论。

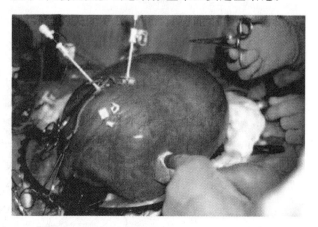

**图 10-1**　一例前置胎盘患者患双胎输血综合征择期胎镜下行激光凝固术时把子宫移至体外。照片承蒙费城儿童医院 N. Scott Adzick 医师提供

影响麻醉剂使用技术的因素包括:①计划的外科手术方式和转为开放胎儿外科手术的可能性;②母体病史及体格检查,尤其是母体气道检查;③母体对麻醉方式的选择;④曾经涉及子宫的任何操作。胎镜激光凝固术的外科操作方法由以下因素决定:①胎盘的位置(前位或后位);②胎儿的位置;③套针插入的可能位置[25]。

## 双胎反向动脉灌注综合征

双胎反向动脉灌注综合征的病理生理学特点可描述为双胎妊娠中一个胎儿正常而另一个胎儿表现出多系统畸形,包括无脑畸形和无心畸形[26]。具有血流动力学优势的胎儿被认为是"泵"儿,向另一胎儿反向灌注缺氧血。"反向灌注"习惯于用来描述这样的情形:因为血液通过无心或无脑胎儿的脐动脉进入,通过脐静脉流出。最后的结果是正常或"泵"儿处于血流动力学的劣势,因为这个正常的胎儿对其自己及不可能存活的同胞都提供了心排血量。这种异常将"泵"儿置于心脏负荷过重及充血性心力衰竭的危险中,并且常常伴有肝脾肿大[27]。

双胎反向动脉灌注综合征在围生期并发症非

常严重,据报道,如未治疗,"泵"儿的死亡率在39%~59%[27]。治疗方法的选择包括观察、采用地高辛及吲哚美辛药物治疗、选择性分娩、用铂卷或浸泡过乙醇的丝缝线行脐带阻断及胎镜脐带结扎术(图 10-2)[28]。Quintero 及其同事、McCurdy 及其同事首先报道了成功的利用胎镜对双胎妊娠中出现心力衰竭的可生存的胎儿行脐带结扎术[29,30]。虽然所有的内镜操作程序最主要的目的是阻断脐带血流向无法生存的胎儿,目前大多数医师推荐这种侵入性的操作只用在药物治疗失败后或在可存活的胎儿发生心力衰竭的征象后[31,32]。

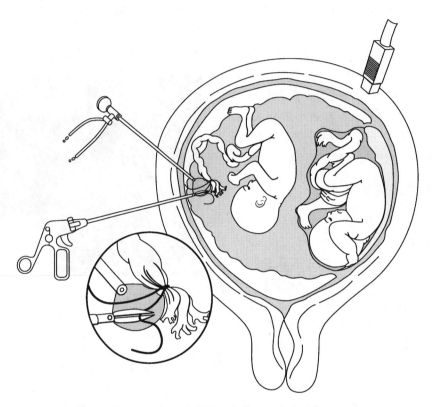

**图 10-2** 双胎反向动脉灌注综合征患儿施行脐带结扎术简图。照片承蒙 T. M. Crombleholme 医师提供

正如 TTTS 患者一样,关于这些患双胎反向动脉灌注综合征病例的麻醉剂管理的可用资料非常少。Galinkin 及其同事报道了一例在对孕母行全身麻醉下,成功地对患双胎反向动脉灌注综合征疾病的无脑或无心畸形的胎儿行胎镜下脐带凝固术[23]。不管采用何种技术,都要考虑孕母及胎儿的生理学因素,致力于为孕母及能存活的胎儿提供最安全的环境。

## 肾积水:膀胱出口阻塞

膀胱出口阻塞在男性中通常归咎于后尿道瓣膜,而在女性中通常归咎于尿道闭锁[33]。在严重的病例,婴儿一出生就呈现继发于明显的肺发育不全的呼吸功能不全及由于肾脏发育不良而致的肾衰竭。用出生前超声检查,极度羊水过少、膀胱膨胀、双侧输尿管积水性肾病及肾发育不良等变化都预示膀胱出口阻塞的严重程度。在某些病例,肺发育不全可导致明显的出生后疾病,呼吸衰竭是新生儿期的主要死亡原因[26]。

直到最近,治疗选择仍局限于观察,一系列出生前超声检查及生后的外科手术。有些治疗团体尝试恢复羊水容量进而促进肺生长以避免继发于肺发育不全的新生儿死亡[34,35]。在动物研究中,子宫内膀胱减压已阻止了肾脏进一步发育不良,并改善了肺生长[36]。Mandell 及其同事报道,认为肾脏发育不良的严重程度由分娩前阻塞的时间和严重性决定,认为在妊娠 20~30 周的时候解除阻塞可显著降低肾发育不良的程度[37]。这些资料已鼓舞了膀胱-羊膜分流术的发展,但这种手术方法的首次报道结局却很让人失望[38]。尽管这些治疗操作很少引起母体并发症,但存在许多胎儿风险,包括医源性腹裂、感染、导管阻塞或移动、减压不当及胎儿身体损伤,使得在孕早期将这种泌尿道减压技术作为一线治疗是不合适的。

Harrison 及 Adzick 报道了 8 例用开放性膀胱造瘘术治疗阻塞性肾积水[39]。在其中 4 名幸存患者,3 例在治疗后的 8 年里,没有出现肾脏功能不全。据报道,胎镜技术建立了膀胱皮肤瘘管来减压并对后尿道瓣膜激光消融,从而具有非常好前景[35,39~41]。然而,这些操作程序在技术上很困难,胎镜治疗的精准性以修正膀胱出口阻塞仍然有待商榷。

## 第二节　经皮胎儿操作

### 针吸技术及分流器的放置

许多胎儿异常可因子宫内的针吸技术或分流器的放置而获益。这些异常包括后尿道瓣膜、肺囊腺瘤样畸变、中脑导水管硬化、胎儿胸腔积液、卵巢囊肿及胎儿腹水。已经尝试用不同的分流器来提供长期的减压,得出了不同的结果[26]。虽然对于这些异常的详细讨论已超出本章节的范围,但医师必须牢记这些操作可诱发显著的胎儿应激反应,应该采取适当的措施以使应激反应最小化。这个概念在第一章"胎儿患者"中有较详细的讨论。

### 左心发育不全综合征引起的主动脉瓣扩张

先天性心脏缺损引起血流的失常通常继发于瓣膜狭窄或反流。不管病因学,最后的结果常常是有一个异常发育的心室,在出生后,这个异常发育的心室也许不能完成其特定的功能[42~44]。几个病案报道的特征是,在妊娠期间,瓣膜狭窄可引起心室血流减少,从而发展为心室发育不全[45~49]。目前假设认为在子宫内减轻瓣膜狭窄可逆转其向心室发育不全的进展。迄今为止,最易于纠正的缺陷是严重主动脉狭窄合并进行性左心发育不全[45~52]。如无出生前的治疗,严重主动脉狭窄会导致明显的左心功能障碍、流经左心的血流减少、左心生长停止,因此,阶段性姑息性手术(Norwood 操作/阶段 1)是左心发育不全患者出生后唯一的一种治疗选择。对那些有先天性主动脉瓣口狭窄合并进展性左心发育不全的患者,出生前治疗的主要目的是逆转病理学的进程从而试图维持心脏结构和功能,防止出生后疾病。

这项操作可能在持续超声引导下经皮完成。可通过剖腹术来暴露子宫以获得接近胎儿胸部的理想路径。这些操作可在局部麻醉和全身麻醉下完成,但全身麻醉常常能获得更佳的子宫松弛及胎儿麻醉。初期的结果非常有前景,但大量前瞻性的研究是决定长期改善这些患者结局的保证[53]。

## 第三节　麻醉考虑

### 总体目标

胎镜的麻醉对麻醉医师提出了一些特有的挑战。这些麻醉医师必须同时管理 2 个甚至可能是 3 个患者,而每个患者又可能存在这样那样的麻醉需求上的矛盾。为保证胎儿和母体的血流动力学稳定,麻醉医师需要给胎儿和母体均采取麻醉和镇痛。适当的维持子宫灌注和血流是胎儿血流动力学稳定的保证,而他们又受常用的麻醉药物的影响,因此必须调整合适。许多羊水过多胎儿状态不好的孕妇可能已经给了子宫收缩抑制剂并可能在外科手术开始时需要额外给予子宫松弛药。此外,这些子宫收缩抑制剂可能和既定的麻醉药物相互作用,使得药物剂量需要调整。假定我们有足够的证据证实妊娠中期的胎儿对伤害性刺激有神经内分泌反应,那么对每个胎儿均需要进行疼痛管理。而且,因为胎儿和母体应激和疼痛和过早的子宫收缩密切相关,所以在术后也需要对胎儿和母亲均进行疼痛管理。此外,必须制订胎儿的复苏计划以应对术中可能出现的问题。

不管使用什么麻醉剂,外科技术都应维持标准化,手术之前进行超声检查以确定胎盘和胎儿位置。胎镜套管要在连续超声视频引导下经皮穿入,贯穿子宫进入羊膜腔。一旦明确子宫入路,将胎镜插入套管针,而到达子宫,在可视下协助识别预期的畸形。外科手术的难度受许多因素影响,并取决于外科医师的经验、胎盘位置、能见度以及胎儿是否运动。外科手术技巧和潜在的并发症前面已经详述[7,21,54~58]。

### 妊娠的生理变化

在任何胎儿介入操作时医师无论如何强调母体安全的重要性都不过分。在孕早期,生理状况即发生变化,这对任何麻醉药物的使用都会产生影响。在胎儿手术麻醉之前完全理解这些生理变化十分重要。特定的解剖学的、激素的以及功能的适应在妊娠期属于正常现象。事实上每个器官系统在妊娠早期就发生变化以适应胎儿发育的需要。

虽然这些变化通常对大部分孕妇来说都是可耐受的，但胎儿外科医师应该知道这些生理变化的潜在影响，因为即使是轻微的畸形也可能对胎儿和母体的结局产生终身的影响。

妊娠期器官系统变化的系统性回顾在第二章已经讨论过。接下来我们回顾一下对麻醉技术选择具有直接影响的主要变化，并进一步详述与胎儿手术密切相关的这些变化。

### 呼 吸 系 统

妊娠导致氧耗和每分通气量的逐步增加。因为子宫逐渐增大，导致残气量和功能残气量的显著下降，母体的氧储备将减少[59]。氧耗的增加以及氧储备的降低使孕妇具有低氧血症的风险。当肺容量低于肺闭合容量时，孕妇更易发生低氧血症，这可能导致肺不张[60]。而肺闭合容量在妊娠期是不会改变的，在仰卧位时功能残气量低于闭合容量，这就会产生一些血液灌注区域没有通气（肺内分流），这也是造成孕妇低氧血症的重要原因。功能残气量的降低在肥胖或某些特殊体位（如仰卧位、特伦德伦伯卧位、截石位）时会更明显[61]。

黄体酮和雌激素使呼吸中枢对二氧化碳更为敏感，从而提高呼吸频率甚至大幅度提高潮气量（40%）[61]。这些生理改变的净效应使肺泡通气量提高约70%。到孕12周后，尽管二氧化碳的生成量增加了，但每分通气量的相对提高可使二氧化碳分压（$PaCO_2$）下降到约30mmHg。此外，低$PaCO_2$对血红蛋白解离曲线的影响被提高的2,3二磷酸甘油酸盐水平抵消，这提高了血红蛋白的$P_{50}$（血红蛋白50%去饱和时的氧分压），从而提高了给胎儿运氧的能力[62]。

这些呼吸系统的改变使得孕妇以及胎儿胎盘体系成为任何胎儿手术时的持续性的挑战。呼吸暂停和肺换气不足可迅速导致缺氧和高碳酸血症。即使给予足够的预吸氧处理，呼吸暂停的麻醉状态的临产孕妇氧分压每分钟仍可较非妊娠状态降低80mmHg或更多[63]。困难气道条件下，缺氧和高碳酸血症时酸中毒很快出现，因为妊娠时肺的缓冲能力明显下降。在控制通气时过度通气对胎儿也有不利影响。因为孕妇的潮气末二氧化碳分压（$P_{ET}CO_2$）和$PCO_2$之间的阶差不存在，$P_{ET}CO_2$低于30mmHg可能导致子宫血管收缩并降低胎儿胎盘单元的灌注。

任何关于妊娠期呼吸系统改变的讨论如果没有强调已知的母体气道的解剖改变那是不完整的。随着孕龄的增加，母体气道黏膜层出现水肿，由于不断增大的子宫，腹腔内容物可使横膈上移。而且喉头结构变得更朝前。Pilkington及其同事对孕12周和孕38周的孕妇口腔容量的研究证实34%的孕妇口腔结构难以看清[64]。这些改变增加了孕妇困难插管的发生概率。确实，源于声带没法看清而导致的插管失败大约每300名孕妇就有1例（见第二章）。肺储氧量的降低以及氧耗的增加使得孕妇比非妊娠妇女对困难气道产生的后果更为敏感。

### 心血管效应

在妊娠期，为了满足代谢和氧需的增加，母体的心血管功能往往会适当地有所提高。在临产和非妊娠妇女的相关研究中发现，在妊娠早期，孕妇的心排血量增加了大概35%~40%[65]，随着妊娠时间的推移，孕心排血量持续增加，在妊娠中期比非妊娠妇女高了50%，而心排血量的增加主要归因于心率的增加[65]。

妊娠子宫对腔静脉压迫的影响十分明显，而且可能引起约30%~50%的心排血量降低，而取半卧位或坐位，心排血量的降低则比较小[66]。孕妇仰卧可导致下腔静脉和大动脉的闭塞，虽然硬膜外和奇静脉提供了静脉回流的备用通路，但这还不足以完全代偿。大多数孕妇在仰卧位时并不会出现明显的低血压，这是因为系统血管张力、心率、每搏输出量升高了。然而，大约10%的妇女表现出腔静脉闭塞或仰卧低血压综合征，表现为仰卧位数分钟后出现低血压和出汗。在这些产妇中，反射性心动过缓以及血管张力下降和静脉回流减少导致血压的明显降低。鉴于此，在麻醉孕妇时需要尽量避免仰卧位，因为这可能会使母体低血压而导致胎儿血流和氧合的显著下降。虽然常规采用子宫左移体位，但右移体位有时也可采用，尤其对于采取极度左侧子宫移位后仍持续胎儿窘迫的病例，更应该采取子宫右移体位。

孕36周以后，出现胶体渗透压的逐步下降，在分娩后进一步降低[67,68]。胶体渗透压到肺毛细血管楔压（毛细血管静水压）阶差的下降可能使临产妇面临极高的肺水肿风险[69]。虽然妊娠期大部分急性肺损伤病例是由于静水压性肺水肿，但也有胎儿外科术使用子宫收缩松弛药物后升高的渗透性肺水肿导致急性肺损伤的报道[70,71]。那些接受硝酸甘油输入治疗的患者比使用其他子宫收缩松弛药的患者的肺损伤更严重[70]。据推测大剂量的硝酸甘油可能提供大量的一氧化氮（NO），进而形成过氧亚硝酸盐,而后者参与了免疫复合物介导的肺损伤导致Ⅱ型肺泡细胞的损伤并抑制表面活性物质的活性[70,71]。因为这些因素,所以在胎儿外科术中很少使用硝酸甘油作为抑制分娩药物。

### 胃 肠 系 统

与妊娠子宫密切相关的解剖改变是造成孕妇潜在的威胁生命的吸入性肺炎的重要原因。妊娠子宫逐渐使胃向上移位到左侧的半隔膜,从而造成由正常垂直位向右的轴性 45°旋转,而且食管的腹内部分也移位到胸腔。这些解剖移位导致食管下端括约肌张力下降,这一改变几乎在整个妊娠期都存在,成为母体胃食管反流和吸入性肺炎的重要原因[72]。黄体酮和阿片类药物可松弛低位食管括约肌并减少食管蠕动时间[73,74]。妊娠前 3 个月有 72％的孕妇因为反流的发生而存在明显的症状(详见第二章)。

### 神 经 系 统

在妊娠期,孕妇对许多麻醉药物的敏感性更为敏感,这在一定程度上是因为妊娠介导的镇痛效应以及需要比普通人群少的局部和挥发性麻醉剂。妊娠介导的镇痛效应是一个多因素过程,包括脊髓阿片样物质镇痛通路、卵巢性激素(雌激素和孕酮)以及子宫传入性神经传递。妊娠介导的镇痛效应在妊娠后期较分娩过程提高了孕妇的疼痛阈值[75,76]。脊髓和硬膜外麻醉的局部麻醉药物需要量在妊娠期也是降低的。虽然在完全子宫松弛时仍然需要高浓度的吸入性麻醉剂,但吸入性麻醉剂的最低肺泡有效浓度在妊娠期大约下降了约 30％[77]。高浓度的吸入性麻醉剂能导致母体心动过缓和低血压,这时需要使用血管升压类药物(麻黄碱和去氧肾上腺素)来维持母体的血压和胎儿灌注。

#### 妊娠药理学

孕妇通常对目前常用的麻醉诱导药物更敏感,硫喷妥钠用以诱导的剂量比非妊娠妇女少 17％～18％[78]。而在妊娠早期(6～12 周)丙泊酚的浓度和非妊娠妇女没有显著的差异,这意味着在妊娠早期孕妇诱导麻醉时并不需要降低丙泊酚的浓度。值得注意的是[79],丙泊酚用以剖宫产诱导麻醉时的安全剂量是 2mg/kg,这样对婴儿的影响最小[80]。氯胺酮也被用以选择性剖宫产临产妇的诱导麻醉,其静脉内使用剂量为 1.5mg/kg,这一剂量对分娩时的新生儿呼吸窘迫的发生没有影响[81]。

孕妇对吸入性麻醉药物的敏感性比非妊娠妇女也高,其中氟烷和恩氟烷的最低肺泡浓度分别降低 27％和 30％[77]。在孕 8～12 周,异氟烷的最低肺泡浓度较非妊娠妇女降低 28％[82]。

卤代类吸入性的药物具有剂量依赖性的子宫松弛效应。这些药物对妊娠子宫肌更具有明显的抑制作用[83,84]。虽然恩氟烷、异氟烷和氟烷的最大肺泡浓度在 0.5MAC 时可使子宫收缩力降低约 20％,但上述药物的最大肺泡浓度在 1.5MAC 时则可使子宫收缩力降低约 60％[85]。七氟烷对子宫平滑肌收缩力有剂量依赖性的抑制效应,其中间有效剂量是 0.94MAC,且子宫活动实际上在高于 3.5MAC 浓度时就被完全抑制了[86]。

怀孕时硬膜外和腰麻给予的局麻药可产生更大的皮节感觉神经的阻滞。妊娠期孕妇对局麻药反应更强的潜在机制尚不清楚,但机械的、激素的、生物化学的以及神经系统的变化可能参与其中[87,88]。在妊娠兔,丁哌卡因对分离的迷走神经 A、B 和 C 纤维产生的传导阻滞效应比非妊娠兔要快,且该差异可能和阻滞更快启动和更快扩布有关,也可能和神经膜本身的敏感性增强有关[89,90]。因此,孕妇和非妊娠妇女比较,在轴索麻醉时给予标准剂量的局麻药物可能导致比预期更高的感觉与运动皮节水平的阻滞。

## 第四节　胎儿麻醉和镇痛理论

近 10 年前,胎儿对伤害性刺激的反应能力还理解不够,新生儿外科的疼痛药物管理还没有形成常规。动物和人的相关研究证实妊娠早期的胎儿即对伤害性刺激有作出神经内分泌反应的能力,胎儿神经解剖发育的发现进一步证明了该项研究。也有证据提示,首次对有害性刺激的反应可能改变对以后很长一段时间的有害性刺激的反应性。这是后面提到的胎儿外科手术时进行麻醉或镇痛可对胎儿造成有害损伤的理论基础。详细内容已经在第一章进行了讨论。

### 妊娠中期和晚期的胚胎发育

#### 神 经 发 育

中枢神经系统在受孕后第 3 周开始发育,脊髓突触大约在 8 周发育。总体而言,运动突触发育早于感觉突触的发育。因此,第一个脊髓反射在孕 8 周后开始出现。高级神经元在 8～18 周内开始发育,而脊髓的髓鞘形成大约在 11～14 周[91],而脑干和丘脑部位的发育大约在 30 周。

对伤害性刺激的感受的首要条件是要有感受器的存在,感受器的发育大约在孕 7 周并在 14 周后慢慢分布到全身。因此,如果感受器的存在是胎儿疼痛感觉的限制因素,那么胎儿在妊娠中期将会感觉到疼痛刺激。然而看起来却不是如此。感受器感知刺激,进而导致脊髓而非高级的皮质中枢参与的局部反射性运动。随着这些反射越来越复杂,脑干参与调控,然后出现其他反应如心率增快、血压升高[92]。然而对伤害性刺激的反应不包括皮质和无意识的知觉[93]。

丘脑是从脊髓传递传入信号到大脑皮质的结构基础。它在受孕 22 天后首先被确认[94]。虽然估计的时间各异,但丘脑皮质的连接普遍被认为大约在 26 周形成。当然,诱发电位研究显示皮质感觉冲动是在孕 29 周后形成。

上行脊髓神经元的疼痛感知传导通过抑制下行脊髓背侧角神经元的血清素而减慢。这些在妊娠晚期的神经发育直到出生时仍未完全成熟。这使得妊娠晚期胎儿对疼痛的感觉比成人更为明显,而不是对疼痛毫无感觉。

### 妊娠中、晚期胎儿的疼痛和应激反应

就目前的知识而言,要确切知道胎儿何时开始能感知疼痛几乎不可能。替代的是,人们必须依赖于胎儿的反应作为对刺激而产生不良反应的指征,不同的研究方法采用了不同的胎儿反应指标,所有这些都是小孩和成人应激反应常用的生理反应指标。这些反应主要包含四类:运动反应、内分泌反应、循环再分布以及皮质活性。

#### 运 动 反 应

孕 7.5 周后在超声下可见全身运动。如前所述,大约 8 周后牙周区是身体最先对触摸作出反应的部位,到 14 周后,身体大部分部位都可对触摸作出反应。

虽然并不是很确定胎儿是否真正对刺激有意识,但胎儿对刺激的反应方式和新生儿相似。然而,并不是胎儿对刺激没有作出运动反应就意味着胎儿就未感知刺激,这是因为一些限制因素可能就是运动反应组成分。

#### 内 分 泌 反 应

人体研究证实在孕 18 周后胎儿即可对应激作出内分泌反应。Giannakoulopoulo 及其同事首先证实:在宫内输血时由于延长的肝内静脉穿刺操作,可引起胎儿血浆皮质醇和 β-内啡肽的浓度明显提高[95]。应激反应的强度和刺激的持续时间直接相关。胎儿接受同样的刺激(如宫内输血),如果是通过非神经支配的脐带血管,则并不能观察到上述激素水平的明显变化。Gitau 及其同事观察到孕 18 周后在肝内输血过程中 β-内啡肽水平明显升高,这在整个妊娠期都可观察到,而且与孕龄和母体的反应无关[96]。胎儿皮质醇的反应在 20 周后可观察到[96],目前发现它也独立于母体反应。胎儿静脉内给予阿片类受体激动剂芬太尼去除了对肝内静脉针刺法的 β-内啡肽反应并部分去除了皮质醇反应[97],这也暗示它有镇痛作用。一个相似但可以迅速观察到的胎儿反应是对肝内静脉穿刺操作导致去甲肾上腺素迅速释放。这也是在孕 18 周后观察到的,也独立于母体反应,并在某种程度上和孕龄呈正相关[98]。

因此,从这些研究我们能推断出 18 周胎儿下丘脑-垂体-肾上腺轴的功能成熟足以产生 β-内啡肽反应,20 周胎儿则能产生皮质醇和去甲肾上腺素反应。虽然这并不意味着该时期的胎儿就能感知疼痛,但对疼痛的生理内分泌反应机制在某些方面却是明确的。

## 第五节　胎儿麻醉和镇痛方法

有四种可能给胎儿麻醉和镇痛的方法。在胎儿接受侵袭性操作之前就对胎儿进行麻醉和镇痛是具有相当大的挑战的。这其中可能的方法包括直接静脉内给药、直接肌肉内给药、经胎盘给药和经羊膜给药。每种方法对胎儿手术预后产生直接影响的利弊。

### 血管内途径

直接将药物注射入胎儿循环系统具有明显的优点。除了保证迅速达到较高的血清药物水平以达到预期效应以外,不需要额外计算附加剂量,因为胎盘灌注并不会改变药物剂量。血管内途径给药可通过脐静脉(不受神经支配)、大的胎儿静脉(如肝静脉)或心内注射。通过脐静脉途径镇痛治疗的一个理论上的优势在于可在手术之前给胎儿镇痛。肌松(如维库溴铵,0.2mg/kg)、镇痛(芬太尼,10μg/kg)、迷走神经松弛(阿托品,20μg/kg)以及复苏用药能通过血管途径给药而迅速到达胎儿循环系统。在外周血流重新分布时,肌内注射可能因为注射部位血流分布限制所以影响效果,因此血

管途径给药在这种情况下也十分有用。

胎儿血管途径给药并非没有危险。该法往往是胎儿并没有从母体获得镇静药物的情况下（仅仅给母体局麻药）实施穿刺胎儿。穿刺针在给药的过程中可能会伤及运动中的胎儿。此外，还存在潜在的胎儿、脐带以及胎盘出血风险。无法控制的出血不但可使手术视野模糊，而且也能使胎儿和母体面临子宫切开止血的风险。

## 肌内注射途径

胎儿给药的第二种方法是直接肌内注射，这种方法包括在超声指导下将注射针插入胎儿肢体给予阿片类药物、肌肉松弛药物以及迷走神经阻滞药物，而肢体途径首选上肢。由于肌内注射的药物吸收率不甚明确，因此可能需要给予较大剂量的药物。不像经脐带给药，肌内注射可给胎儿带来伤害性的刺激作用，并因此而激发了胎儿的应激反应。虽然比静脉注射的出血风险要低，但出血以及针头引起的损伤等风险仍然存在。而且，如果胎儿已经处于应激状态，肌内注射部位的血液供应相对较少以满足心、脑的血液供应。因此这样将无法很好地评估多少药物被胎儿吸收了。

## 经胎盘途径给药

许多胎儿的干预治疗包括开放的以及内镜下的手术可采用经胎盘途径为婴儿和母体提供麻醉和镇痛。不是所有药物，但许多药物可通过 Fick 定律由胎盘被动扩散而吸收。脂溶性、婴儿和母体的血液 pH、离子化程度、蛋白结合率、胎盘面积与厚度、药物浓度等因素均影响药物的扩散过程。该项技术最明显的缺点是母体必须接触婴儿所要接受的每种药物，为了使婴儿获得足够的药物水平，因此应用于母体的药物浓度通常会比较高。此外，如果胎盘血流降低那么药物的摄取能力将明显下降。从母体给药到手术开始的时间间期以及对胎儿的成功麻醉和镇痛对于手术十分重要。

所有吸入性麻醉药物都能通过胎盘屏障，但胎儿摄取药物所需的时间比母体要长许多[59]。因为胎儿麻醉时有效肺泡浓度（MAC）需要比较低，所以吸入麻醉并不比经胎盘麻醉耗费时间长[99]。胎儿麻醉时降低胎儿的应激反应也十分重要，而应激反应产生的儿茶酚胺会降低胎盘血流并加重胎儿窒息[100]。

## 羊膜内途径

第四种胎儿给药途径是经羊膜滴注。虽然经胎盘途径给予地高辛用以治疗胎儿室上性心动过速，但经羊膜给予地高辛仍然被认为尚处于试验阶段而不常规用于临床实践[101,102]。一个重要的限制因素可能是尚未设计合适的药效和药代动力学研究以确定合适的药物剂量、药物清除率以及胎儿不同疾病状态下对这些因素的影响。

在大动物模型中，舒芬太尼和地高辛具有比较小的母体药物水平，它们均被证实是安全的[101,102]。如果其安全性和有效性得以保证，那么经羊膜途径给药不失为一种较好的方法选择，因为它具有比较小的母体接触药物风险。

# 第六节　母体麻醉管理

在不同麻醉技术支持下，胎儿内镜治疗得以成功开展。如选择性激光消融异常血管用以治疗孪生-孪生输血综合征，由于内镜外科手术部位不受神经支配，因此胎儿可能不会感知到伤害性刺激。其他手术比如主动脉瓣扩张术，需要将针头穿入胎儿胸部，这不可避免地会导致伤害性刺激，而且甚至可能导致胎儿疼痛。因为外科手术方式不同，所需要的麻醉方式也不同，所以对每个案例需要个体化治疗。

除了外科需要，每个患者和胎儿呈现具有独特的生理、药理和病理生理特点。麻醉医师对每种麻醉方式必须权衡利弊，选择最安全的术中方案。

## 局　部　麻　醉

局部麻醉包括在套管进口处皮下注射利多卡因或丁哌卡因，因此未给胎儿任何药物。这种方法最大的优点在于母体安全，因为母体未接受静脉给药。而该技术的缺点主要包括增加了对活动胎儿的风险，无胎儿麻醉和镇痛，无子宫松弛。那些接受子宫收缩治疗的患者或那些羊水过多和有子宫收缩的患者可能会因为麻醉而导致子宫收缩进一步恶化。

## 麻醉监控下的镇静技术

静脉镇静包括在母体使用苯二氮䓬类，麻醉镇痛药物或低剂量诱导麻醉剂以对母体提供麻醉监控下的镇静技术。这项技术的优点包括，麻醉镇静剂经胎盘途径为胎儿提供可能的麻醉和镇痛，并降低母体的焦虑和疼痛。取决于药物的剂量和效应，镇静可能增加气道未加保护的母体的误吸风险,而且,这些技术没有子宫松弛作用。

## 第七节　区域椎管阻滞

椎管麻醉技术(脊髓、硬膜外或脊髓和硬膜外联合麻醉)常用在胎镜技术中。大多数子宫外科手术的感觉阻滞需要达到第四胸椎($T_4$)水平。这种技术已用在前置胎盘病例的手术中,因为子宫必须外置以保证套管的安全插入。椎管麻醉技术不造成子宫松弛,对胎儿也无麻醉和镇痛效应。椎管内麻醉与母体的一些风险增加密切相关,例如阻滞失败、高位脊髓或全脊髓麻醉以及血管内注射局部麻醉药等,这些将在第十二章详细讨论。

最近,在经胎镜激光凝固术治疗的孪生-孪生输血综合征的 29 个病例中,接受硬膜外麻醉的患者较那些接受全麻及全麻和区域联合麻醉的患者明显的需要更多的静脉液体。一个可能的解释是,因为高位硬膜外麻醉的交感神经和运动神经完全阻滞,因此需要补充更多的容量和使用拟交感胺类药物以为母体提供足够的心脏前负荷和子宫灌注压。因为子宫血流是胎盘血流的主要决定因素,因此任何能降低子宫血流的因素均可能影响胎儿的状况。因此母体血压下降必须通过静脉推注液体及麻黄碱等方法迅速有效地治疗以保证子宫的灌注压。然而,在胎儿手术当中给予大量的晶体液可能会使在同时接受子宫收缩抑制剂的母体增加术后肺水肿的风险[70]。

### 区域椎管阻滞附加镇静

单纯区域麻醉不能为胎儿提供麻醉与镇痛,可用区域麻醉外加静脉镇静来实现。虽然静脉使用芬太尼、丙泊酚和苯二氮䓬类药物能同时给予接受区域麻醉的患者,但是这可能增加母体缓慢性心律失常、呼吸抑制和误吸的风险[103]。如前所述,子宫外科手术可接受的感觉阻滞水平是 $T_4$,这使孕妇已经改变的呼吸力学进一步恶化。此外,交感神经阻滞的水平通常比感觉神经阻滞要高 2~6 个水平。因此,$T_4$ 感觉阻滞可能完全阻滞起源于 $T_1$~$T_4$ 水平的心脏起搏纤维。已经有报道在 $T_4$ 水平交感阻滞的妊娠患者可出现严重的缓慢性心律失常和心搏骤停[104~106]。当这些患者再次使用静脉抗迷走神经的药物时,心动过缓的风险将进一步增加[107]。

### 气管内全身麻醉

在胎镜术中使用全身麻醉既可使母体和胎儿达到麻醉的目的,也能起到剂量依赖性的子宫松弛效应。在术前就接受宫缩抑制剂以治疗子宫收缩的患者,全身麻醉中使用卤代麻醉剂将提供手术中的子宫松弛。卤代麻醉剂可穿过胎盘为胎儿提供麻醉,而使用于硬膜外的局部麻醉剂则不能达到该效果[24,108~110]。然而,这种麻醉方法最大的风险是对母体气管插管失败,这在此章已经讨论过了。

### 区域和气管内全身联合麻醉

联合区域和气管内全身麻醉技术最适用于具有前置胎盘的患者,因为子宫必须外置以便于套管的安全插入。除了前述局部和全身麻醉技术的优点以外,该方法还允许有计划的术后疼痛的控制。在最近的一些病例中,区域麻醉和气管内全身麻醉联合技术用在前置胎盘的患者比后置胎盘患者明显要多。因为在这组患者,套管插入点的选择余地通常比较小,这就迫使要么将子宫完全外置,要么患者采取极度侧卧位。子宫外置要求更大的腹部切口,要大于标准的剖宫产手术切口。通过连续硬膜外输注 0.1%的,含 $2\mu g/ml$ 芬太尼的丁哌卡因可获得比较满意的术后疼痛控制[111]。

## 第八节　胎　儿　氧　合

在婴儿手术治疗中最重要的一个目标是维持胎儿的氧供。胎儿处于低氧张力的环境中,动脉氧分压大约是成人的 1/4。在脐静脉血中,氧分压最大值大概是 30mmHg,氧离曲线向左移。因为 2,3-DPG 和去氧血红蛋白有高的亲和力,这使得血红蛋白载氧能力下降。因此,任何氧分压下,胎儿较母体都具有比较高的氧结合力。成人的 $P_{50}$ 大约是 27mmHg,而胎儿则是 19mmHg。随着孕龄的增加,2,3-DPG 浓度逐渐增加,血红蛋白 A 的浓度也是如此[112]。胎儿血中血红蛋白浓度较成人高(18g/dl),因此胎儿总的运氧能力较成人高。

胎儿组织的氧供取决于许多因素,首先,母体必须充分氧合,因此术中通常会给予氧疗。其次,必须有足够的氧合充分的血液进入子宫胎盘血液循环。引起血流减少的因素有许多,其中术中母体出血过多可导致胎盘血流量显著减少从而使得子宫血流量减少。必须注意的是,手术中要保持母体处于左侧子宫位或者右侧子宫位以防止腔静脉压迫。下腔静脉压迫可使回心血量减少,从而影响子宫血液灌注。此外,主动脉压迫也可减少子宫动脉血流。在绵羊的实验研究中发现,外科剖宫术可使子宫胎盘血流量减少 73%,而经子宫入路的胎镜术对子宫胎盘血流量则无明显影响[113]。尽管剖宫产术后子宫血流明显减少,但胎儿仍然能够代偿并保持正常的氧耗,而有研究显示血流的减少可能导致胎儿酸中毒并进而引起血液的重新分布。尽管胎儿可通过提高心率以及血液再分布等途径来适应机体内环境的变化,但若酸中毒进展则表明胎儿不能有效代偿。

即使子宫循环足够,胎儿仍然依靠子宫胎盘血流量和脐静脉血流量以满足组织氧供。羊水容量的增加提高了羊膜压并破坏了子宫胎盘的灌注[114,115]。一项针对妊娠羊水过多的研究发现约 36% 的胎儿静脉血 pH 和 73% 的胎儿静脉血 $PO_2$ 低于正常参考范围,且这些值与羊膜压呈负相关[116]。动物实验表明,子宫胎盘血液灌注降低 50% 以上时,才开始对胎儿动脉血气产生明显的不利影响[117]。由于外科应激引起胎儿的儿茶酚胺分泌增加,接着胎盘血管阻力明显增加,进而增加胎儿心脏后负荷。手术中必须防止脐血管血流中断,这一现象可以发生在当大量的羊水突然丢失时而导致脐带扭转[118]。对脐带进行手术操作可能导致脐血管痉挛,从而使脐静脉血流中断。脐血管收缩也可以是胎儿因为分泌应激激素引起应激反应的一部分。

## 第九节　术中胎儿监护

尽管有多年的动物研究,而在术中有实用性的胎儿生理状况的监护设备并不多。在开放性手术时,有时用脉搏氧饱和度仪测定血氧饱和度,静脉血气分析,心电图等方法对胎儿状况进行了解。但在胎儿内镜技术,因无法直接接触到胎儿,上述监测技术也无法使用。大部分医师在手术过程中有赖于通过连续的胎儿超声心动图了解胎儿状况。通过使用无菌保护的超声探头连续记录胎儿心率和心室功能,在手术过程中还能了解胎儿心室容量。连续胎儿超声心动图并非毫无限制。在已经拥挤不堪的手术区域,还得再增加额外的超声医师,而且超声机器本身要占用手术空间。此外,电刀的干扰可影响胎儿的超声数据[119],而且经常在手术最关键的时间造成影响。

将电极放在母体腹部是记录胎儿心电图的可靠方法,它可以减少来自母体心脏的干扰。然而,迄今为止胎儿心电图尚未成为常规的临床监测手段。其他详细的有关胎儿监护的内容已在第五章讨论。

## 第十节　术中胎儿复苏

在许多胎儿手术中,可能会遇到需要胎儿复苏。其指征取决于内镜手术本身,包括术中胎儿出现心动过缓(低于 100 次/分)以及心室功能的明显下降。因为医护人员不能迅速地直接接触胎体,因此可采取其他的一些治疗方法。我们团队曾经成功地在主动脉瓣扩张术中采用经心内和肌肉给予肾上腺素($1\sim2\mu g/kg$)治疗严重的持续性心动过缓。虽然肌肉给药途径的吸收率变异很大,但我们在几例心脏手术中仍成功复苏。其他的对抗措施旨在改善子宫灌注和增加胎儿氧合。这些措施包括提高母体平均动脉压到清醒状态血压值的 25% 以上,这需要足够的容量负荷和麻黄碱、去氧肾上腺素,此外,这些措施还包括通过使子宫松弛降低子宫血管阻力。如果胎儿超声心动图表明心室容量下降,可考虑输 $5\sim10ml/kg$ 的血。

据报道,胎镜术后较剖宫产术后的产前宫缩和流产的发生率要低。胎镜术需要子宫收缩松弛术的比例比较低,而且早产的机会也少[120,121]。在一项恒河猴的研究中发现,胎镜术后的第一个 24 小时内,子宫肌层没有活动[122]。而在羊的研究中则发现子宫收缩的比例高达 52%,这几乎接近开放性手术的比例了[123]。Rosen 和他的同事报道曾为一例恶性高热的高危母亲成功进行了胎儿手术。因为母亲的既往病史而不能使用吸入麻醉,作者采用硬膜外麻醉,并在术中持续使用硝酸甘油以使子宫松弛[124]。该患者手术过程顺利,在术后仅使用了最小剂量的子宫收缩松弛药物。这例手术的成功可能是因为胎镜术只有很小的子宫切口。

不幸的是,提前宫缩的发生率和严重性降低,但胎膜早破的发生率的确增加了。事实上,胎膜早破是胎镜术最常见的并发症,其次是绒毛膜剥离、早产和绒毛膜羊膜炎。胎镜术需要一次或多次羊膜穿刺[125]。这些穿刺位置不直接闭合,这导致破水和羊水泄漏的发生率明显提高。而羊水穿刺后的胎膜早破风险据研究估计大约在 1%～2%,在单孔胎镜术更是高达 5%～10%[126,127]。值得注意的是,据报道有高达 60% 的胎儿外科手术后需要多入路完成。胎膜早破是胎镜术后潜在的破坏性并发症,它能导致绒毛膜羊膜炎、胎儿窘迫以及早产。目前有一些技术用以防止胎镜术后的胎膜早破发生,例如在移去内镜的时候以填塞物对手术孔进行填塞,或者以纤维蛋白胶封闭破裂口[101,128]。然而迄今为止,尚没有某项技术效果被证实是理想的。幸运的是,随着小内镜设备的发展以及外科技术的进步,近年来的一些病例确实证实其预后是明显改善的[129]。

不管胎儿术后早产的确切原因,没有子宫收缩松弛药物的使用,子宫切口导致极高的自然流产率,即使即刻生产能得以避免,但宫内环境使得早产几乎不可避免。虽然有几个活跃的生理过程正在发生,但尤其使麻醉医师感兴趣的是积极控制母体和胎儿的应激反应。有效地对患者镇痛不但重要,而且可能是胎儿手术成功的必要条件。

镇痛是胎儿手术后治疗所必需的,不仅是出于人道主义考虑,也是因为有效的镇痛能防治应激诱导的激素异常分泌从而避免早产[129,130]。母体和胎儿疼痛均能促使促肾上腺皮质激素分泌,这些激素促使肾上腺皮质醇分泌增加。而疼痛诱发的皮质醇可对胎盘产生不利影响,使胎儿雌激素和前列腺素分泌增加并可能增强子宫活动。满意的镇痛被认为可阻断胎儿和母体的应激反应,并预防激素途径对分娩的激活[131]。Tame 和他的同事给狒狒使用正常或双倍剂量的阿片类药物实施胎儿手术。他们发现接受高剂量的镇痛药治疗组其母体雌激素、皮质醇和催产素水平明显要低于低剂量镇痛药物使用组。而且在大剂量阿片类药物治疗组其子宫肌层的活性(通过子宫收缩的频度来反映)也明显要低。其他的一些研究者发现在胎儿手术中给予超长效的局麻药物(丁哌卡因微球体)子宫浸润可能通过阻断子宫收缩冲动的传递有效地预防早产子宫收缩[132]。但不幸的是所有实验组的胎儿均死亡了,这可能与丁哌卡因对子宫张力和血流的有害影响有关。

# 第十一节 总 结

## 胎 镜 术

对麻醉医师提出了许多独特的挑战,这些麻醉医师必须同时管理 2 个甚至可能是 3 个患者,而每个患者又可能存在这样那样的麻醉需求上的矛盾。彻底搞清楚胎儿解剖及发育特点、神经内分泌反应以及药物限制等因素是作为一个麻醉医师管理该

类患者所必需的。此外,母体对妊娠的生理适应可能改变了麻醉技术和麻醉需要。此外,不同胎儿疾病过程可能需要进一步改变麻醉方案。而要彻底理解胎儿疾病的潜在过程可能对制订合适的麻醉计划是必需的。最终,和外科医师全面讨论将为母体和胎儿解剖特点提供帮助。只有当这些条件准备充分后才能选择合适的麻醉管理策略。可能麻醉医师在胎儿手术中最重要的角色在于他们是新理念的推动者。虽然该领域的研究和麻醉学技术的提高使我们对未来充满希望,但目前仍有许多问题尚未解决。

# 参 考 文 献

1. van Gemert MJ, Umur A, Tijssen JG, et al. Twin-twin transfusion syndrome: etiology, severity and rational management. Curr Opin Obstet Gynecol 2001;13:193–206.
2. Sherer DM. Adverse perinatal outcome of twin pregnancies according to chorionicity: review of the literature. Am J Perinatol 2001;18:23–37.
3. Seng YC, Rajadurai VS. Twin-twin transfusion syndrome: a five year review. Arch Dis Child Fetal Neonat Ed 2000; 83:F16–70.
4. Bellotti M, Rognoni G, de Gasperi C, et al. Controlled fetal blood-letting of the recipient twin as a new method for the treatment of severe twin-twin transfusion syndrome: preliminary results. Ultrasound Obstet Gynecol 2001; 18:666–8.
5. Dommergues M. Pathogenesis of twin-twin transfusion syndrome: the rennin-angiotensin system hypothesis. Fetal Diagn Ther 2001;16:241–4.
6. Gratacos E, Van Schoubroeck D, Carreras E, et al. Impact of laser coagulation in severe twin-twin transfusion syndrome on fetal Doppler indices and venous blood flow volume. Ultrasound Obstet Gynecol 2002;20:125–30.
7. Quintero RA, Comas C, Bornick PW, et al. Selective versus non-selective laser photocoagulation of placental vessels in twin-twin transfusion syndrome. Ultrasound Obstet Gynecol 2000;16:230–6.
8. Mari G, Roberts A, Detti L, et al. Perinatal morbidity and mortality rates in severe twin-twin transfusion syndrome: results of the International Amnioreduction Registry. Am J Obstet Gynecol 2001;185:708–15.
9. Sebire NJ, Souka A, Skentou H, et al. Early prediction of severe twin-twin transfusion syndrome. Hum Reprod 2000;15:2008–10.
10. Hayakawa M, Oshiro M, Mimura S, et al. Twin-twin transfusion syndrome with hydrops: a retrospective analysis of ten cases. Am J Perinatol 1999;16:263–7.
11. Umar A, van Gemert MJ, Ross MG. Fetal urine and amniotic fluid in monochorionic twins with twin-twin transfusion syndrome: simulations of therapy. Am J Obstet Gynecol 2001;185:996–1003.
12. Umar A, van Gemert MJ, Ross MG. Amniotic fluid and hemodynamic model in monochorionic twin pregnancies and twin-twin transfusion syndrome. Am J Physiol Regul Integr Comp Physiol 2001;280:R1499–509.

13. Zosmer N, Bajoria R, Weiner E, et al. Clinical and echographic features of in utero cardiac dysfunction in the recipient twin in twin-twin transfusion syndrome. Br Heart J 1994;72:74–9.

14. Fesslova V, Villa L, Nava S, et al. Fetal and neonatal echocardiographic findings in twin-twin transfusion syndrome. Am J Obstet Gynecol 1998;179:1056–62.

15. Ohkuchi A, Minakami H, Shiraishi H, et al. Intrauterine death of one twin, with rescue of the other, in twin-twin transfusion syndrome. Ultrasound Obstet Gynecol 2002;19:293–6.

16. Eidem BW. Cardiovascular sequalae of fetal twin-twin transfusion syndrome: an echocardiographic perspective. Texas Heart Inst J 1999;26:152–3.

17. Saade GR, Bellot MA, Berry DL, et al. Amniotic septostomy for the treatment of oligiohydramnios-polyhydramnios sequence. Fetal Diagn Ther 1998;13:66–93.

18. Pistorius LR, Howarth GR. Failure of amniotic septostomy in the management of 3 subsequent cases of severe previable twin-twin transfusion syndrome. Fetal Diagn Ther 1999;14:337–40.

19. Gilbert WM, Davies SE, Kaplan C, et al. Morbidity associated with prenatal disruption of the dividing membrane in twin gestation. Obstet Gynecol 1991;78:623–30.

20. De Lia JE, Kuhlmann RS, Cruikshank DP, et al. Current topic: placental surgery: a new frontier. Placenta 1993;14:477–85.

21. Ville Y, Hecher K, Gagnon A, et al. Endoscopic laser coagulation in the management of severe twin-twin transfusion syndrome. Br J Obstet Gynecol 1998;105:446–53.

22. Hubinont C, Bernard P, Pirot N, et al. Twin-twin transfusion syndrome: treatment by amniodrainage and septostomy. Eur J Obstet Gynecol Reprod Biol 2000;92:141–4.

23. Galinkin JL, Gaiser RR, Cohen DE, et al. Anesthesia for fetoscopic surgery: twin-reverse arterial perfusion sequence and twin-twin transfusion syndrome. Anesth Analg 2000;91:1394–7.

24. Shnider SM, Levinson G. Anesthesia for obstetrics. 3rd ed. Baltimore (MD): Williams & Wilkins; 1999.

25. Myers LB, Watcha M. Regional versus general anesthesia for twin-twin transfusion syndrome requiring fetal surgery. Fetal Diagn Ther 2004;19:286–91.

26. Bianchi DW, Crombleholme TM, D'Alton ME. Fetology: diagnosis and management of the fetal patient. New York: McGraw-Hill; 2000.

27. Moore TR, Gale S, Benirschke K. Perinatal outcome of forty-nine pregnancies complicated by acardiac twinning. Am J Obstet Gynecol 1990;163:907–12.

28. D'Alton ME, Simpson LL. Syndromes with twins. Semin Perinatol 1995;19:375–96.

29. Quintero RA, Rich H, Puder K, et al. Umbilical-cord ligation of an acardiac twin by fetoscopy at 19 weeks gestation. N Engl J Med 1994;330:469–71.

30. McCurdy CM Jr, Childers JM, Seeds JW. Ligation of the umbilical cord of an acardiac-acephalus twin with an endoscopic intrauterine technique. Obstet Gynecol 1993; 82:708–11.

31. Ash K, Harman CR, Gritter H. TRAP sequence—successful outcome with indomethacin treatment. Obstet Gynecol 1990;76:960.

32. Platt LD, DeVore GR, Bieniarz A, et al. Antenatal diagnosis of acephalus acardia: a proposed management scheme. Am J Obstet Gynecol 1983;146:857.

33. Atwell JD. Posterior urethral valves in the British Isles: a multicenter BAPS review. J Pediatr Surg 1983;18:70–4.

34. Cendron M, D'Alton ME, Crobleholme TM. Prenatal diagnosis and management of the fetus with hydronephrosis. Semin Perinatol 1994;18:161–81.

35. Crombleholme TM, Harrison MR, Langer JC, et al. Prenatal diagnosis and management of bilateral hydronephrosis. Pediatr Nephrol 1988;2:334–42.

36. Glick PL, Harrison MR, Noall RA, et al. Correction of congenital hydronephrosis in utero. III. Early mid-trimester ureteral obstruction produces renal dysplasia. J Pediatr Surg 1983;18:681–7.

37. Mandell J, Peters CA, Retik AB. Prenatal and post-natal diagnosis and management of congenital abnormalities. In: Campbell J, editor. Campbell's urology. 6th ed. Philadelphia: WB Saunders; 1994. p. 389–419.

38. Harrison MR, Golbus MS, Filly RA, et al. Management of the fetus with a correctable congenital defect. JAMA 1981; 246:774–7.

39. Harrison MR, Adzick NS. The fetus as a patient: surgical considerations. Ann Surg 1991;213:279–91.

40. Estes JM, Harrison MR. Fetal obstructive uropathy. Semin Pediatr Surg 1993;2:129–35.

41. Quintero RA, Hume R, Johnson MP, et al. Percutaneous fetal cystoscopy and endoscopic fulgration of posterior urethral valves. Am J Obstet Gynecol 1995;172:206–9.

42. Fishman NH, Hof RB, Rudolph AM, Heymann MA. Models of congenital heart disease in fetal lambs. Circulation 1978;58:354–64.

43. Hornberger LK, Sanders SP, Rein AJ, et al. Left heart obstructive lesions and left ventricular growth in the midtrimester fetus. A longitudinal study. Circulation 1995;92:1531–8.

44. Sedmera D, Hu N, Weiss KM, et al. Cellular changes in experimental left heart hypoplasia. Anat Recept 2002; 267:137–45.

45. Sharland GK, Chita SK, Fagg NL, et al. Left ventricular dysfunction in the fetus: relation to aortic valve anomalies and endocardial fibroelastosis. Br Heart J 1991;66:419–24.

46. McCaffrey FM, Sherman FS. Prenatal diagnosis of severe aortic stenosis. Pediatr Cardiol 1997;18:276–81.

47. Simpson JM, Sharland GK. Natural history and outcome of aortic stenosis diagnosed prenatally. Heart 1997;77:205–10.

48. Daubeney PE, Sharland GK, Cook AC, et al. Pulmonary atresia with intact ventricular septum: impact of fetal echocardiography on incidence at birth and postnatal outcome. UK and Eire Collaborative Study of Pulmonary Atresia with Intact Ventricular Septum. Circulation 1998;98:562–6.

49. Berning RA, Silverman NH, Villegas M, et al. Reversed shunting across the ductus arteriosus or atrial septum in utero heralds severe congenital heart disease. J Am Coll Cardiol 1996;27:481–6.

50. Maxwell D, Allan L, Tynan MJ. Balloon dilatation of the aortic valve in the fetus: a report of two cases. Br Heart J 1991;65:256–8.

51. Allan LD, Maxwell DJ, Carminati M, Tynan MJ. Survival after fetal aortic balloon valvuloplasty. Ultrasound Obstet Gynecol 1995;5:90–1.

52. Kohl T, Sharland G, Allan LD, et al. World experience of percutaneous ultrasound-guided balloon valvuloplasty in human fetuses with severe aortic valve obstruction. Am J Cardiol 200015;85:1230–3.

53. Tworetsky W, Marshall AC. Balloon valvuloplasty for congenital heart disease in the fetus. Clin Perinatol 2003;30:541–50.

54. De Lia J, Kuhlmann RS, Harstad TW, Cruikshank DP. Fetoscopic laser ablation of placental vessels in severe previable twin-twin transfusion syndrome. Am J Obstet Gynecol 1995;172:1202–8.

55. De Lia J, Cruikshank DP, Keye WR. Fetoscopic neodymium:YAG laser occlusion of placental vessels in severe twin-twin transfusion syndrome. Obstet Gynecol 1990; 75:1046–53.

56. Hecher K, Plath H, Bregenzer T, et al. Endoscopic laser surgery versus serial amniocenteses in the treatment of severe twin-twin transfusion syndrome. Am J Obstet Gynecol 1999;180:717–24.

57. Milner R, Crombleholme TM. Troubles with twins: fetoscopic therapy. Semin Perinatol 1999;23:474–83.

58. Zikulnig L, Vetter M, Hackeloer BJ. Endoscopic laser coagulation of placental anastomoses in 200 pregnancies with severe mid-trimester twin-to-twin transfusion syndrome. Eur J Obstet Gynecol Reprod Biol 2000;92:135–9.

59. Rosen MA. Management of anesthesia for the pregnant surgical patient. Anesthesiology 1999;91:1159–63.

60. Russell IF, Chambers WA. Closing volume in normal pregnancy. Br J Anaesth 1981;53:1043–7.

61. Cohen SE. Physiologic alterations of pregnancy—anesthetic implications. ASA Refresher Course 1993;21:51–63.

62. Machida H. Influence of progesterone on arterial blood and CSF acid-base balance in women. J Appl Physiol 1981; 51:1433–6.

63. Archer GW, Marx GF. Arterial oxygen tension during apnea in parturient women. Br J Anaesth 1974;46:358–60.

64. Pilkington S, Carli F, Dakin MJ, et al. Increase in Mallampati score during pregnancy. Br J Anaesth 1995;74:638–42.

65. Thornburg KL, Jacobson SL, Giraud GD, Morton MJ. Hemodynamic changes in pregnancy. Semin Perinatol 2000;24:11–4.

66. Milsom I, Forssman L. Factors influencing aortocaval compression by the uterus in late human pregnancy. An arteriographic study. Am J Obstet Gynecol 1968;100:203–17.

67. Wu PY, Udani V, Chan L, et al. Colloid osmotic pressure: variations in normal pregnancy. J Perinatol Med 1983; 11:193–9.

68. Cotton DB, Gonik B, Spillman T, Dorman KF. Intrapartum to postpartum changes in colloid osmotic pressure. Am J Obstet Gynecol 1984;149:174–7.

69. Mabie WC, Hackman BB, Sibai BM. Pulmonary edema associated with pregnancy: echocardiographic insights and implications for treatment. Obstet Gynecol 1993;81:227–34.

70. DiFederico EM, Burlingame JM, Kilpatrick SJ, et al. Pulmonary edema in obstetric patients is rapidly resolved except in the presence of infection or of nitroglycerin tocolysis after open fetal surgery. Am J Obstet Gynecol 1998;179:925–33.

71. DiFederico EM, Harrison M, Matthay MA. Pulmonary edema in a woman following fetal surgery. Chest 1996;109:1114–7.

72. Vanner RG, Goodman NW. Gastroesophageal reflux in pregnancy at term and after delivery. Anaesthesia 1989; 44:808–11.

73. Nimmo WS, Wilson J, Prescott LF. Further studies of gastric emptying during labor. Anaesthesia 1997;32:100–1.

74. Porter JS, Bonello E, Reynolds LF. The influence of epidural administration of fentanyl infusion on gastric emptying in labor. Anaesthesia 1997;52:1151–6.

75. Cogan R, Spinnato JA. Pain and discomfort thresholds in late pregnancy. Pain 1986;27:63–8.

76. Dawson-Basoa M, Gintzler AR. Gestational and ovarian sex steroid antinociception: synergy between spinal kappa and delta opioid systems. Brain Res 1998;794:61–7.

77. Chan MT, Mainland P, Gin T. Minimum alveolar concentrations of halothane and enflurane are decreased in early pregnancy. Anesthesiology 1996;85:782–86.

78. Gin T, Mainland P, Chan M, et al. Decreased thiopental requirements in early pregnancy. Anesthesiology 1997; 86:73–8.

79. Higuchi H, Adachi Y, Arimura S, et al. Early pregnancy does not reduce the C (50) of propofol for loss of consciousness. Anesth Analg 2001;93:1565–9.

80. Sanchez-Alcaraz A, Quintana MB, Laguarda M. Placental transfer and neonatal effects of propofol in caesarean section. J Clin Pharmacol Ther 1998;23:19–23.

81. Baraka A, Louis F, Dalleh R. Maternal awareness and neonatal outcome after ketamine induction of anaesthesia for caesarean section. Can J Anaesth 1990;37:641–4.

82. Gin T, Chan MT. Decreased minimum alveolar concentration of isoflurane in pregnant humans. Anesthesiology 1994;81:829–32.

83. Naftalin NJ, McKay DM, Phear WPC, et al. The effects of halothane on pregnant and nonpregnant human myometrium. Anesthesiology 1977;46:15–9.

84. Miller JR, Stoelting VK, Stander RW, et al. In vitro and in vivo responses of the uterus to halothane anesthesia. Anesth Analg 1966;45:583–9.

85. Munson ES, Embro WJ. Enflurane, isoflurane, and halothane and isolated human uterine muscle. Anesthesiology 1977;46:11–4.

86. Turner RJ, Lambrost M, Holmes C, et al. The effects of sevoflurane on isolated gravid human myometrium. Anaesth Intensive Care 2002;30:591–6.

87. Datta S, Hurley RJ, Naulty JS, et al. Plasma and cerebrospinal fluid progesterone concentrations in pregnant and nonpregnant women. Anesth Analg 1986;65:950–4.

88. Butterworth JF, Walker FO, Lysak SZ. Pregnancy increases median nerve susceptibility to lidocaine. Anesthesiology 1990;72:962–5.

89. Datta S, Lambert DH, Gregus J, et al. Differential sensitivities of mammalian nerve fibers during pregnancy. Anesth Analg 1983;62:1070–2.

90. Flanagan HL, Datta S, Lambert DH, et al. Effect of pregnancy on bupivacaine-induced conduction blockade in the isolated rabbit vagus nerve. Anesth Analg 1987;66:123–6.

91. Smith S. Commission of inquiry into fetal sentience. London: CARE; 1996.

92. Royal College of Obstetricians and Gynaecologists (RCOG). Fetal awareness: report of a working party. London: RCOG Press; 1997.

93. Lloyd-Thomas AR, Fitzgerald M. Do fetuses feel pain? Reflex responses do not necessarily signify pain. BMJ 1996; 313:797–8.

94. Fitzgerald M. Development of pain pathways and mechanisms. In: Anand S., editor. Pain research and clinical management. Amsterdam: Elsevier; 1993. p. 19–38.

95. Giannakoulopoulos X, Sepulveda W, Kourtis P, et al. Fetal plasma cortisol and beta-endorphin response to intrauterine needling. Lancet 1994;344:77–81.

96. Gitau R, Fisk NM, Teixeira JM, et al. Fetal hypothalamic-pituitary-adrenal stress responses to invasive procedures are independent of maternal responses. J Clin Endocrinol Metab 2001;86:104–9.

97. Fisk NM, Gitau R, Teixeira JM, et al. Effect of direct fetal opioid analgesia on fetal hormonal and hemodynamic stress response to intrauterine needling. Anesthesiology 2001;95:828–35.

98. Giannakoulopoulos X, Teixeira J, Fisk N, Glover V. Human fetal and maternal noradrenaline responses to invasive procedures. Pediatr Res 1999;45(4 Pt 1):494–9.

99. Myers LB, Cohen D, Galinkin J, et al. Anaesthesia for fetal surgery. Paediatr Anaesth 2002;12:569–78.

100. Fenton KN, Heinemann MK, Hickey PR, et al. Inhibition of the fetal stress response improves cardiac output and gas exchange after fetal cardiac bypass. J Thorac Cardiovasc Surg 1994;107:1416–22.

101. Hamamoto K, Iwamoto HS, Roman CM, et al. Fetal uptake of intraamniotic digoxin in sheep. Pediatr Res 1990;27:282–5.

102. Strumper D, Durieux ME, Gogarten W, et al. Plasma concentrations after intraamniotic sufentanil in chronically instrumented pregnant sheep. Anesthesiology 2003;98:1400–6.

103. Pollard JB. Cardiac arrest during spinal anesthesia: common mechanisms and strategies for prevention. Anesth Analg 2001;92:252–6.

104. Geffin B, Shapiro L. Sinus bradycardia and asystole during spinal and epidural anesthesia: a report of 13 cases. J Clin Anesth 1998;10:278–85.

105. Auroy Y, Narchi P, Messiah A. Serious complications related to epidural anesthesia. Anesthesiology 1997;87:479–86.

106. Baron JJ, Decaux-Jacolot A, Edourd A. Influence of venous return on baroreflex control of heart rate during lumbar epidural anesthesia in humans. Anesthesiology 1986;64:188–93.

107. Ekholm EM, Erkkola RU, Piha SJ. Changes in autonomic cardiovascular control in mid-pregnancy. Clin Physiol 1992;12:527–36.

108. Palahnuik RJ, Shnider SM. Maternal and fetal cardiovascular and acid-base changes during halothane and isoflurane anesthesia in the pregnant ewe. Anesthesiology 1974;41:462–72.

109. Sabik JF, Assad RS, Hanley FL. Halothane as an anesthetic for fetal surgery. J Pediatr Surg 1993;28:542–6.

110. Biehl DR, Yarnell R, Wade JG. The uptake of isoflurane by the fetal lamb in utero: effect on epidural blood flow. J Can Anaesth Soc 1983;30:581–6.

111. Delivoria-Papadopoulos M, Oski FA, Gottlieb AJ. Oxygen-hemoglobulin dissociation curves: effect of inherited enzyme defects of the red cell. Science 1969;165:601–2.

112. Gaiser RR, Kurth CD. Anesthetic considerations for fetal surgery. Semin Perinatol 1999;23:507–14.

113. Luks FI, Johnson BD, Papadakis K, et al. Predictive value of monitoring parameters in fetal surgery. J Pediatr Surg 1998;33:1297–301.

114. Bower SJ, Flack NJ, Sepulveda W, et al. Uterine artery blood flow response to correction of amniotic fluid volume. Am J Obstet Gynecol 1995;173:502–7.

115. Fisk NM, Tannirandorn Y, Nicolini U, et al. Amniotic pressure in disorders of amniotic fluid volume. Obstet Gynecol 1990;76:210–4.

116. Fisk NM, Vaughan J, Talbert D. Impaired fetal blood gas status in polyhydramnios and its relation to raised amniotic pressure. Fetal Diagn Ther 1994;9:7–13.

117. Skillman CA, Plessinger MA, Woods JR, Clark KE. Effect of graded reductions in uteroplacental blood flow on the fetal lamb. Am J Physiol 1985;249(6 Pt 2):H1098–105.

118. Fenton KN, Heinemann MK, Hickey PR, et al. Inhibition of the fetal stress response improves cardiac output and gas exchange after fetal cardiac bypass. J Thorac Cardiovasc Surg 1994;107:1416–22.

119. Taylor MJ, Smith MJ, Thomas M, et al. Non-invasive fetal electrocardiography in singleton and multiple pregnancies. Br J Obstet Gynecol 2003;110:668–78.

120. Neerhof MG, Haney EI, Silver RK, et al. Lamellar body counts compared with traditional phospholipid analysis as an assay for evaluating fetal lung maturity. Obstet Gynecol 2001;97:305–9.

121. Liggins GC, Howie RN. A controlled trial of antepartum glucocorticoid treatment for prevention of the respiratory distress syndrome in premature infants. Pediatrics 1972;50:515–25.

122. Crowley P. Prophylactic corticosteroids for preterm birth. Cochrane Database Syst Rev 2000;(2):CD000065.

123. Jobe AH, Newnham JP, Moss TJ, Ikegami M. Differential effects of maternal betamethasone and cortisol on lung maturation and growth in fetal sheep. Am J Obstet Gynecol 2003;188:22–8.

124. Rosen MA, Andreae MH, Cameron AG. Nitroglycerin for fetal surgery: fetoscopy and ex utero intrapartum treatment procedure with malignant hyperthermia precautions. Anesth Analg 2003;96:698–700.

125. Huang WL, Harper CG, Evans SF, et al. Repeated prenatal corticosteroid administration delays astrocyte and capillary tight junction maturation in fetal sheep. Int J Dev Neurosci 2001;19:487–93.

126. Kiserud T, Rasmussen S, Skulstad S. Blood flow and the degree of shunting through the ductus venosus in the human fetus. Am J Obstet Gynecol 2000;182(1 Pt 1):147–53.

127. Kiserud T. The ductus venosus. Semin Perinatol 2001;25:11–20.

128. Fouron JC, Zarelli M, Drblik P, Lessard M. Flow velocity profile of the fetal aortic isthmus through normal gestation. Am J Cardiol 1994;74:483–6.

129. Hancock PJ, Setzer ES, Beydoun SN. Physiologic and biochemical effects of ritodrine therapy on the mother and perinate. Am J Perinatol 1985;2:1–6.

130. Kierse M, Grant A, King J. Preterm labour. Oxford (UK): Oxford University Press; 1995.

131. Tame JD, Abrams LM, Ding XY, et al. Level of postoperative analgesia is a critical factor in regulation of myometrial contractility after laparotomy in the pregnant baboon: implications for human fetal surgery. Am J Obstet Gynecol 1999;180:1196–201.

132. Fauza DO, Berde CB, Fishman SJ. Prolonged local myometrial blockade prevents preterm labor after fetal surgery in a leporine model. J Pediatr Surg 1999;34:540–2.

# 第十一章

# 产时出路手术麻醉

原著　LAURA B.MYERS
译者　洪　涛　陈卫民
审校　吴军正

产时出路手术（ex utero intrapartum treatment，EXIT）最初是针对去除患有重症先天性膈疝患儿宫内放置的气管闭塞夹所设计的[1]。尽管与传统治疗的胎儿相比，经 EXIT 治疗的胎儿死亡率并没有显著下降，但是这种新技术为患有各种潜在疾病的胎儿提供了一种新的治疗选择。产前影像学的改进和产前超声检查的广泛使用，不仅提高了胎儿潜在结构畸形的识别能力，还对产前处置起到指导作用，最终改善胎儿预后。

产时外科也被称为胎盘循环支持下的手术（operation on placental support，OOPS）[2]，它可以控制分娩过程，并在分娩过程中处理危及胎儿生命的疾病。部分娩出胎儿的情况下，维持子宫-胎盘循环，此过程对手术操作和胎儿的存活至关重要。可实施的操作包括直接喉镜检查、支气管镜检查、气管插管、气管造口术、解除肿瘤压迫和切除肿瘤，以及在结扎脐带前建立体外膜式氧合（extracorporeal membrane oxygenation，ECMO）（图 11-1）。手术过程中维持胎儿的氧合可以提高胎儿整体的存活率。目前，EXIT 常用于治疗那些经传统方式治疗存活率较低的胎儿。适应证包括已知的胎儿气道闭塞，其他危及胎儿生命的气道解剖异常，以及需要 ECMO 支持治疗的疾病，如先天性心脏病和重症先天性膈疝。

如其他胎儿干预治疗一样，EXIT 时麻醉医师需要同时照看两名患者，有时需要相矛盾的处理治疗。而与其他胎儿干预治疗不同的是，此治疗中胎儿的娩出过程是人为控制的，所以因为母体子宫的完全松弛，可能造成母体大量失血，从而增加了母体的手术风险性[3]。应详细地了解 EXIT 的操作过程、所涉及的胎儿病理生理学的改变以及由怀孕导致的母体生理学改变对麻醉的影响，才能使母体和胎儿的发病率和病死率降到最低。

本章我们系统地综述了 EXIT 的历史，特别注

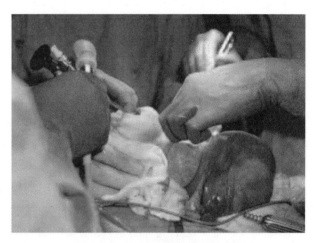

图 11-1　产时宫外手术治疗时胎儿的支气管镜检。照片承蒙费城儿童医院 N. Scott Adzick 医师提供

重最初的麻醉处理。另外，我们将讨论 EXIT 操作适应的胎儿疾病类型。最后，我们将阐述该操作所涉及的母体和胎儿的相关的麻醉管理。

## 第一节　EXIT 操作:历史回顾

1989 年报道了第一篇关于 EXIT 的文章，主要描述了术前诊断为胎儿颈部畸胎瘤而造成完全气管阻塞的呼吸道管理[1]。在维持胎盘循环的前提下，笔者试图对该胎儿进行气管插管，但是 10 分钟后胎儿的情况开始恶化，最后死亡。尽管这例操作是失败的结局，但是他介绍了一种可行的胎儿干预治疗方法。不久之后，很多不同机构相继发表了诸多个例报道。他们分别描述了关于这种新技术的经验教训。Larger 及其同事强调娩出胎儿的上半身至关重要，这不仅可以通过切口固定胎儿，还可以避免手术操作对脐带的干扰[4]。Schwartz 及其同事描述了两例 EXIT:一例患有颈部血管瘤，另一例患有巨大上颌寄生胎瘤[5]。Tanaka 及其同事报道了关于先天性囊状水瘤的 EXIT 操作，建议使用便携式多

普勒超声进行术中胎儿心率监测,因为动脉氧饱和度的监测是不连续的[6]。

Mychaliska 及其同事报道了一组 8 例成功治疗病例,并将其操作过程规范化[7],还以 EXIT 的首字母缩写词来命名此项操作过程。同年,费城小儿医院的 Liechty 及其同事系统地描述了一组 5 个病例的 EXIT 操作过程[8]。5 例患者中,2 例死亡:1 例胎儿因为气管插管困难,且父母不同意进行气管造口术而死亡;另 1 例死于肺功能发育不全。所有病例均接受包括磁共振检查的术前影像学检查,这不仅提高了诊断的准确性,还提供了解剖关系细节。这组患者与胎儿-胎盘血液循环的时长相关联,胎儿血气分析提示,在长达 54 分钟过程中,胎儿可以维持适当的氧合而不发生酸中毒现象。根据这些成功病例,他们提出采用较深的吸入麻醉可以得到很好的子宫松弛状态。手术医师与麻醉医师在胎儿分娩过程的交流、控制子宫松弛状态以减少母体术中失血被强调是手术操作成功的决定性因素。

Bouchard 及其同事报道了 31 例 EXIT 手术操作及其经验,这是目前为止操作例数最多的系列报道[3]。这些病例中,EXIT 的适应证包括:①解除胎儿颈部巨大肿物引起的气管闭塞,此现象占据病例中的绝大多数;②切除肺先天性囊性腺瘤样畸形(congenital cystic adenomatoid malformation,CCAM);③单侧肺不发生;④先天性高位气道梗阻综合征(congenital high airway obstruction syndrome,CHAOS);⑤放置 ECMO;⑥分离连体双胞胎。在这篇报道里,提出了一些操作注意事项。胎儿连续的心脏超声监测有助于对胎心血流动力学的监测,换言之,就是手术操作过程中对心率、心室容积、心室功能的监测。尽管这项操作可能需要额外的人员和相关的设备进入手术室内,但我们还是认为这是最重要的胎儿监测。在这些病例中,也使用了动脉血氧饱和度,但是该监测并不可靠。原因是探头与胎儿指端的接触欠佳导致监测不连续,手术室内的照明光线也会影响监测的准确性。另外,目前在临床上使用的动脉血氧饱和度是用来监测成人血红蛋白,而非胎儿血红蛋白。如果胎儿术中可能发生血液丢失,或是长时间开刀手术,需对胎儿建立静脉通路,用于镇痛治疗、输注血液成分、静注抢救药物等。这些病例中母体平均失血量为848ml,与普通剖宫产的失血量相近,不需要输血治疗。

EXIT 操作中出现了母体和胎儿的并发症。母体并发症为 2 例。1 例由于羊水过多,我们不能通过超声准确定位胎盘边缘,结果剖宫产切口位于胎盘边缘,出现了意外的母体失血,失血量为 2.5L。作者建议,在出现显著羊水过多的情况下,可使用羊水减量的方法来帮助准确定位胎盘的位置。第 2 例并发症是一个陈旧的破宫切口在再次破宫生产时撕裂了,但没有对母亲和新生儿产生长远的负面影响。

作者也报道了两例胎儿并发症。第 1 例胎儿并发症是由于脐带无意中受压影响子宫胎盘循环导致患儿血流动力学不稳定。明确胎儿心动过缓的原因后,及时改变脐带位置,静脉给予 1 个治疗量的肾上腺素,胎儿的心动过缓被纠正。第 2 例胎儿在移除气管夹的时候,造成 1mm 的气管撕裂。1 例患有巨大颈部淋巴瘤的患儿出现气管插管困难,而其监护人不同意进行气管造口术而死亡。

EXIT 操作也用于双胞胎的治疗。Liechty 及其同事对 35 孕周的双胞胎进行了 EXIT 手术,其中一名胎儿患有颈部巨大肿物,而另一名胎儿在解剖学上是正常的[9]。先分娩出正常的胎儿,然后对患有颈部巨大肿物的患儿进行 EXIT 手术。这次操作的成功部分归因于完全的子宫松弛,因为这不仅保证了子宫胎盘循环和胎儿的气体交换,也保证了手术操作的顺利进行。Midrio 及其同事也对 36 孕周的双胞胎进行了 EXIT 手术操作,其中患有巨大颈部肿物的胎儿位于前面,而解剖正常的胎儿位于后面[10]。他们在子宫胎盘循环存在的情况下,先对患有颈部畸形的胎儿进行手术,后娩出正常胎儿,2 名胎儿均存活。这两例病例的麻醉处理与 Bouchard 描述的方法一致[3],两例病例均未出现并发症。

由于早期 EXIT 的经验和结果,使手术操作在某种程度上达到了标准化,EXIT 操作的成功不仅需要整个治疗小组的合作,还需要认真分析胎儿术前影像学,严格筛选患者,麻醉时维持子宫完全松弛和足够的子宫胎盘循环灌注,以及维持母体与胎儿的血流动力学稳定。如果想达到上述要求,需详细了解每个胎儿的疾病发展进程,包括胎儿生理学上的改变以及分娩前的治疗对麻醉操作的影响和改变。

如果胎儿不实施干预则存活的概率非常小,只有这种胎儿疾病才被允许施行 EXIT 手术。分娩前干预最主要集中在胎儿的呼吸道管理。某些胎儿呼吸道疾病会随着孕周的增加而进展,轻者在出生时出现严重的呼吸功能衰竭,重者可在分娩后出现呼吸道的完全梗阻。在 EXIT 操作出现之前,对胎儿的干预可引起较高的发病率和死亡率。下一节,我们总结了适用于 EXIT 操作的胎儿疾病。

## 第二节　适用于 EXIT 操作的胎儿疾病

### 颈部畸胎瘤

颈部畸胎瘤的发生率较罕见,占所有新生儿和小儿畸胎瘤发病率的 5.5%。换言之,它的发病率为 1/20 000～1/40 000,男女发病比例相等。先天性颈部畸胎瘤更是罕见,在 181 例发表的文献中,57 例在术前获得明确诊断[11,12]。畸胎瘤含有三个胚层的多种组织成分,最常见的组织成分为神经组织[13]。畸胎瘤可以从乳突向前延伸至胸骨上切迹,向后延伸至斜方肌。它还可以侵及口底,延伸至前纵隔。很多畸胎瘤被术前诊断出来,因为畸胎瘤压迫胎儿食管,损伤胎儿吞咽功能,造成母体羊水过多[11]。大部分畸胎瘤均为良性但伴有高死亡率,其原因是胎儿气道受压,娩出胎儿后,导致建立呼吸通路困难[14]。鉴别诊断包括先天性甲状腺肿、甲状腺肿瘤、先天性囊腺瘤、鳃裂囊肿、成神经细胞瘤、血管瘤、脂肪瘤、喉膨出以及神经管缺陷(表 11-1)[11,12]。

**表 11-1　胎儿颈部肿瘤的鉴别诊断**

| |
|---|
| 鳃裂囊肿 |
| 孪生囊 |
| 脑脊膜膨出 |
| 颈部神经母细胞瘤 |
| 颈部畸胎瘤 |
| 颈部甲状腺肿 |
| 先天性囊腺瘤 |
| 囊性畸胎瘤 |
| 胸腺异位 |
| 错构瘤 |
| 血管瘤 |
| 喉膨出 |
| 脂肪瘤 |
| 淋巴管瘤 |
| 神经管缺陷 |
| 成神经细胞瘤 |

续表

| |
|---|
| 腮腺肿瘤 |
| 实性甲状腺肿 |
| 畸胎瘤 |
| 甲状腺囊肿 |
| 甲状舌管囊肿 |

由于术前磁共振检查和超声技术的应用,可以较早发现胎儿颈部畸胎瘤,使医疗团队在胎儿分娩前提前作出准备。胎儿 MRI 可以鉴别肿物为实性或囊性,以及肿瘤成分(图 11-2)[15]。尽管作出全面的术前准备,肿瘤造成胎儿解剖异常可使胎儿呼吸通道的建立十分困难,甚至不可能。因为肿瘤已侵犯颈部与纵隔,紧急建立 ECMO 通路也可能无法实施。文献中提出多种建立胎儿呼吸通路的方法,有些成功,有些失败,但胎儿的转归均较差。Zerella 和 Finberg 提示,在胎儿娩出后不久,30% 患有颈部畸胎瘤的胎儿死于气道梗阻[16]。几乎所有报道的畸胎瘤均为良性。术前没有诊断为颈部畸胎瘤的患儿死亡率更高[11,12,17]。另外,有些肿瘤体积较大影响正常分娩方法,需要紧急改变母体手术操作,这显著增加了母体的术中风险[14,18,19]。

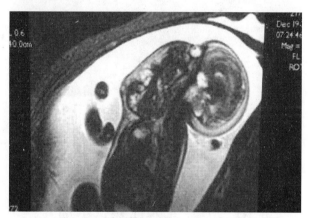

**图 11-2**　患有巨大口咽部畸胎瘤胎儿的磁共振影像。巨大肿瘤导致胎儿颈部过伸及上肢软组织水肿

目前为止,对患颈部畸胎瘤并在宫内存活的胎儿的治疗选择还很有限。通常的做法是在择期剖宫产下建立胎儿的呼吸通路,甚至包括外科气道造口术。尽管富有经验的医师可以提供即刻帮助,但因为畸胎瘤的面积巨大,改变解剖结构及气管的辨认困难,均是导致胎儿预后较差的原因(图 11-3、图 11-4)[11,14,16,17,19]。一旦完成气管插管,有时我们需

要牺牲胎儿的氧合过程来完成手术操作,这又成为另一项巨大的挑战。EXIT 手术是在结扎脐带之前完成胎儿的气管插管,从而维持胎儿的氧合能力。这项操作显著地降低了患这种疾病胎儿的发病率和死亡率。

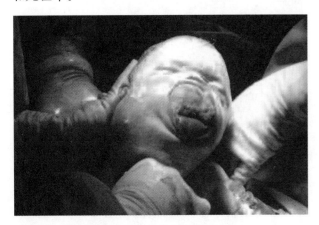

**图 11-3** EXIT 手术中娩出胎儿头部和肩部即刻,胎儿患有口咽部畸胎瘤

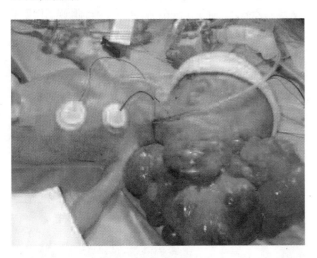

**图 11-4** EXIT 手术中完成呼吸通路建立的患有口咽部颈部畸胎瘤的新生儿。在隔壁手术室内完成畸胎瘤的切除手术

## 第三节 先天性囊状水瘤

先天性囊状水瘤是产前诊断的一种罕见的胎儿颈部肿物。胚胎发育早期,颈部淋巴囊没有融入淋巴系统所形成的囊状水瘤[11]。囊状区域内分泌类似淋巴液样物质,导致囊状水瘤进一步增大,最终压迫周围解剖结构(图 11-5),出现胎儿水肿,如皮肤水肿、腹水、胸腔积液或心包积液[11,12,17]。水肿的加重是预后不良的症状[11,12]。对仅患单一的颈部囊状水瘤而无水肿的胎儿,其治疗重点应放在于分娩

时(娩出即刻)解决气管压迫的现象。而这一组患者则适合于 EXIT 手术。

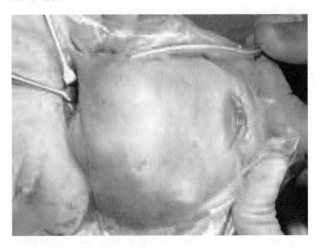

**图 11-5** EXIT 手术下,对患有先天性囊状水瘤胎儿行气管切开术

由于宫内死亡、子宫角妊娠和流产并没有详细记录在文献中,先天性囊状水瘤真正的发病率很难计算。该病的预后取决于诊断时胎儿的孕周数,如诊断时的孕周数越小,预后越差[20]。另外,产前超声诊断先天性囊状水瘤合并其他结构畸形时,胎儿的死亡率将明显增加[21~23]。结构畸形包括染色体异常、心脏缺陷、神经管缺陷、肾盂积水、唇裂、腭裂、骨骼畸形、肛门闭锁以及胎儿水肿[11]。术前诊断为先天性囊状水瘤的胎儿 60% 合并有染色体异常[11,20]。妊娠晚期(如怀孕 9 个月)诊断有先天性囊状水瘤的胎儿通常超声检查提示无解剖异常或是染色体异常。这些胎儿预后存活率较高,在出生时气道压迫并不严重。

先天性囊状水瘤可在子宫内自行减小,可能是由于淋巴系统和静脉系统的代偿性侧支循环发育。鉴别诊断包括颈部水肿、脑膨出、颈部畸胎瘤以及孪生囊(表 11-1)[11,20~23]。鉴别这些诊断较困难,但是我们应该通过产前超声检查仔细识别钙化、实性成分以及骨缺损,从而得到正确的诊断。

### 先天性高位气道梗阻综合征

术前诊断先天性高位气道梗阻综合征(congenital high airway obstruction syndrome,CHAOS)的特征包括:具有超强回声的肺部、膈肌平展甚至外翻、气管支气管腔扩大、腹水以及非免疫性胎儿水肿[24]。喉闭锁、喉部囊肿以及气管闭锁可能是导致气道梗阻的原因。喉闭锁分为以下 3 种类型:Ⅰ型,声门上合并声门下喉闭锁;Ⅱ型,声门下喉闭锁;Ⅲ

型,包括声门的喉闭锁[11]。不管引起气道梗阻的病因是什么,它的临床表现相同。很多畸形与CHAOS有关,但并不是所有CHAOS患儿均合并畸形[25]。畸形包括脊椎畸形、食管闭锁、气管食管瘘、泌尿系畸形、肛门闭锁、并指(趾)以及心脏畸形。尽管CHAOS的发病率报道较罕见,但是由于这类胎儿可能出现宫内死亡,所以实际发病应该比想象中高。CHAOS的鉴别诊断是CCAM,后者是更少见的疾病[12,24,25]。

产前超声提示完全或接近完全的上呼吸道梗阻是诊断CHAOS的依据。诊断依据包括气管内压力增加、肺内液体积聚导致支气管树扩张。影像学有均匀一致的肺超声影、膈肌外翻、纵隔腔压迫,包括胎儿腹水、巨大胎盘、胸腔积液和心包积液在内的非免疫性水肿[24,26~30]。心脏结构也可能发生改变,包括细长心、间隔移位、心室腔受压和缩小。

因为CHAOS的发生较罕见,所以没有相应的治疗指南。胎儿在妊娠晚期诊断为CHAOS,不伴有水肿,通常为不完全气道梗阻,手术应该注重于在胎儿娩出之前的呼吸通路的建立。患有这种疾病的胎儿将会受益于EXIT操作[11,30,31]。胎儿在妊娠中期诊断为CHAOS,常伴有完全气道梗阻和(或)非免疫性水肿,在治疗上有很大的困难,因为资料的缺乏,对这类胎儿尚无法确定最佳的治疗指南。

Decou及其同事的报道是首次描述对诊断为CHAOS伴有喉阻塞的胎儿行EXIT操作的文章。母孕19周时诊断为CHAOS,之后通过超声检查判断胎儿的发育。在孕35周证明胎儿肺发育完全,在EXIT操作下成功建立胎儿气道。该新生儿需要呼吸支持,直到8周后膈肌功能恢复,但是不久患儿出现了急性呼吸衰竭,经抢救无效死亡。尸检结果显示,肉芽组织的游离碎片阻塞了气管隆嵴。费城儿童医院的Crombleholme及其同事报道了一例在孕中期诊断为CHAOS的胎儿经EXIT操作,存活至32个月的病例[31]。孕19周时母体入院,胎儿患有严重的非免疫性水肿,持续存在至孕31周,EXIT操作于孕31周实施。这例报道建议,除非有较充足的适应证需要胎儿干预治疗,否则应采取临床严密观察。适应证包括快速进行性的胎儿水肿、严重的羊水过多以及心力衰竭的征象。

### 先天性甲状腺肿

先天性甲状腺肿是胎儿甲状腺的弥漫性肿大,

伴有甲状腺功能减退、甲状腺功能正常或甲状腺功能亢进[11]。先天性甲状腺肿伴有甲状腺功能减退最多见,这可能与甲状腺免疫球蛋白G抗体从母体通过胎盘屏障进入胎儿体内有关。90%患有Grave病的母亲都具有这种抗体[32~36]。这种抗体水平并不能代表母体甲状腺功能状态,只能使患有Grave病母体更容易娩出患有先天性甲状腺肿的胎儿。其他病因有碘缺乏、碘中毒、甲状腺激素先天性代谢紊乱综合征、下丘脑-垂体-甲状腺功能亢进[11]。鉴别诊断依赖于胎儿是否存在甲状腺功能减退、甲状腺功能正常或甲状腺功能亢进(表11-1)。患有甲状腺功能亢进的超声学可提示心脏肥大、心律失常、非免疫性胎儿水肿。胎儿甲状腺功能减退可能与胎儿心脏肥大和心脏传导阻滞有关。脐带血分析可以帮助了解胎儿甲状腺功能状态[11,32~36]。

尽管胎儿甲状腺肿的病因不同,但在胎儿出生后即刻发生气道压迫的概率却是相同的。在某些病例中,即使经验丰富的高年资麻醉医师也不能保证在胎儿娩出即刻为新生儿建立呼吸通路。EXIT操作则适合于这一组患者,为识别解剖结构,建立有效的呼吸通路提供足够的时间。

## 第四节　EXIT 到 ECMO

除了气道管理之外,EXIT操作还可以在其他情况下实施,比如胎儿从子宫胎盘循环上分离可能造成胎儿心肺功能衰竭的情况下。患有先天性心脏病的胎儿在出生即刻需要紧急的ECMO支持,患有严重先天性膈疝(肝脏嵌入胸腔,右肺面积/头围<1.0)的胎儿需要经EXIT治疗后ECMO支持[3,17]。这项操作需要在EXIT操作下部分娩出胎儿,在子宫胎盘循环支持的情况下建立脐静脉和脐动脉通路,从而维持胎儿持续的氧合能力。因此,这样可以避免新生儿时期循环的不稳定及缺氧的发生。这些我们将在第十二章“产时宫外治疗时即时放置体外膜肺氧合:从出路手术到体外膜肺”中具体讨论。

## 第五节　历史上EXIT操作的麻醉方法

现有的文献详细提供了关于EXIT的有效性、手术操作技能及术后转归,但是很少报道EXIT干预时麻醉管理方面的细节。在少数报道中提到麻醉管理方面的建议和方法,但是这种方法多种多样。较深的吸入麻醉药物可以获得完全的子宫松弛得到广泛的认同。有些学者给予胎儿额外的麻醉和镇痛药物,有些学者却没有。接下来的章节,我们将讨论关于各种麻醉技术。

Bui 及其同事描述了 CHAOS 伴有喉闭锁相关的 EXIT 处理[37]。母体采用硫喷妥钠、琥珀胆碱及芬太尼行快速诱导后插入气管导管,维持采用异氟烷和氧化亚氮,逐渐增加异氟烷浓度至呼吸末浓度为 2.2%。术中采用指夹式脉搏血氧仪来检测胎儿心率和脉搏血氧饱和度。胎儿手术开始前,肌注芬太尼 10μg/kg,维库溴铵 0.2mg/kg,阿托品 5μg/kg。胎儿娩出后,为迅速逆转子宫松弛状态,递减异氟烷浓度并静脉给予缩宫素。术后转归较好,术中无并发症发生。Gaiser 及其同事也报道了类似的麻醉管理技术[38,39]。

Ward 及其同事也报道了类似的麻醉管理报告,同样采用异氟烷作为吸入麻醉药的选择[40]。他们在报道中提出了些许问题,包括缺少特殊设计的设备,丰富的经验,因为苹果跳跳效应("apple bobbing effect",万圣节一种游戏名称)而导致的胎儿头部制动困难等。Larsen 及其同事在大剂量恩氟烷吸入麻醉下 EXIT 处理患有颈部畸胎瘤的胎儿,但是报告中没有提及使用的恩氟烷浓度,母体血流动力学的稳定情况及胎儿血液灌注状况等[41]。

Schwartz 及其同事在七氟烷麻醉下获得满意的子宫松弛状态,七氟烷吸入浓度为 3%～6%,合用 50% 氧气和 50% 氧化亚氮[42]。作者认为与异氟烷相比,七氟烷具有更小的血气分配系数,可以更快达到平衡状态。之前有文章比较择期剖宫产应用七氟烷和异氟烷的效果,结果发现使用 1% 七氟烷与 0.5% 异氟烷维持麻醉过程,两者效果相似,但是 EXIT 操作中使用吸入麻醉药的目的明显不同于择期剖宫产[43]。他们认为使用七氟烷的另一项优势为胎儿可以达到迅速的肌肉松弛,除肌注阿托品外,无需给予其他额外的麻醉药物。术中采用胎儿头皮电极可以有效地检测胎儿心率,而指夹式脉搏血氧仪不能获得可靠而且持续的监测数据。

并不是所有 EXIT 操作相关报道均采用全身麻醉。Gagnon 及其同事在脊髓麻醉下完成了患有颈部肿物胎儿的 EXIT 操作[44]。作者采用硫酸镁和硝酸甘油持续泵注来维持子宫松弛,便于手术操作。尽管作者意识到使用抗分娩药物后可能出现子宫较长时间的收缩无力以及母体血流动力学的不稳定,但是这却可以保证母体处于清醒状态。文献中未提及为了保证母体血压稳定而使用的血管升压药的总剂量,也未提及子宫胎盘循环维持的时间。另外,胎儿未给予麻醉药和镇痛药。

到目前为止,费城儿童医院的 Bouchard 及其同事提出了最完整的麻醉管理[3]。EXIT 操作过程中,麻醉的维持采用异氟烷或者地氟烷。作者偏向于使用地氟烷,因为在胎儿娩出后降低地氟烷浓度,子宫能较快地恢复收缩能力。所有病例中,吸入麻醉药被用于获得子宫的完全松弛状态,不需要使用额外的宫缩抑制药物。静脉给予麻黄碱 5mg 可用于维持母体的平均动脉压,从而确保足够的子宫动脉血流、子宫胎盘灌注以及胎儿氧合能力。除此之外,吸入麻醉药通过子宫胎盘屏障后可以麻醉胎儿,肌注芬太尼(10μg/kg)和维库溴铵(0.2mg/kg)可以提供胎儿镇痛和肌肉松弛。肌注阿托品(20μg/kg)可以预防未成熟胎儿或新生儿因手术刺激而造成的心动过缓的发生。结扎脐带、娩出胎儿即刻,降低吸入麻醉药至 0.5MAC,静点缩宫素(20U 加入 500ml 液体中)来逆转子宫松弛状态和母体失血情况。如果子宫收缩仍差,可肌注或子宫肌内注射甲麦角新碱(0.25mg)和卡前列素(250μg)。无麻醉并发症。

## 第六节　EXIT 操作与剖宫产的比较:麻醉学处理

EXIT 操作与剖宫产在很多方面存在不同,有各自的优点以及可能出现的缺点。两种手术的麻醉方法不同,手术的最终成功较强的依赖于精细的麻醉计划和精确的麻醉实施过程。尽管最终的目的是保证母体与胎儿的安全,但是所用的麻醉方法是不同的。

大多数择期剖宫产手术是在局部神经阻滞麻醉(如硬脊膜外阻滞、蛛网膜下隙阻滞、蛛网膜下隙与硬脊膜外联合阻滞)下进行,这种麻醉方法可以保证胎儿和母体的安全,而且起效迅速。因为怀孕会导致母体呼吸系统的生理学改变,需要充分认识到母体可能存在气管插管困难。娩出一个健康的新生儿,术中尽可能避免使用能够穿过胎盘并对新生儿有抑制作用的药物。在一些实施全身麻醉的病例中,吸入麻醉药的浓度需调节到最低水平,以防止对新生儿造成呼吸抑制。较低的 MAC 还可以减少子宫松弛的风险,从而减少母体的术中失血量以及便于胎儿娩出后子宫和胎盘的分离。但是,即使常规的剖宫产的子宫切开也会改变子宫的血流供应，从而使胎儿出现窒息的危险（见第三章"子宫松弛"）。另外，子宫切开后，由子宫切口边缘出现持续的出血，可能导致母体大量血液丢失及出现低血压，使胎儿处于窒息的危险[45]。

与剖宫产相比，EXIT 操作在子宫切开前需要完全的子宫松弛状态，正如之前讨论的是通过高浓度的吸入麻醉药获得（2～3MAC 异氟烷或地氟烷）[45]。通过吸入麻醉药获得子宫松弛状态的原因是：①手术操作中需要在完全子宫松弛的状态下，通过子宫切口娩出胎儿头部、肩膀以及巨大的颈部肿物，这是不能通过普通剖宫产时使用的子宫下端横切口来完成的；②胎儿手术时需要对胎儿进行麻醉，吸入麻醉药可以通过子宫胎盘循环；③胎儿的氧合决定于子宫灌注情况以及最小的子宫血管阻力。母体平均动脉压或是子宫血管阻力的改变均会影响胎儿灌注，最终影响胎儿氧合能力。

术中母体的完全子宫松弛将会使母体处于大失血的危险。通过术中使用子宫吻合器装置来封闭子宫切口边缘可以显著降低母体失血量。术中使用高浓度的吸入麻醉药会使血管舒张，导致母体低血压，因为子宫灌注降低而导致胎儿窒息，需要紧急处理。麻黄碱可以同时作用于 α 和 β 受体，可作为升压药的选择[46]。其他的血管收缩药还有去氧肾上腺素和血管紧张素 Ⅱ。血管紧张素 Ⅱ 对子宫血管无收缩作用，可以降低胎儿酸性血症发生的概率[47,48]。另外，血管紧张素 Ⅱ 不会通过胎盘屏障，对胎儿无副作用[49]。

从短期预后来看实施 EXIT 操作和普通剖宫产之间并无差异。Scully Noah 及其同事比较了 38 对实施 EXIT 操作和普通剖宫产的孕妇。尽管实施 EXIT 操作的手术操作时间是剖宫产手术的 2 倍左右，但是在出血量、住院时间、子宫内膜炎发病率、伤口感染以及总体感染率上无明显统计学差异。两组中均未出现血栓栓塞和母体死亡事件。

## 第七节　术前考虑因素

### 影像学研究

与其他手术操作相比，术前评估胎儿的畸形情况是非常重要的。所有胎儿畸形产前影像可以提示，如畸形所涉及的区域、与正常结构的关系、气管位置等，这些信息可以帮助手术医师确定最合适的

手术干预途径。由于胎儿影像学的发展，我们现在可以得到大量有助于手术操作的信息。有些影像学检查可以帮助我们了解肿瘤的生长情况、水肿发展情况以及对药物治疗的反应（如：地高辛通过胎盘屏障情况）。Hubbard 及其同事通过 MRI 诊断胎儿颈部巨大肿物 3 例，并判断肿物的解剖性质及其与气管的关系[15]。该作者特别提出 HASTE 序列可作为判断肿瘤定性的最好方法，因为它可以减少运动伪影的影响。这种检查无需对母体和胎儿镇静，无需胎儿肌肉松弛。

Kalache 及其同事强调产前需要使用肺多普勒超声对胎儿颈部肿物进行评估[50]。使用肺多普勒超声从胎儿呼吸道多个水平对胎儿呼吸运动进行评估，如气管和鼻咽水平。该文强调从对气道压迫作用的程度和意义上讲，肿物的位置大于肿瘤的大小。肺多普勒超声之所以非常有用，是因为它从动态的，与呼吸有关的角度来评估胎儿呼吸道的。

Myers 及其同事结合 MRI 和超声技术以确定一些潜在的外部解剖标志[14]。这些解剖标志有助于在 EXIT 手术组织分离中对气管的识别。这些研究结果也有助于手术当中对一些难以辨认的重要结构的识别。病例报道中，有 1 例胎儿巨大颈部畸胎瘤导致正常的组织解剖完全扭曲，就是通过术前分析影像学才能准确定位气管环。作者声称如果没有影像学的联合使用是无法定位气管环位置的。

### 母体的术前评估

无论何种胎儿手术干预，母体的安全都是至关重要的。所有的病例均需仔细采集母体的病史并进行彻底的体格检查。体检应包括对母体气道的认真评估。孕妇的生理学改变主要在第二章讲述，任何潜在的增加母体发病率的合并症均应该得到针对性的处理。特别是心脏和肺部疾病，会增加母体的麻醉风险，导致母体身体状况不适合胎儿手术。需要详细了解母体的健康相关细节，否则应马上进行相应的检查（心电图、心脏超声、肺功能检查）。另外，需要请相关的专家来会诊并判断孕妇病情的严重程度，尽量在手术前稳定孕妇的病情。

母体的生理状况可以反映胎儿潜在的病理生理改变。就目前所做的与气道有关的大多数 EXIT 手术中，几乎所有的母体都有羊水过多，使之成

为胎儿气道阻塞的并发症之一[51]。详细了解孕期病史，包括羊水抽出次数、羊水抽出容量、处置时出现的子宫收缩情况。此外，羊水过多的母体存在着基础宫缩的情况并非不常见，这些术前情况的了解对于母体和胎儿术中麻醉管理和安全是非常重要的。产前阵痛可以帮助了解子宫的兴奋程度，同时也提示 EXIT 操作过程中应给予额外的宫缩抑制剂[14,52]。不同病例中，母体口服抗分娩药物或静脉给予抗分娩治疗来抑制子宫兴奋性。抗分娩药物（如硝苯地平、硫酸镁）会显著改变麻醉管理（见第三章"子宫松弛"和第四章"胎儿手术后早产"）。

母体有长期子宫兴奋和子宫收缩病史的胎儿可能存在临界性酸中毒，在 EXIT 操作时胎儿更容易发生生理学和药理学的改变[53]。无论什么原因引起的胎儿酸血症，在分娩后至胎儿手术开始之前，都可能需要积极的复苏，甚至需要给予复苏药物，包括血液制品和碳酸氢盐。

对于患有先天性甲状腺肿的胎儿，母体的病史采集及体格检查应该集中在母体之前是否使用过影响胎儿甲状腺功能的药物上，如碘制剂、丙硫氧嘧啶、胺碘酮。麻醉医师还应该意识到其他的碘暴露病史，如祛痰剂或接触一些放射造影染料。母体的体格检查包括是否存在甲状腺功能亢进或甲状腺功能减退的临床症状。母体实验室检查包括甲状腺激素水平、促甲状腺激素水平、促甲状腺激素抗体水平。

最后，我们应该向母体及其家属详细交代手术的过程，特别是整体操作的理解，如静脉穿刺、可能的监测手段、气管插管、胃管的留置、麻醉药物潜在的副作用、可能无法目睹娩出的胎儿等。所有风险应该解释清楚，并尽量解除家属的担忧，以上程序应该在术前 48 小时内完成。只有这样，母体才有足够的时间私下与其家属讨论，并在手术前协商一致。

### 胎儿术前评估

术前胎儿影像学的分析已在之前讨论过，另外，应实施羊膜穿刺术来排除是否存在染色体异常或合并其他因素，某些胎儿是无法适应子宫外的生活环境的。完成高分辨率的胎儿心动图，特别留心胎儿非免疫性水肿的证据、心室功能、心室充盈、容量状态以及胎儿心律失常的证据。另外，辨认动脉导管并测量它的直径，如导管狭窄则不

应急于应用抗分娩药物吲哚美辛。对于可能患有先天性甲状腺肿的胎儿出现心室肥厚或心动过缓的症状，则应在手术操作开始前于羊膜腔内注射甲状腺素[32~36]。

估算胎儿体重对于准备准确剂量的镇痛药、肌肉松弛药和抢救药至关重要。通常使用的药物剂量为：①芬太尼 $10\mu g/kg$，用于胎儿镇痛和降低胎儿应激反应；②阿托品 $0.1\sim0.2mg/kg$，预防因手术刺激导致的心动过缓；③维库溴铵 $0.2mg/kg$，提供迅速的肌肉松弛[45]。根据所希望达到的效果，可以使用长效肌肉松弛药，如泮库溴铵。有些病例中，在 EXIT 操作后需要保留胎儿自主呼吸（如先天性膈疝），需要使用短效肌肉松弛药，以预防长时间的正压通气可能造成的气压伤。而术中预期要做肿瘤切除时，则可得益于使用长效肌松药物。抢救药物（如麻黄碱 $1\sim10\mu g/kg$）和输血（抗原呈 O 型阴性的血红蛋白）均可用于紧急情况。

### 手术室准备

一名优秀的麻醉医师的特点在于无论他/她的亚专业是什么，他/她都为即将到来的手术作最全面的准备。要具有预见术中可能发生不良事件的能力并准备处理与手术相关的严重并发症，这种差别将决定一个事件的结果是否是良好的或者是灾难性的。检查所有需要的设备和药物，当紧急事件发生的时候保证能立刻使用。手术室应提前预热至 85 ℉（约 29.4℃）。提前备好母体和胎儿的血液制品。如果胎儿术中需要输血则应使用无菌滴管。前面提到的胎儿使用药物应根据胎儿体重计算抽药备好，需要时肌注或静脉给予。需要注意肌注药物的总容量，我们建议上肢最大总容量为 1ml，因为更大的容量可能导致胎儿组织坏死。前瞻性的研究证明胎儿肌内注射和静脉注射均为较好的给药方法。

## 第八节  术中考虑因素

术前应成立一个包括妇产科、小儿外科、超声科、麻醉科、新生儿科等的多学科工作小组，小组成员应该是本专业的专家，这样才能保证手术操作的成功。术中胎儿手术计划在胎儿娩出后即刻进行（如切除胎儿颈部肿物），应准备另外一间邻近的手术间备用。手术开始前应进行术前讨论，明确术中每位医师的角色，提出存在的问题和疑问，如临床

体征改变、超声结果、胎儿位置等一切可能改变手术计划的因素。

## 麻醉诱导

术前给予 0.3M 枸橼酸钠降低胃酸浓度、静脉给予甲氧氯普胺增加胃排空能力。如果使用区域阻滞麻醉或阻滞麻醉联合全身麻醉技术，在实施脊髓麻醉或硬膜外麻醉前必须建立 ASA 标准的麻醉监测，以协助判定局麻药或阿片镇痛药是否无意被注入鞘内、硬膜外腔或是静脉内。如果采用区域阻滞，母体应采取子宫左倾位。大部分病例中均采用了全身麻醉。快速诱导前给予患者预吸氧，诱导药为硫喷妥钠（5mg/kg）、琥珀胆碱（1.5～2mg/kg）、芬太尼（1～2μg/kg），行气管插管。需要注意的是静注母体的药物可以迅速通过胎盘进入胎儿体内。正如第二章中讨论的，怀孕后孕妇的气管黏膜出现水肿现象，应该使用较小型号的气管导管（6.0～6.5mm）以减少术后潜在的气道并发症。

诱导完成后，额外建立一路静脉通路，插入胃管，监测体温。穿刺桡动脉并置管，建立直接动脉压监测，术中母体大量失血时可以迅速采集血样进行实验室检查。子宫血流量与母体平均动脉压成正比，我们试图使麻醉后的母体血压维持在清醒时的基础血压水平[45]。

术中超声可以确定胎儿情况并辨别胎儿体位，这对子宫切口的选择非常重要，因为与最后一次影像学检查不同，术中胎儿体位可能发生改变。

## 麻醉维持

开皮前，吸入麻醉药的吸入浓度需上调至 2MAC 并维持在稳定状态，这能保证术中要求的子宫松弛状态。同时需严密监测母体血压，因为平均动脉压的降低可能会影响子宫血流量，降低脐动脉血流量，从而使胎儿心排血量下降、氧合能力降低。正如第四章讨论的可以给予麻黄碱、去氧肾上腺素、血管紧张素 Ⅱ 或扩容来维持母体平均动脉压，而这些处理对胎儿氧合产生较小的影响。

大部分麻醉医师均采用 100% 氧气混合吸入麻醉药维持麻醉，很少联合氧化亚氮或空气混合吸入。尽管纯氧吸入只能稍微增加胎儿氧合，但是大多数人认为高浓度吸入麻醉药与氧气混合可以增加子宫松弛程度（见第一章"胎儿患者"）。氧化亚氮不能影响子宫状态，对手术要求的完全子宫松弛无任何促进作用。

如果不采用全身麻醉，需要使用其他方法来获得足够的子宫松弛状态，如胎儿麻醉和镇痛。尽管较少文献使用这种方法，但从理论上讲，静脉给予麻醉药物，如单剂量硝酸甘油或持续泵注硝酸甘油都可以获得子宫松弛。药物通过胎盘屏障可以对胎儿产生额外的镇痛作用（如芬太尼），这部分主要在第三章和第四章进行讨论。

## 子宫松弛和子宫灌注

重要的是，要始终确保在整个子宫胎盘循环过程中子宫的完全松弛，以维持母体和胎儿在胎盘层面的气体交换、胎儿的氧合以及避免出现危及胎儿生命安全的窒息现象的出现。影响子宫血流量的因素包括但不限于：麻醉诱导剂、母体过度通气、母体低血压、母体儿茶酚胺的分泌以及任何引起去甲肾上腺素分泌和子宫收缩增加的原因。子宫血流量并不能自我调节，它依赖于母体平均动脉压。子宫血管阻力的增加会降低子宫灌注，见于子宫收缩状态（见第四章）。所有决定 EXIT 手术成功的因素中，尽量降低子宫血管阻力是最为重要的，因为子宫血流量减少可导致胎儿窒息、酸中毒，甚至死亡。

尽管子宫松弛和灌注主要在第三章和第四章中描述，我们一定要意识到在每例操作中都会使用吸入麻醉药或其他抗分娩药物。

## 手　术　操　作

一旦经过超声准确定位胎盘所在位置，即刻开始作好开腹手术的准备。切开腹壁，完整暴露子宫。触诊子宫来确认子宫松弛状态。尽管我们试图使用一些客观的监测手段来判断子宫的松弛程度，但是到目前为止的黄金标准仍然还是术者感官评价。直到术者认为子宫的松弛程度达到了手术标准，才会切开子宫。对患有颈部囊性肿物或有大量腹水使之无法以正常方法娩出胎儿的情况，一些学者推荐在切开子宫前先抽出囊液或腹水，再行子宫切开术[2,3,4,17,20,30,45]。只有这样，才能减小子宫切口的长度。术中使用无菌多普勒监护仪来判断胎盘边缘、胎儿头部和颈部的位置以及脐带位置，从而得出最好的子宫切开位置。一旦确定位置，切开子宫，使用具有止血作用的子宫吻合器（美国手术医疗器械公司，诺沃克，CT）来减少因子宫松弛而导致的母体失血量。

子宫切开、止血完成以后，从切口部分娩出胎儿的头部、颈部和肩膀。因为大部分操作中涉及颈部巨大肿瘤,常需要较大的切口,就像需要完全的子宫松弛来帮助完整娩出胎儿及其肿物。术中一旦发生子宫收缩,将发生不易察觉的胎儿分娩,干扰胎儿胎盘连接,子宫胎盘氧合迅速下降,可严重威胁胎儿的存活能力。有些病例中,娩出胎儿肢端来进行指夹式脉搏血氧仪的监测或建立静脉通路[38,39,45]。尽管大多数胎儿经母体吸入高浓度麻醉药达到麻醉状态,但仍需要给予胎儿额外的镇痛药和肌肉松弛药(如芬太尼、阿托品、肌肉松弛药)。这些药物通常经过胎儿上肢给予一个负荷剂量,或子宫切开前在超声的引导下羊膜腔内注射。越早肌内注射这些药物,胎儿吸收得越完全。如果获得外周静脉通路,这些药物也可以经静脉给予。

## 胎儿呼吸道管理

目前在实施 EXIT 操作时要先在胎儿娩出前建立一个暂时的胎儿气道。如果想成功地建立胎儿呼吸通道,需要术前仔细评估,以及对术中可能发生的各种状况作认真的准备。在这些胎儿患者,使用常规喉镜直视声门继以进行气管插管通常是没有帮助的。此外,由于肿物压迫导致部分气管受压和扭曲,即使成功插入气管导管,也不能保证获得足够的通气。所以,很多手术医师首先选择直接喉镜法和(或)硬质支气管镜检查来确认胎儿呼吸道情况。费城儿童医院的一系列病例报道中,77%的胎儿成功插入气管导管,这些胎儿的解剖结构允许在常规方法(如直接喉镜法)下行气管导管的插入[3]。

在不可能行直接气管插管的情况下,有几个其他的选择。一旦在手术切口内识别出气管,可以实施常规的气管造口术。在术前影像学检查的帮助下,通过气管与外在固定的解剖学标志的关系,可以明确气管的位置。通过术中触诊气管软骨环也可以辨认气管位置。如果上述方法失败了,术中可以从手术切口处插入超声无菌探头来辨认气管软骨环[14]。值得注意的是,在患有颈部畸胎瘤的胎儿,肿瘤本身的组成成分中包括软骨和骨性物质,这可能影响气管的辨认。

一旦辨认出气管软骨环,可以将气管导管穿过软组织直接插入气管内,或使用塞尔丁格技术在逆向导丝的帮助下行气管插管。通过颈部切口先暴露气管,建立一个较小的气管造口,从气管造口处朝头部方向插入一根胃管或导丝,直至胃管或导丝从口腔或一侧鼻孔引出来。将导丝与气管导管连接,然后通过导引丝将气管导管拉

至合适的位置。将气管导管固定后,使用可吸收线缝合气管造口处。

呼吸通路建立后,麻醉医师需对胎儿行机械通气。在一些医院,这项工作是由一名麻醉医师通过无菌程序在手术区承担,但也有一些机构是由一名外科医师或新生儿医师来承担。很难获得足够通气的原因有如下几点。有些肿瘤,特别是颈部畸胎瘤,可以在气管内分泌一些黏稠的黏液。在建立机械通气以前,应当吸出这些黏液,经气管内给予外源性肺泡表面活性剂(3ml/kg),可以降低气道阻力。这可以提高胎儿血氧饱和度大于 90%。如果血氧饱和度仍低,应重新检查气管导管深度,使用无菌听诊器确认胎儿双肺呼吸音。胎儿通常使用 Jeckson-Ree 环路进行机械通气。一旦通气建立,我们将结扎脐带并分娩出胎儿。

## 娩出胎儿和母体麻醉管理

结扎脐带并分娩出胎儿之前,术者与麻醉医师需紧密合作来逆转子宫松弛状态,以减少母体失血量。因为降低宫缩抑制剂浓度,无论是吸入麻醉药还是静脉麻醉药,将可能增加子宫血管阻力,降低胎儿氧合,结扎脐带后需要立刻逆转子宫松弛状态。在卤素类吸入麻醉剂中,低溶性的地氟烷逆转子宫状态的效果最快。脐带结扎后,迅速停止吸入麻醉剂,先给予一个治疗剂量的缩宫素,然后经泵持续输入,根据观察到的子宫收缩反应并随时调整输入速度。如果发生无法控制的大量失血,应该迅速给予其他的子宫收缩药,如甲麦角新碱(0.25mg)、卡前列素(250μg)、碳酸钙(100~200mg)。如果失血仍然存在,应该给予血液制品。如已经使用了最大剂量的宫缩剂而仍不能控制失血,应该考虑切除子宫。术中有可能低估失血量,因此麻醉医师和手术医师的沟通非常重要。外科医师对子宫张力的评估,有助于指导手术中用药。

另外一个包括新生儿医师、麻醉医师和护士的小组需要对新生儿进行处置,给予必要的药物、血液制品,建立静脉通路。胎儿娩出后需很快地进行体格检查、确定双肺呼吸音,循环稳定的判断。当缝合母体腹壁后,在隔壁的手术室里进行新生儿手术。

一旦完成母体止血,子宫收缩恢复,胎盘娩出,如果母体血液循环稳定,可使用较低剂量的吸入麻醉药和氧化亚氮混合吸入维持麻醉。如果已

经置入了硬膜外导管以提供术后镇痛,可以给予局部麻醉药和镇痛药。很多不同配伍的药物均获得较好的镇痛效果,最好使用就诊医院最常用的镇痛方式[38,39,45]。皮肤缝合后,停止吸入麻醉药,给予100%氧气吸入。当母体完全清醒,听从指令,恢复自主呼吸,呼吸道保护反射恢复后,拔出气管导管。

## 第九节　术后管理

接受 EXIT 操作的孕妇的恢复与行剖宫产手术的孕妇有所不同。潜在的术后并发症包括切口裂开、感染、出血、子宫收缩无力等,与剖宫产术后孕妇类似[3,17,19]。尽管我们试图采用子宫下端横切口,前置胎盘患者的手术切口可能位于子宫的不同位置。所以,这些孕妇在下次怀孕时发生子宫破裂的概率会很大。我们会推荐这些孕妇在下次分娩时采用剖宫产术[3,17]。近年来的报道证明,在胎儿手术中使用子宫吻合器对孕妇的再次怀孕没有影响[3,17,54,55]。

与常规剖宫产不同,EXIT 操作中孕妇不能在胎儿娩出即刻看见胎儿。因为娩出的胎儿需要即刻进行手术干预,母体看见的胎儿可能是气管插管和镇静下的胎儿,身上带有监护设备、各种侵入性置管以及水肿扭曲的脸庞。持续的精神支持、社会帮助、解释教育可以帮助父母适应这一过渡期。

## 第十节　结　论

EXIT 操作已经成为治疗产前诊断为患有先天性畸形胎儿的主要治疗方法。通过维持子宫胎盘循环,保证胎儿氧合能力,提供足够的时间来完成胎儿干预手术。对于患有颈部肿物的胎儿,EXIT 手术被证明是有效的。这种操作可被用于患有心肺功能衰竭或出生后死亡率高的疾病。

EXIT 操作的麻醉管理是至关重要的。麻醉管理中最重要的部分是掌握胎儿病理生理改变和母体的生理学改变。我们应该充分地认识子宫灌注的医源性改变可影响胎儿氧合,并将此影响降低到最低程度。保证完全的子宫松弛可以维持子宫胎盘的气体交换。EXIT 操作成功的关键在于手术小组成员之间良好的交流和合作,小组成员包括儿科手术医师、麻醉医师、产科医师、新生儿医师和影像学医师。

## 参 考 文 献

1. Norris MC, Joseph J, Leighton BL. Anesthesia for perinatal surgery. Am J Perinatol 1989;6:39–40.
2. Skarsgard ED, Chitkara U, Krane EJ, et al. The OOPS procedure (operation on placental support): in utero airway management of the fetus with prenatally diagnosed tracheal obstruction. J Pediatr Surg 1996;31:826–8.
3. Bouchard S, Johnson MP, Flake AW, et al. The EXIT procedure; experience and outcomes in 31 cases. J Pediatr Surg 2002;37:418–26.
4. Langer JC, Tabb T, Thompson P, et al. Management of prenatally diagnosed tracheal obstruction; access to the airway in utero prior to delivery. Fetal Diagn Ther 1992;7:12–6.
5. Schwartz MZ, Silver H, Schman S, et al. Maintenance of the placental circulation to evaluate and treat an infant with massive head and neck hemangioma. J Pediatr Surg 1993;28:520–2.
6. Tanaka M, Sato S, Naito H, et al. Anesthetic management of a neonate with prenatally diagnosed cervical tumour and upper airway obstruction. Can J Anaesth 1994;41:236–40.
7. Mychalishka GB, Bealor JF, Graf JL, et al. Operating on placental support; the ex utero intrapartum treatment (EXIT) procedure. J Pediatr Surg 1997;32:327–31.
8. Liechty KW, Crombleholme TM, Flake AW, et al. Intrapartum airway management for giant fetal neck masses: the EXIT procedure. Am J Obstet Gynecol 1997;177:870–4.
9. Liechty KW, Crombleholme TM, Weiner S, et al. The ex utero intrapartum treatment procedure for a large fetal neck mass in a twin gestation. Obstet Gynecol 1999;93(5 Pt 2):824–5.
10. Midrio P, Zadra N, Grismondi G, et al. EXIT procedure in a twin gestation and review of the literature. Am J Perinatol 2001;18:357–62.
11. Bianchi DW, Crombleholme TM, D'Alton ME, editors. Fetology: diagnosis and management of the fetal patient. New York: McGraw-Hill; 2000.
12. Stevens GH, Schoot BC, Smets MJ, et al. The ex utero intrapartum treatment (EXIT) procedure in fetal neck masses: a case report and review of the literature. Eur J Obstet Gynecol Reprod Biol 2002;100:246–50.
13. Schoenfeld A, Ovadia J, Edelstein T, et al. Malignant cervical teratoma of the fetus. Acta Obstet Gynecol Scand 1982;61:7–12.
14. Myers LB, Bulich LA, Mizrahi A, et al. Ultrasonographic guidance for the location of the trachea during the EXIT procedure for cervical teratoma. J Pediatr Surg 2003;38(4):E12–4.
15. Hubbard AM, Crombleholme TM, Adzick NS, et al. Prenatal MRI evaluation of giant neck masses in preparation for the fetal EXIT procedure. Am J Perinatol 1998;15:253–7.
16. Zerella JT, Finberg FJ. Obstruction of the neonatal airway from teratomas. Surg Gynecol Obstet 1990;170:126–31.
17. MacKenzie TC, Crombleholme TM, Flake AW. The ex-utero intrapartum treatment. Curr Opin Pediatr 2002;14:453–8.
18. Kelly MF, Berenholz L, Rizzo, KA, et al. Approach for oxygenation of the newborn with airway obstruction due to a cervical mass. Ann Otol Rhinol Laryngol 1990;99:179–82.
19. Scully Noah MM, Norton ME, Sandberg P, et al. Short-term maternal outcomes that are associated with the EXIT

procedure, as compared with cesarean delivery. Am J Obstet Gynecol 2002;186:773–7.

20. Langer JC, Fitzgerald PC, Desa D, et al. Cervical cystic hygroma in the fetus: clinical spectrum and outcome. J Pediatr Surg 1999;25:58–62.

21. Romero R, Pilu G, Jeanty P, et al. Prenatal diagnosis of congenital anomalies. Norwalk (CT): Appleton & Lange; 1988.

22. Cohen MM, Schwartz S, Schwartz MF, et al. Antenatal detection of cystic hygroma. Obstet Gynecol Surg 1989;44:481–5.

23. Welborn JL, Timm NS. Trisomy 21 and cystic hygromas in early gestational age fetuses. Am J Perinatol 1994;11:19–25.

24. Hedrick MH, Martinez-Ferro, Filly RA, et al. Congenital high airway obstruction syndrome (CHAOS): a potential for perinatal intervention. J Pediatr Surg 1994;29:271–4.

25. Fox H, Cocker J. Laryngeal atresia. Arch Dis Child 1964; 39:641–5.

26. Richards DS, Yancey MK, Duff P, et al. The perinatal management of severe laryngeal stenosis. Obstet Gynecol 1992;80:537–40.

27. Tournier G, Goossens M, Bessis R, et al. Diagnostic antenatal et maladies gentiques pneumologiques. Rev Mal Respir 1988;5:231–8.

28. Watson WJ, Thorp JM, Miller RC, et al. Prenatal diagnosis of laryngeal atresia. Am J Obstet Gynecol 1990;163:1456–7.

29. Weston MJ, Porter HJ, Berry PJ, et al. Ultrasonographic prenatal diagnosis of upper respiratory tract atresia. J Ultrasound Med 1992;11:673–5.

30. DeCou JM, Jones DC, Jacobs HD, et al. Successful ex utero intrapartum treatment (EXIT) procedure for congenital high airway obstruction syndrome (CHAOS) owing to laryngeal atresia. J Pediatr Surg 1998;33:1563–5.

31. Crombleholme TM, Sylvester K, Flake AW, et al. Salvage of a fetus with congenital high airway obstruction syndrome by ex-utero intrapartum (EXIT) procedure. Fetal Diagn Ther 2000;15:280–2.

32. Belfar HL, Foley TP, Hill LM, et al. Sonographic findings in maternal hyperthyroidism: fetal hyperthyroidism/fetal goiter. J Ultrasound Med 1991;10:281–4.

33. Hadi HA, Strickland D. Prenatal diagnosis and management of fetal goiter caused by maternal Graves disease. Am J Perinatol 1995;12:240–2.

34. Heckel S, Favre R, Schlienger JL, et al. Diagnosis and successful in utero treatment of a fetal goitrous hyperthyroidism caused by maternal Graves disease. Fetal Diagn Ther 1997;12:54–8.

35. Hatjis CG. Diagnosis and successful treatment of fetal goitrous hyperthyroidism caused by maternal Graves disease. Obstet Gynecol 1993;81:837–9.

36. Wenstrom KD, Weiner CP, Williamson RA, et al. Prenatal diagnosis of fetal hyperthyroidism using funipuncture. Obstet Gynecol 1990;76:513–7.

37. Bui TH, Grunewald C, Frechner B, et al. Successful EXIT (ex utero intrapartum treatment) procedure in a fetus diagnosed prenatally with congenital high-airway obstruction syndrome due to laryngeal atresia. Eur J Pediatr Surg 2000;10:328–33.

38. Gaiser RR, Cheek TG, Kurth CD. Anesthetic management of cesarean delivery complicated by ex utero intrapartum treatment of the fetus. Anesth Analg 1997;84:1150–3.

39. Gaiser RR, Kurth CD, Cohen D, et al. The cesarean delivery of a twin gestation under 2 minimum alveolar anesthetic concentration isoflurane: one normal and one with a large neck mass. Anesth Analg 1995;81:90–5.

40. Ward VM, Langford K, Morrison G. Prenatal diagnosis of airway compromise: EXIT (ex-utero intra-partum treatment) and foetal airway surgery. Int J Pediatr Otorhinolaryngol 2000;53:137–41.

41. Larsen ME, Larsen JW, Hamersley SL, et al. Successful management of fetal cervical teratoma using the EXIT procedure. J Maternal Fetal Med 1999;8:295–7.

42. Schwartz DA, Moriarty KP, Tashjian DB, et al. Anesthetic management of the exit (ex utero intrapartum treatment) procedure. J Clin Anesth 2001;13:387–91.

43. Gambling DR, Sharma SK, White PF, et al. Use of sevoflurane during elective cesarean birth: a comparison with isoflurane and spinal anesthesia. Anesth Analg 1995;81:90–5.

44. Gagnon AL, Bebbington MW, Kamani A, et al. Prenatally diagnosed fetal neck teratoma. Fetal Diagn Ther 1998; 13:266–270.

45. Myers LB, Cohen D, Galinkin J, et al. Anaesthesia for fetal surgery. Paediatr Anaesth 2002;12:569–78.

46. Magness RR, Rosenfeld CR. Systemic and uterine responses to alpha-adrenergic stimulation in pregnant and nonpregnant ewes. Am J Obstet Gynecol 1986;155:897–904.

47. Shih GH, Boyd GL, Vincent RD, et al. The EXIT procedure facilitates delivery of an infant with a pretracheal teratoma. Anesthesiology 1998;89:1573–5.

48. Vincent RD, Werhan CF, Norman PF, et al. Prophylactic angiotensin II infusion during spinal anesthesia for elective cesarean delivery. Anesthesiology 1998;88:1475–9.

49. Ramin SM, Ramin KD, Cox K, et al. Comparison of prophylactic angiotensin II versus ephedrine infusion for prevention of maternal hypotension during spinal anesthesia. Am J Obstet Gynecol 1994;171:7349.

50. Kalache KD, Masturzo B, Pierro A, et al. Prenatal evaluation of fetal neck masses in preparation for the EXIT procedure: the value of pulmonary Doppler ultrasonography. Prenat Diagn 2001;21:308–10.

51. Rosenfeld CK, Coln CD, Duenhoelter JH. Fetal cervical teratomas as a cause of polyhydramnios. Pediatrics 1979; 64:174–9.

52. Embrey MP, Garret WJ, Pryer DL. Inhibitory action of halothane on contractility of human pregnant uterus. Lancet 1958;ii:1093–4.

53. McNamara H, Johnson N. The effect of uterine contractions on fetal oxygen saturation. Br J Obstet Gynaecol 1995;102:664–7.

54. Sanchez-Ramos L, Kaunitz AM, Gaudier FL, Delke I. Efficacy of maintenance therapy after acute tocolysis: a meta-analysis. Am J Obstet Gynecol 1999;181:484–90.

55. Kitano Y, Flake AW, Crombleholme TM, et al. Open fetal surgery for life-threatening fetal malformations. Semin Perinatol 1999;23:448–61.

# 第十二章

## 产时宫外治疗时即时放置体外膜肺氧合:从出路手术到体外膜肺

原著　LAURA B.MYERS
译者　上官王宁　赵英花
审校　吴军正

对已知宫内胎儿异常或引起胎儿产后死亡的宫内异常的治疗观念进展,已使临床医师进入了围生医学的新领域。一些先进程序与其他创新技术的有机结合进一步扩大了医疗专业人员对目前有关胎儿和新生儿医学知识的了解和认识,并最终应用于临床治疗,从而降低新生儿死亡率并改善预后。产时宫外治疗或简称 EXIT 发展,对产前明确诊断的,且产后几无生存可能的或极高发病率的胎儿提供了一种在围生期持续氧合的方法。EXIT 也已经与另一项创新性的治疗技术——体外膜肺氧合(ECMO)相结合,试图在产后即刻就可以为伴有危及生命的疾患的异常胎儿提供心肺支持。通过胎盘支持提供持续氧合,从而避免 ECMO 操作置管期间可能出现的缺氧,减少缺氧相关的病症发病率,从而为新生儿的生存提供最佳机会。本章将对 EXIT 的主要原理、ECMO 的适应证和并发症以及适合此治疗方法的相关疾病进行阐述。同时对这些治疗操作和疾病的麻醉管理细节、围生期 ECMO 放置的适应证,以及母体和胎儿围术期的注意事项等也一并阐述(具体详见第十一章"产时出路手术麻醉")。

### 第一节　EXIT 治疗方法

在产前已经诊断并接受宫内放置气管闭塞夹治疗的严重先天性膈疝的胎儿,EXIT 最初是作为重新开通气管的一种治疗方法[1]。虽然与接受常规治疗的婴儿相比,这种治疗方法并没有降低死亡率,但这种新技术为伴有多种潜在致命性疾病的胎

儿提供了一种新的治疗选择。此外,产前影像技术的进步和产前超声检查的广泛应用,使胎儿致命结构畸形的分辨率增加,这对围生期的管理并最终对胎儿的转归带来了直接的影响。

此外,参照 OOPS 程序(在胎盘循环支持下进行手术)[2],EXIT 允许通过分娩控制和产时评估策略以治疗伴有危及生命的疾患的胎儿。通过为部分分娩的胎儿维持子宫胎盘循环,从而为操作施行提供宝贵且决定性的时间,这个时间对婴儿的存活至关重要。这些操作包括:直接喉镜检查、支气管镜检查、气管插管、气管切开、肿瘤减压和切除,以及在脐带钳夹之前先进行 ECMO 导管置放(图 12-1)。通过这种方式,在任何时候都可为受威胁的胎儿维持充分的氧供,从而提高整体生存率。

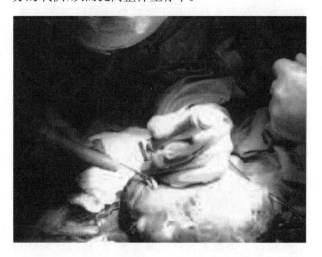

图 12-1　产时宫外治疗(EXIT):为一名患有颈椎巨大畸胎瘤的胎儿进行直接喉镜检查,子宫胎盘维持氧供。照片承蒙费城儿童医院 N. Scott Adzick 医师提供

EXIT 治疗方法目前正用于那些产前影像提示如果采用传统治疗方法成活概率很低的胎儿。具备实施 EXIT 的胎儿疾病必须满足：如果没有干预措施，胎儿或新生儿将很少或没有机会存活。这类疾患包括气道阻塞及其他一些危及生命的气道异常，以及那些可能需要 ECMO 支持的疾病（例如：胎儿存在先天性心脏病和严重的 CDH）。

类似于其他的胎儿干预措施，EXIT 需要麻醉医师同时关注母婴两位患者，而两者之间经常或很多时候会有不同的，甚至相互冲突的需求。然而，又与其他的许多胎儿干预措施不同，对胎儿实施有计划的分娩是这个干预措施的最终目的。这独特的差异造成母体发病率显著上升，因为这个措施要求子宫完全松弛，而这可能会造成母体的严重出血[3]。我们需要充分的理解认识 EXIT，包括胎儿的病理生理，以及妊娠导致的改变对麻醉管理的直接影响，以最大限度减少母婴的发病率和死亡率。

由于先前的经验和成果，EXIT 手术操作已经达到一定程度的规范和标准化，并达到一个广泛的共识，即需要一个团队的合作，完整的术前影像学检查、严格的患者选择标准、提供子宫完全松弛的麻醉用药和管理、充分的子宫胎盘灌注以及保证母体和胎儿血流动力学的稳定。但是，为了提供精准的麻醉管理，必须清楚每个胎儿疾病发展过程中的具体细节，包括胎儿生理发展的改变以及可能的产前治疗方案等，而这些可能会明显影响或改变麻醉管理方案。

然而，现有的大多数文献提供的都是 EXIT 的效果、手术技巧及其转归的详细讨论和理论知识，很少有文献提及对这些干预措施的麻醉管理细节。有关 EXIT 到 ECMO 实施所需要的特殊麻醉技巧的信息就更少。为了最大限度的取得使用这些新技术的成功率，对 EXIT 到 ECMO 治疗方法相关的所有信息都必须仔细进行回顾分析，这将在后面的章节中完成。

## 第二节　EXIT 与剖宫产：麻醉视角

EXIT 与剖宫产是两个有着很大区别的操作，每个都有自己独特的优势和潜在的风险。这两种手术过程中都需要特殊的麻醉技术，且两者操作最终的成功显著依赖于一个良好的麻醉方案以及计划的实施。此外，虽然这两种干预措施有点截然不同，但他们最终的目标都是为了健康的婴儿和母

体。大多数择期剖宫产术选择椎管内麻醉技术（例如：硬膜外阻滞、腰麻或腰麻-硬膜外联合阻滞），目的就是确保母体安全的同时尽可能快速地分娩一个健康的婴儿。分娩一个健康的婴儿，要求最小限度的使用能够穿过胎盘对新生儿产生不利或抑制作用的药物。需要全身麻醉下进行手术操作时，吸入麻醉药的浓度应该保持在最低有效浓度以免对新生儿的呼吸产生抑制作用。再者，较低的最低肺泡有效浓度（MAC）也可降低子宫收缩乏力的风险，从而最大限度地减少产后出血和促进分娩后胎盘的剥离。但是，任何子宫切开术都改变了子宫的血液灌注，导致婴儿缺氧的风险增加（详见第二章"孕妇患者"、第三章"子宫松弛"和第四章"胎儿手术后早产"）。此外，子宫切开后，子宫切口边缘不断有血液流出，这可以导致母体大量失血及低血压，进一步增加胎儿缺氧的风险[4]。

与剖宫产相比，EXIT 在子宫切开前要求子宫完全松弛。这一点通常需要吸入高浓度卤化麻醉气体来实现（2～3MAC 异氟烷或地氟烷）[4]。用吸入麻醉药使子宫完全松弛是必要的，原因有以下几点：①手术操作过程要使胎头、双肩以及很多时候包括胎儿的一部分肢体通过子宫切口娩出，并非整个胎体分娩，如果没有完全的子宫松弛，采用常规剖宫产术中的低横断切口行手术操作是不可能的；②胎儿在娩出之前可能施行手术介入，因此胎儿需要麻醉，这通过胎盘转移卤化吸入麻醉药来实现；③维持胎儿的氧合依赖于充分的子宫灌注和最小的子宫血管阻力，因此，任何改变母体平均动脉压或子宫血管阻力的因素都会改变胎儿的灌注，并最终影响胎儿氧合。

## 第三节　体外膜肺氧合（ECMO）

1974 年，ECMO 作为抢救治疗措施首次应用于临床，针对随时可能死亡的新生儿[5~7]。自那时起，体外生命支持组织（ELSO）已记录了约 15 000 例新生儿通过使用 ECMO 治疗各种各样先天性心肺疾病[6]。现在，ECMO 最常见的适应证是：胎粪吸入综合征、新生儿持续肺动脉高压、先天性膈疝（CDH）、脓毒血症和进行心脏支持。

经过过去几年使用 ECMO 的经验积累，现在使用 ECMO 的新生儿转归结果有了很大的提高，有研究报道用这种支持模式治疗的婴儿存活率大约为80%[8,9]。采用 ECMO 治疗新生儿胎粪吸入综合征

甚至具有更高的存活率（85％）[10]。在最近的一次随机试验中,确凿的数据表明使用 ECMO 可以显著减少新生儿的死亡率[8]。

### 静脉-动脉与静脉-静脉 ECMO

ECMO 的目的是使血液进行氧合从而为重要组织和器官提供充分的氧供。在某些情况下,ECMO 除了维持氧合,还可为需要心脏支持的患者提供满意的血液灌注。目前,存在两种类型的 ECMO 支持方式：静脉-动脉（VA）ECMO 和静脉-静脉（VV）ECMO。

VA ECMO 不仅可提供循环支持还可提供呼吸支持,自 20 世纪 80 年代始已成功应用于临床。使用 VA ECMO 时,需要两个独立的导管：一根导管插入右颈内静脉,另一根导管插入右颈内动脉（图 12-2）。这种类型的 ECMO 对预计有长时间的心肺功能不全者,或即时心肺功能障碍者如难以脱离体外循环机支持的患者,或严重的 CDH 患者非常有用。在使用 VA ECMO 时,右颈内动脉和颈内静脉通过手术方式进行分离,直视下将导管插入血管。导管放置完成且血液流入 ECMO 后,将两根导管固定于血管和皮肤。目前可用于 VA ECMO 最小的导管型号是 8F。

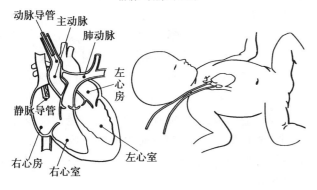

**图 12-2**　静脉-动脉体外膜肺氧合

VV ECMO 用于呼吸衰竭但心血管功能良好的患者,为其提供氧合。该技术的优点包括：避免对颈动脉的手术操作,从而使长期神经并发症发生率最小化[11]。VV ECMO 的实施需要使用一个双腔导管,通常将双腔导管放置在右侧颈内静脉。这种导管经过专门设计,从身体血管引流静脉非氧合血,然后将氧合血直接回送到右心房（图 12-3）。这种双腔导管最小可用型号为 12F。自 1988 年,VV ECMO 也成为需要采用 ECMO 行呼吸支持新生儿患者的方法选择[12,13]。

不管何种插管类型,ECMO 插入导管的选择和管理原则是相同的。由于在解剖上靠近心脏的位置,大多数医师喜欢选用右颈内静脉和右颈内动脉。正如前面所提到的,插管通常通过直接手术分离和暴露血管来进行,虽然近年来 Seldinger 经皮导管已成功应用于临床[12,14,15]。在手术分离血管时,为避免存在自主呼吸的患者在插管之前不慎将空气吸入静脉引发潜在破坏性的并发症,必须使用肌松药。

胸片可以显示 VA ECMO 导管的正确位置,静脉导管尖端位于右心房内,动脉导管尖端位于升主动脉内。导管的位置也可以用心脏超声心动图检查来证实。如果 VV ECMO 使用了双腔导管,胸片应显示导管尖端位于右心房内,使"回送"的氧合血通过三尖瓣进入远端血液循环,以使重复循环血液量减至最小。也可用二维多普勒超声来确认导管的位置[6]。

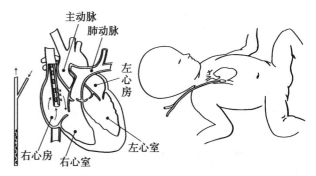

**图 12-3**　静脉-静脉体外膜肺氧合

最近的一项回顾性研究对 11 年间应用 VV ECMO 和 VA ECMO 治疗的 46 名 CDH 新生儿应用成效进行了比较,研究结果表明,对采用 14F VV 导管的患者,VV ECMO 与 VA ECMO 一样可靠[16]。两组的临床转归（生存率、ECMO 持续时间、出院年龄、头部超声和 CT 检查）相似。作者认为采用 VV ECMO 和双腔导管比使用 VA ECMO 更具有潜在的优势,即可减少神经并发症（例如：惊厥、发育迟缓）[17],因此 VV ECMO 和双腔导管应该是 ECMO 的首选方法。其他的研究学者也得到了类似的结果[18]。

### ECMO 环路

ECMO 的目的是提供和维持足够的泵流量,从而为人体重要的组织和器官运送足够的氧气。但是,氧气的运输依赖于滚轮泵的速度或每分钟旋转的次数（转/分）。使用 VA ECMO 时,充分的组织灌注可通过抽取 ECMO 环路中位于氧合器前的混合静脉血标本分析 pH 和氧合指标而得到监测（图 12-4）。通过监测,调整并维持氧分压值（$PO_2$）于 37～40mmHg,血氧饱和度维持在 65%～70%。使用

VV ECMO 时,混合静脉血液样本可能不是灌注的可靠指标,因为右心房内的血液再循环可能导致 $PO_2$ 假性升高。这种情况下,应该考虑其他灌注监测指标（例如：尿量、肝功能检查、血压等）以确定患者最佳的转流速度（转/分）[8]。

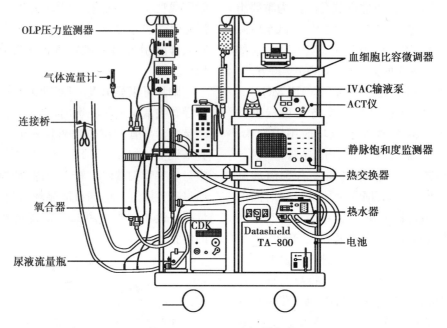

**图 12-4　ECMO 环路：设备车**

ECMO 管道最开始是预充 $CO_2$ 气体,然后加入晶体液和 5% 的白蛋白溶液。白蛋白是包被管壁所必需的,从而降低管道与循环血液的相互反应。$CO_2$ 气体很容易溶解于液体中。预充液通常需要两个单位的红细胞,以顶替循环回路中的晶体液和胶体液。在开始 ECMO 运转之前,通过调节管道预充液使之与生理值一致（初始 pH、氧含量和 $CO_2$ 含量）。

ECMO 氧合器由一个硅胶膜组成,是循环回路中的关键部分。当血液进入氧合器的多歧管区而分布在硅胶膜周围时,发生气体交换。氧气与 $CO_2$ 在硅胶膜中的流动方向与血流方向相反,氧气在通过硅胶膜弥散入血的过程中发生氧合左右,同时排出 $CO_2$。然后含氧血被引流入多歧管,通过一个热交换器后返回到胎儿体内。

ECMO 时的液体管理是一个挑战,要细致地记录液体的丢失量（鼻胃管、粪便、尿液、胸腔引流管等）,以避免不小心的水潴留和全身组织水肿。ECMO 时胎儿预计液体量需要大约为 100ml/（kg·d）。尽管给予密切关注,ECMO 时液体外渗入软组织还是很常见,从 ECMO 开始的最初 3 天内体重会明显增加。能够通过自然排尿排出这部分多余的水分被认为

是胎儿恢复的标志,但也可以主动使用利尿剂（例如：呋塞米）。

ECMO 时胎儿出凝血的管理对于这个医疗干预的整体成功也是至关重要的。使用肝素来维持整个环路无血栓,用活化凝血时间（ACT）监测抗凝水平,使 ACT 维持在 180～220 秒。因血小板流经氧合器时遭到破坏,因此血小板的消耗量同样也要监测。为减少患者 ECMO 时出血的风险并使颅内出血风险降至最低,血小板计数通常要高于（50～100）×$10^9$/L[12,19]。

ECMO 循环可能的机械并发症源于 ECMO 的复杂设计,包括：管道破裂、氧合器中血栓形成、滚轮泵发生故障、血液从管道破损处外漏、管道或硅胶膜内有气泡等。随着技术的进步,近年来这些并发症的发生率远远低于以前。VA ECMO 的医疗并发症往往是由于颈动脉插管引发,可能导致脑栓塞、血栓形成和左半脑出血。永久性颈动脉结扎对以后生活中神经并发症发生率的长期影响还不清楚,这是反对使用 VA ECMO 的主要原因[20]。ECMO 相关的其他并发症包括：溶血、肾衰竭需要透析、渗血和心律失常等。关于这些并发症在下面的章节中会给予详细介绍。

## 放置 ECMO 的选择标准

放置 ECMO 的选择标准以历史经验和治疗效果为基础，并考虑可能的收益-风险比及有关 ECMO 机械设备的局限性等。因此，关于 ECMO 的一般选择标准在接下来的部分进行讨论，虽然不同的患者可能个体差异很大，但有别于下文提到的相关指南的一些例外应当建立在不同个体的基础上。

### 孕 龄

从历史经验来看，小于 34 周孕龄的早产儿在实施 ECMO 时颅内出血相关的发生率和死亡率显著增加[6,21~23]。尽管近来的技术和设备有了很大的改进，早产儿发生此类并发症的风险仍很高。颅内出血风险增加的解释包括：早产儿大脑内的室管膜细胞可能没有完全发育成熟，因而使他们易并发颅内出血。此外，为维持 ECMO 环路中无血栓需要进行全身肝素化，这无疑增加了出血并发症的发生风险。

### 出生体重

套管和导管型号的大小是 ECMO 放置的主要限制。如前所述，VA ECMO 可用的最小导管型号为 8F，VV ECMO 可用的最小双腔导管的型号为 12F。假定经过套管的流量与导管半径的 4 次方成正比（泊肃叶定律），那么同样的流量减少量也为导管半径的 4 次方。新生儿 ECMO 时使用小导管，可导致流量不足，由此引发设备故障和凝血块形成等[6,12]。因此，VA ECMO 时要求的最小体重大约为 2000g，而 VV ECMO 时则约为 3000g。

### 出血并发症

存在无法纠正的凝血功能障碍、正在进行的活动性出血、脓毒血症伴有凝血功能障碍的患者，在行 ECMO 时出血并发症的风险很高。如前所述，持续的肝素化治疗增加了 ECMO 支持患者本已存在的出血风险[24]。因此，在 ECMO 建立之前都应对所有的出血进行控制。

### 颅内出血

拟行 ECMO 的患者放置 ECMO 之前应该没有先前存在颅内出血的证据。如果预先存在病变（颅内出血、脑梗死等），在肝素化和脑血流改变时，可能大幅度增加严重颅内并发症的发生风险。若存在小的脑室内出血（Ⅰ～Ⅱ级），是否放置 ECMO 有赖于个体情况的考虑。所有患者，不管他们之前的 ECMO 治疗病史，在行 ECMO 支持时都应密切监测（每天的颅声谱图），以诊断此类并发症的可能发生。患有早产史、凝血功能障碍、缺血性中枢神经系统损伤或脓毒血症的患儿，并发颅内出血的风险异常增高[6,12,21~24]。

### 可逆的疾病进程

我们应当仔细考虑原发疾病的严重程度以及应用 ECMO 后其改善原发疾病进程的可能性。例如，长期接受正压通气以及相关的气压伤可导致肺支气管发育不全[25]，长时间接触高氧含量水平可使这种情况进一步恶化。即使利用所有治疗手段，这种不可逆肺损伤也需要数周到数月的时间恢复。由于气压伤和（或）氧中毒原因已经发生肺纤维化改变的患者，长时间进行 ECMO 并非有利。此外，ECMO 时间越长，发生感染、败血症、血栓栓塞事件和机械故障的机会就越大。ECMO 不应该用来作为拖延临床不可避免死亡的暂时手段，因此在实施 ECMO 之前必须仔细考虑疾病自然进程的可逆性质和其他可供选择的治疗方案。

### 复合存在的异常

所有拟行 ECMO 的患者，应当筛查其他可能存在的致死性先天异常，如果存在，可能会使 ECMO 放置毫无意义。再次强调，ECMO 不应简单地用来拖延不可避免的死亡。因此，存在着与生命相驳斥的肺和心脏病理生理疾患，是 ECMO 治疗的绝对禁忌证。假如某些心脏疾病同时并发呼吸衰竭（例如：完全性肺静脉异位引流、大血管转位等），如果可能，在进行 ECMO 治疗之前应先进行超声心动图检查。

### 医疗管理失败

患者必须是已经接受常规治疗但失败了才考虑进行 ECMO 治疗。由于不同的医疗机构具有不同的治疗特色和能力，某种程度上，最佳的医疗治疗是一个比较主观的术语，一个治疗机构与另一个治疗机构 ECMO 治疗的适应证也不尽相同。一般公认的治疗策略包括：使用肺血管扩张药物、正性肌力药和通气模式等组成的药理上的心肺支持。可能的治疗也包括：给予外源性的肺表面活性物质、高呼气末正压（PEEP）、反吸呼比、高频振荡通气、允许性高碳酸血症和吸入一氧化氮（NO）。

尽管不同机构存在差异性，对呼吸衰竭且有很高概率随时死亡的患者，目前可接受的开始启动 ECMO 治疗的指征包括：高压通气设置（吸气峰压>40cmH$_2$O），PEEP>7cmH$_2$O，间歇指令性通气（IMV）>100 次/分（BPM）以及 100% 纯氧吸入[6,12,26~28]。以前使用呼吸衰竭的诊断指标（PaO$_2$<40mmHg，肺泡气-动脉血氧分压差>600mmHg×4

小时，氧合指数［OI］＞40）可以通过呼吸机设置进行控制，因此不再当作 ECMO 治疗呼吸衰竭的唯一指征[26~29]。

## 与 ECMO 相关的并发症

像其他的医疗干预措施一样，ECMO 也伴有一定的并发症。我们需要把疾病相关并发症导致 ECMO 放置和与 ECMO 治疗引起的并发症区别开来，记住这一点很重要。使用 VA ECMO 和颈动脉导管置入时，最值得关注的是对新生儿大脑可能产生的损害。一侧颈动脉结扎对胎儿将来大脑发育的影响还不清楚。Schumacher 等证实：经 VA ECMO 治疗会损害患者的右侧大脑半球[30]。此外，Campbell 等报道：经过 VA ECMO 治疗的患者左侧身体癫痫的频率增加，并提出接受 VA ECMO 治疗的新生儿可能会发生右侧大脑半球病变[31]。然而，很难明确地确定这些病变在放置 ECMO 之前是否就存在，或是发生在接受 ECMO 治疗之后。事实上，其他的研究并没得出与 Schumacher 等人研究相一致的结果。这可能与 Schumacher 等人所研究的患者对象有关，这些患者在进行 ECMO 之前或许就存在脑损伤，类似于接受过心肺复苏的患者一样。许多人认为如果避免对动脉血管的操作，颈总动脉的损伤就不会是一个议题，由此强调了 VV ECMO 的重要性。即使 VA ECMO 后进行颈动脉重建也有令人担忧的问题[11]。研究结果表明，使用双腔导管和 VV ECMO 治疗，患者转归稳定。事实上，目前有 25％的新生儿 ECMO 治疗采用双腔静脉导管[9]。

来自体外生命支持组织（extracorporeal life support organization，ELSO）中心登记的数据表明，接受 ECMO 治疗的新生儿至少有 13％的患儿存在脑梗死或经颅脑超声显示有出血的证据[9]。虽然一般在开始接受 ECMO 治疗之前都对患儿进行颅脑超声的评估，但是这些并发症是否来自于 ECMO 目前仍不清楚，因为脑梗死呈现明显的影像图像可能需要数天的时间。的确，ECMO 期间中枢神经系统并发出血的风险在接受抗凝治疗的患者中比较突出[7,10,21]。此外，需要 ECMO 治疗的疾病状况本身也可导致中枢神经系统损害[32]。这一发现进一步强调需要对这些患者进行长期细致的术后随访[31~34]。

已经有一些有关对神经发育的长远影响的研究。最近的一项研究对 76 名患者的认知功能进行了比较，这些患儿或是进行 ECMO 治疗 5 年存活的新生儿，或是达不到 ECMO 治疗入选标准的危重婴儿，采用认知结果、严重智力障碍率和学习不能达标的风险比较两组患儿的神经发育，研究结果表明两组患儿的神经发育相似[7]。此外，父母报告的儿童行为学问题两组发生率也相似。这项研究结果表明 ECMO 治疗患儿和达不到 ECMO 治疗入选标准的危重婴儿，在 5 岁年龄时的认知能力和自我适应能力相似，其他的研究也得出了类似的结果[12,34~38]。

# 第四节　考虑由 EXIT 到 ECMO 治疗的胎儿疾病

## 先天性膈疝（CDH）

CDH 虽表现为一个简单的先天性缺陷，但伴随其他继发的严重疾病。这种解剖学上的简单膈肌缺损被认为是由于孕龄第 10 周胸腹膜管延迟闭合造成的，由此产生的病理生理是腹内脏器疝入胸腔的程度而带来的功能影响，症状可以是出生时的微小症状到严重的肺发育不全。对部分患者，可以发生由于肺部压缩导致纵隔移位并使对侧肺发育停止[39]。大多数膈疝发生于后外侧缺陷（Bochdalek 膈疝）[40]。其他膈疝包括：Morgagni 膈疝和胸骨部横膈疝，这些膈疝都是非常罕见的，大多数临床实例中通常被独立于 Bochdalek 膈疝而考虑。在美国，通过群体研究表明，CDH 的发病率约占活婴的 0.285/1000[40,41]。是否存在性别差异，最近基于人群的研究存有争议，其中有 3 项研究表明不存在性别分布差异，但 Torfs 等人的研究结果表明男性发病率要比女性高，男女比值为 1.25[41]。

CDH 患者往往伴发其他的相关畸形，这些畸形包括：染色体缺陷、神经系统异常、心脏缺陷、肺、消化道、颅面部和骨骼异常等（表 12-1）[42]，但也可仅仅患有 CDH。CDH 患者的最终预后依赖于 CDH 的严重程度、相关的畸形以及诱发疾病的严重程度（例如：肺发育不全）等[43]。CDH 对生理的影响可以形成从轻到重不等的疾病类型，从无任何症状，仅在胸片上偶然发现到新生儿呼吸窘迫。大多数这些患儿伴发一定程度的肺动脉高压和伴有右向左分流的持续胎体循环模式。尽管在过去 20 年里致力于改善新生儿肺功能和对新生儿进行重症监护，但婴儿早期或立即并发心肺症状死亡的概率仍然为 50％～60％[44]。

表 12-1　先天性膈疝伴发畸形

| 染色体缺陷 | 肺部异常 |
|---|---|
| 13 三体综合征 | 肺隔离症 |
| 18 三体综合征 | 肺淋巴管扩张 |
| 21 三体综合征 | 三分叉支气管 |
| 阿佩尔综合征 | **泌尿生殖系统异常** |
| CHARGE 联合征 | 两性畸形 |
| Froin 综合征 | 双角子宫 |
| 五联症 | 双侧隐睾 |
| Turner 综合征 | 肾积水 |
| 3p 基因缺损 | 尿道下裂 |
| 嵌合型三倍体、四倍体 | 肾发育不全 |
| 染色体 7Q 缺损 | 肾发育不良 |
| **中枢神经系统异常** | Potter 后遗症 |
| 胼胝体缺如 | 单肾 |
| 无脑畸形 | 睾丸未降 |
| 颅脊柱裂（畸形） | 肾盂输尿管交界处（UPJ）梗阻 |
| 脑无裂畸形 | 阴道/子宫闭锁 |
| 脑积水 | **骨骼异常** |
| 小头畸形 | 肋骨缺如 |
| 神经管缺陷 | 先天性髋关节脱位 |
| Willis 环异常 | 半椎体 |
| 脊髓血管畸形 | 髋关节脱位 |
| **心脏缺陷** | 肢体挛缩缺陷 |
| 主动脉缩窄 | 多指征 |
| 房间隔缺损 | 骶骨发育不全 |
| 二叶式主动脉瓣 | 脊柱侧弯 |
| 心尖分裂 | 脊椎异常 |
| 异位心 | **胃肠道异常** |
| 三尖瓣下移畸形 | 十二指肠闭锁 |
| 右心室双出口 | 肛门闭锁 |
| 主动脉弓中断 | Meckel 憩室 |
| 左心发育不良 | 脐膨出：输尿管重复畸形 |
| 右心发育不良 | 小肠或大肠扭转 |
| 肺动脉狭窄 | **颅面畸形** |
| 弯刀综合征 | 唇裂 |
| 单冠状动脉 | 腭裂 |
| 大血管转位 | |
| 法洛四联症 | |
| 室间隔缺损 | |

CHARGE 表示：眼睛缺损、心脏异常，后鼻孔闭锁、发育迟缓、生殖器和耳异常

存活 CDH 患者的治疗花费非常巨大，Metkus 等人研究发现每个 CDH 新生儿平均的治疗成本为 137 000 美元，在美国估计每年用于 CDH 患儿的总费用超过 2.3 亿美元[45]。然而，这个估计仅仅反映了初始住院的费用，并不是这些患者终身需要医疗的费用。实际上，新生儿期幸存的婴儿往往伴有其他慢性疾病，甚至在某种程度上伴有严重的慢性健康问题，这使这些患者的实际医疗成本比估计的要高得多[46~53]。

CDH 的死亡率通常与长期通气对肺功能的影响以及其他并存的严重畸形最为相关[54]。如前所述，正压通气使患有 CDH 的胎儿支气管肺发育不良的比例增加[55~57]，此外，许多研究证明，患者患有 CDH 与出生后第一年的低体重之间具有直接的关系[46~48,53,55~59]。

目前关于 CDH 患者的临床治疗经验已发生了巨大的变化[44,52,60~67]。CDH 的手术修复方式由于手术路径（经胸部或腹部）、缺损是否已经闭锁以及是否要使用补片而有诸多变化。此外，手术时机、修复使用的材料、胸腔引流管的使用以及围术期的通气方式等在不同的医疗机构均有所不同[52,62,64,68,69]。过去，过度通气诱导碱中毒在通气模式中占主导地位。而目前，允许性高碳酸血症占主导趋势。临床医师已经采用多种通气模式（例如：IMV、同步 IMV、气管内肺通气、高频振荡通气）来实现这些通气目标[58,62,70~81]。当常规通气支持治疗失败时，ECMO 已成为通常应用的抢救治疗措施[49,82,83]。另外，试验性使用全氟化碳（液体通气）最近被报道应用于临床，并取得了一定的成功[84~86]。

在引入 EXIT 到 ECMO 治疗之前，大多数产前诊断患有胎儿 CDH 的产妇被建议应该到有 ECMO 能力的医疗中心分娩[15,87]。建议新生儿娩出后立即行气管插管，尽量减少面罩通气时空气进入肠和胃形成的疝囊。过去，对患有 CDH 的新生儿需急症行修复术。而术后呼吸功能经常变得恶化，可能是早期修复带来的结果，但目前确切的原因仍不清楚[88]。自 20 世纪 80 年代，外科医师时有报道患儿病情稳定后延迟手术存活率可略有提高[62,89~93]。

对 CDH 继发呼吸衰竭的新生儿来说，ECMO 已经是一个成功、可靠、安全的通气支持方式[5,44,53,94]。Heiss 等人对 50 例患有后外侧 CDH 并出生第一个小时就有临床症状的新生儿进行了回顾性分析[44]，为患有 CDH 的新生儿建立了可靠的判断标准。通过这个判断标准，患有 CDH 的新生儿采用常规通气支持其预期的死亡率为 80%～100%。具体标准包括：①"急性恶化"（$PaO_2 < 40mmHg$ 或 $pH < 7.15$ 超过 2 小时）；②在 30 分钟～1 小时的测定间隔时间里，有 3/5 的测量结果提示 $OI > 40$（$OI = FiO_2 \times MAP \times 100 / 动脉导管后的 PaO_2$），其中 $FiO_2$ 表示吸入氧浓度，MAP 表示平均气道压；③严重的气压伤（包括以下的任何四种：肺间质水肿、气胸、纵隔气肿、皮下气肿、持续漏气时间 > 23 小时、心包积气、平均气道压 MAP > 15mmHg）。该研究同时发现，ECMO 治疗与常规治疗方法在死亡率方面有显著性差异（接受 ECMO 治疗的婴儿存活率为 87%，而常规治疗方法其预期死亡率 > 80%）。

对 CDH 患儿进行的研究大都采用死亡率作为疗效评估指标。据最近一项对 2024 例诊断患有 CDH 的新生儿的集合研究报道，CDH 新生儿其整体存活率为 60%[40]。相关报道数据的局限性包括：相关异常的统计不完全，只有 30% 的报告记录了其他相关异常。Steinhorn 等人最近的一项研究表明，CDH 患儿最好的整体生存率为 60%[95]，在这项研究中，存在单独病灶的 CDH 患儿存活率为 78%，而那些同时存在着其他异常的患儿存活率仅仅为 8%。Wilson 等人的研究表明，"小潮气量"通气模式及允许性高碳酸血症，这种技术可能对患者转归略有改善[80]。Nio 等人对早期或延迟修复 CDH 缺损的对比表明，延迟修复可适当提高患儿的生存率[72]。

最近波士顿儿童医院的一项回顾性研究表明，CDH 患儿的生存率为 93%，明显高于 CDH 研究小组的预测值[96]。生存率的提高归功于多学科团队的良好协作，重点强调将气压伤降低到最小和控制肺动脉高压。进入研究的 39 例患儿都使用了一氧化氮、肺血管扩张剂和 ECMO。作者通过研究认为，几个较大的多学科医疗中心实际的生存率比其他的医疗机构预想的生存率要高得多，因而提示，需要在这些大的医疗中心中去调查和比较何以提高生存率的常规治疗策略。

### CDH 患者胎儿期的干预作用

要对 CDH 胎儿进行可能的医学干预，首先要明确这些胎儿由于存在先天解剖缺陷及其继发的疾病而导致他们处于最高等级的死亡风险。Adzick 等人对 94 例患有 CDH 的胎儿进行了回顾性分析，发现大多数（80%）产前诊断存在 CDH 的胎儿死于新生儿期[97]。此外，研究发现死亡病例往往伴发重大的病理缺陷，许多患儿在疾病发展早期就有大量脏器进入胸腔。他们同时证实羊水过多是 CDH 发生的产前标志(占这些病例的 76％),也是不良临床转归的预测因子(生存率仅为 11％)。

10 年来的试验结果表明,CDH 患者的肺发育不良是由于肺发育过程中被受压而导致的结果,这种发育不良可在出生前通过回纳疝入胸腔的脏器来逆转[98~102]。因此,对 CDH 患者最早的胎儿干预措施包括在宫内直接对胎儿进行剖腹和开胸行修复术。这种手术对母体有较高的风险,因为手术时需要吸入 2~3MAC 浓度的麻醉气体来维持令人满意的子宫松弛。由于可能发生周围血管扩张,导致母体产生低血压,所以要进行有创监测,母体还需使用额外的子宫收缩抑制剂和采取绝对卧床休息,从而减少发生早产和分娩的机会。

这种干预措施在初始阶段其结果并未能证明可明显改善 CDH 胎儿的生存率。Harrison 等也报道了在子宫内矫治肝脏疝入胸腔的 CDH 患者的早期经验,他们认为伴有肝脏疝入的胎儿不适合在子宫内进行修补,因为回纳疝入胸腔的肝脏至腹部,会使静脉导管受压和脐静脉回流受阻,造成胎儿直接死亡[103]。

由于这项技术尚不成熟,其结果也不是很可靠,Harrison 等人进行了一项由美国国家卫生研究院(NIH)资助的研究项目,通过对 CDH 患者进行产前手术与产后治疗的比较,结果表明中、重度 CDH(肝下型)出生后再进行手术治疗更为可取,而对于更严重的 CDH(肝上型)进行产后治疗显然是不行的;但 CDH 行胎儿手术也往往都是致命的[98,104]。

许多研究人员做了大量的工作以探讨严重 CDH 胎儿的替代治疗方法[80,81,105]。动物实验已经证实,气管闭塞可以通过刺激子宫内的肺发育,消除与 CDH 有关的肺发育不全,可改善出生后婴儿的氧合和通气效果[105~107]。但这种肺的发育可能呈现由不正常组织成分构成。具体来说,表面活性物质的主要组成成分,不饱和磷脂酰胆碱在 CDH 羊模型降低为对照值的 58％,在接受气管闭塞治疗的 CDH 羊模型则降低至 17.5％[107]。如果这种表面活性物质缺乏得到及时的补充治疗,也可改善氧合和通气[108]。

目前已发展形成了几种能成功施行胎儿气管闭塞的手术方法,这些方法包括:①使用一段带泡沫套囊和管腔封死的气管导管;②使用一节带泡沫套囊和带磁性流量控制阀的,管腔封死的气管导管;③经喉在气管内插入一个不透水的、可膨胀的

泡沫聚合物[106]。理论上,施行气管闭塞的这些方法是简单和安全的,且新生儿分娩之前去除这些闭塞装置简单易行。由于 CDH 胎儿修复术是开放的有创手术,不但技术操作上存在难度,并且充气量只允许肺被动的代偿性发育,气管闭塞不仅可以积极的促进肺的发育,而且可以使用微创胎儿镜检查技术,从而最大限度地降低了母体的风险。

产前判断 CDH 严重性的客观标准也已得到改进。美国加州大学旧金山分校(UCSF)的 Lipshutz 等人提出了一种新的评估胎儿 CDH 严重程度的方法:肺与头的比例(LHR)[109]。他们对患有左侧 CDH 的 15 例患儿行产前和产后超声检查评估并比较。在这些病例中,LHR 值介于 0.62~1.86 之间,结果表明即使使用了 ECMO,LHR 小于 1.0 的患儿没有一个能存活(n=3)。但所有 LHR 大于 1.4 的患儿(n=4)都存活了,其中有一例患儿需要 ECMO,LHR 值在 1.0~1.4 之间的患儿存活率为 38％,在这些存活的新生儿中有 75％需要 ECMO。他们的结论认为 LHR 在预测患有左侧 CDH 新生儿的转归上是一个有用的指标。

另一项研究表明,所有 LHR>1.35 的新生儿(n=5)都存活,但所有 LHR<0.6 的新生儿均死亡[110]。并且其中非肝疝的新生儿成活率达到了 100％,存在肝疝的患儿存活率下降到 56％。胃的位置、存在羊水过多和腹围对生存率没有预测价值。

除了 LHR,产前对肝位置的诊断已被证明是预测产前诊断患有 CDH 胎儿预后的一个重要指标。Albanese 等人对 48 例施行产前评估的 CDH 患者的医疗记录进行回顾分析[111],并对大部分肝脏疝入左半胸腔的患者(肝上型)与伴有腹腔内肝(肝下型)的胎儿进行了比较。结果表明,与肝下型相比,肝上型新生儿需行 ECMO 的比率较高(19％：53％)。此外,产后存活率肝上型(43％)明显低于肝下型(93％)。正因如此,目前仅考虑对那些产后存活率不足 10％胎儿进行干预措施,如低 LHR(<1.0)和肝脏疝入胸腔的患儿。这些指标可以通过超声检查获得,前瞻性和回顾性的研究均已证明这些指标是患者转归很好的预测因子[109,110,112,113]。

随着微创技术(如胎儿镜检查)应用于各类气管闭塞方法,胎儿 CDH 的治疗不断发展。通过胎儿镜检查置放气管闭塞夹,从而不但避免了对母体子宫切开的需要,还避免了与此技术相关的母体并发症的发生。目前有关胎儿气管闭塞的一项前瞻性多中心临床试验与产后治疗的研究正在进行,用

来评估气管闭塞对患有严重 CDH 胎儿总体存活率的影响[114]。

## 其 他 疾 病

虽然 CDH 仍然是目前考虑采用 EXIT 到 ECMO 治疗最常见的疾病，但这种技术同样应用于患有其他疾病进程的患者。所有这些疾病进程统一的病理特征是：如果按照常规方法，几乎可以肯定的产后新生儿都会立即发生心肺衰竭。这些疾病包括：颈部肿块合并气道塌陷、先天性心脏病和肺静脉畸形（例如：肺动静脉畸形）等。虽然对每种疾病的病理特征进行全面的回顾超出了本文的范畴，但是深入了解每一种疾病的病理和准确评估产后潜在心肺损害的临床严重程度，是确定最佳治疗方案所必要的。

## 第五节    EXIT 到 ECMO：
## 历史案例和初期转归

文献中有关 EXIT 到 ECMO 具体操作程序的相关资料很少，这些案例中有关麻醉注意事项的记载信息就更少。现有资料大多数对 EXIT 步骤进行了详细描述，这些在前面的章中已进行了回顾。因此在以下的章节中仅就 EXIT 到 ECMO 的一些特殊病例进行综述。

MacKenzie 等人报道了一例患有严重左侧 CDH 和法洛四联症的胎儿，如所预料的那样产后需要立即进行 ECMO 支持[115]，胎儿通过 EXIT 娩出，在胎盘旁路循环期间放置 VA ECMO 动脉和静脉导管，避免了新生儿复苏期间的血流动力学不稳定或缺氧，对子宫胎盘循环的支持时间是 58 分钟，最后结果是成功的。

Michel 等人对一名患有大肺动静脉畸形给予 EXIT 到 ECMO 治疗的病例进行了报道[116]。母体采用吸入异氟烷的全身麻醉以达到最大限度的子宫松弛，呼气末异氟烷浓度维持在 1.8%～2.6%，给予麻黄碱（总剂量为 95mg）维持母体收缩压大于 100mmHg。子宫胎盘循环支持总时间是 44 分钟，开始 VA ECMO 后抽取的第一个血气显示 pH 为 7.26，表明胎儿无明显酸中毒。当胎儿进行 VA ECMO 时，由于出血和血流动力学不稳定，胎儿的产后过程变得复杂，继而于第 4 天死于不可逆的呼吸衰竭。

## 第六节    EXIT 到 ECMO：
## 术前注意事项

### 影像学检查

在实施任何手术干预前，对胎儿异常进行术前评估是一个关键且必要的步骤。所有产前影像异常的胎儿，明确解剖区涉及的结构以及与正常组织结构之间的关系对于制订最佳的手术干预计划是必需的。由于胎儿影像技术的进步，临床医师现在能够获得大量有用的信息来帮助制订整体治疗方案。系列影像学检查还可对特定肿块的生长、积水的发展、LHR 值、羊水过多程度的变化、胎儿纵隔移位的证据以及对侧肺发育不良的程度等进行监测。

### 母体术前评估

不管是否建议进行手术干预，确保母体安全才是最重要的，因此对所有的患者都必须进行彻底的病史和体格检查。虽然第二章已对与妊娠有关的生理改变进行了详细的阐述，但任何可能增加母体并发症的复合疾病都应得到针对性的处理。特别是任何心脏和肺部问题都可能进一步增加母体麻醉风险，致使母体不适合进行胎儿干预。如果治疗有需要，在考虑干预之前应取得适合的检查（心电图、超声心动图、肺功能测试）结果。此外，与专家进行探讨，有助于确定病情的严重程度和稳定患者状况的各种可能措施。

母体生理往往可以反映出胎儿可能的病理生理特征，而胎儿病理生理的改变，其结果也会导致母体的改变，如孕妇羊水过多[117]。羊水过多和孕龄早期出现胎儿异常已被证明是产生不利影响后果的高危因素[118]，尤其是出现于孕龄 25 周之前，其胎儿相关死亡率达到 74%[118]。

应当获得详细的产科病史，包括羊水减量操作的次数，每次羊水减量期间抽出的羊水容量以及这些操作与子宫收缩的关系等。另外，羊水过多时出现基本子宫收缩并不罕见，而这些术前信息对母体和胎儿实施最安全的麻醉都是必需的。早产史可提示子宫易激惹，通常表明在 EXIT 实施期间需要进行额外的子宫收缩抑制[119,120]。在某些情况下，母体可能已经口服或静脉注射子宫收缩抑制剂来控制子宫激惹，其中一些药物（例如：硝苯地平、硫酸镁等）可能会对麻醉管理带来影响（详见第四章"胎儿手术后早产"和第五章"胎儿监测"）。

　　存在慢性子宫激惹和子宫收缩病史的产妇可能预示着胎儿或许存在临界酸中毒，由此使得这个胎儿更易受与 EXIT 操作带来的生理和药理改变的影响[121]。胎儿存在酸血症，不管原因是什么，在开始 ECMO 之前或之后可能需要立即实施积极的复苏，甚至可能需要在对胎儿实施干预之前使用复苏药物以及血液制品和碳酸氢盐。

　　最后，必须向产妇及她的家人交代有关干预手术本身的一个全面解释和描述说明，特别是患者需要深刻了解为什么需要保持充足的血管通路、使用必要的监测、需要气管插管和鼻胃管、麻醉药物可能的副作用以及实施 EXIT 到 ECMO 操作后或许不能立即看到自己的孩子等。此外，对 ECMO 环路的描述以及对计划的干预措施之后胎儿的可能状况需要有一个合理的预期，必须要让胎儿父母明白存在的整体风险。这种与家庭之间的相互交流不应在干预开始前才进行，至少要提前好几天进行，这样产妇才会有同家庭成员之间进行私下讨论的机会，讨论可能会遇到的问题并在开始实施这些程序之前很好的将这些问题处理好。

## 胎儿术前评估

　　除了前面讨论的术前胎儿影像学检查外，羊膜穿刺术也可排除患儿存在的潜在遗传病或其他并存因素，这些因素可能导致胎儿不能适应宫外的生活。也应对胎儿进行超声心动图检查，要特别重视非免疫性胎儿积水、心室功能、心室充盈和容量状态，以及任何有关胎儿心律失常或心脏解剖异常的证据等。此外，还应检查动脉导管并测量其直径，因为如果存在导管管径缩窄，就不能给予宫缩抑制剂吲哚美辛。

　　确定胎儿体重对准确地给予胎儿镇痛剂、肌松剂、复苏药物的剂量至关重要。常规使用的药物包括：①芬太尼 $10\mu g/kg$，提供胎儿镇痛和减少胎儿应激反应；②阿托品 $10\sim20\mu g/kg$（最小剂量为 $0.1mg$），防止手术刺激引起心动过缓；③维库溴铵 $0.2mg/kg$，提供肌松[4]。根据临床需要，可以选择长效肌松剂（如哌库溴铵）来替代维库溴铵。在 EXIT 到 ECMO 操作后需要立即恢复胎儿自主呼吸的病例（例如 CDH），需要使用短效肌松剂，以避免长时间的正压通气和可能的气压伤。而对于需要立即切除肿瘤或修复 CDH 缺陷的病例，使用长效肌松剂是有利的。在紧急情况下还可能需要使用复苏药物（例如：肾上腺素 $1\sim10\mu g/kg$）和血液制品（分装成小单位，经过放射线照射的 Rh 阴性 O 型血）。

## 手术室的准备工作

　　一个优秀的麻醉医师，不管他或她是何麻醉亚专科，都会对预期的手术前、手术中和手术后即刻可能发生的事件有一个充分的准备。能够预测一个可能意外事件的发生并为与某一特定手术相关的潜在灾难性并发症作好准备，这种差别可能会带来良好的或毁灭性的两种截然不同的结局。因此，必须对所有的设备和药品进行检查，并在需要时立即可取。胎儿部分分娩前预先作好准备，维持手术室室温于 $29℃$。为母体和胎儿准备好血液制品以便随时可用。为胎儿输注的血液放置在无菌管内，一旦需要输血，就可以放置到手术操作区。前面提到的胎儿药物根据估计的胎儿体重配成合适的剂量单位后给予肌内或静脉注射。这些药物应当在无菌条件下准备，以便随时可用。ECMO 开始之后可能还需要其他的药物（例如：芬太尼、吗啡、肌松剂等），这些药物也应立即可取。

# 第七节　术中注意事项

　　这个手术操作需要一个多学科的团队，组成包括：产科医师、小儿外科医师、超声科医师、ECMO 技师和麻醉医师，他们在相关的领域中提供各自的专业特长，有助于提高整个过程总的成功率。如果分娩后需要立即对新生儿进行手术干预（例如：CDH 修复），应在相邻的手术间为该手术准备独立的一套人员。术前讨论会确定每个团队成员将要承担的角色，针对性地解除每个团队成员提出的任何疑虑和其他相关问题。这也是一个交流任何临床变化的绝好机会，无论是超声检查结果、胎位还是其他有可能改变手术方案的因素。

## 麻醉诱导

　　正如前面章节中详细讨论的那样，尽管肯定有例外（实用其他麻醉方法），但气管内插管全身麻醉是这类病例的首选麻醉方法。不管使用何种麻醉方案，必须预防患者误吸，可以给予 30ml 0.3M 枸橼酸钠来降低胃液酸度，静脉注射甲氧氯普胺促进胃排空。如果采用区域麻醉和全身麻醉相联合的麻醉技术，腰麻或硬膜外穿刺置管前必须按照 ASA 要求的标准先给予患者监护，这样有助于发现意外的全脊麻或局麻药入血所致的中毒反应。一旦椎管内麻醉操作完成，产妇平卧，并使子宫左侧偏位。预吸氧后采用硫喷妥钠（5mg/kg）、琥珀胆碱（1.5～2mg/kg）和芬太尼（1～2μg/kg）行快速顺序诱导并气管插管。要记住产妇使用的药物可立即穿过胎盘到达胎儿，产妇使用的每种药物在注射前必须考虑到这一点，因为胎儿对这些药物可能会产生更为超常的反应。

麻醉诱导后，通常需要开放另外静脉通路，插入一根鼻胃管或口胃管以及体温探头等。此外，还需桡动脉穿刺置管以持续监测母体血压，同时也可提供抽取动脉血行血气分析的快速通路以监测母体失血情况。因为子宫血流量与母体的平均动脉压成正比，因此要使麻醉状态下的母体血压尽量维持在清醒时的平均值水平[4]。

麻醉诱导后通常是先行超声检查以确定胎儿的健康状况并再次验证胎位，这样做是至关重要的，因为胎儿自上次的影像学检查后位置有可能发生改变，如果胎位发生变化，子宫切开的位置就可能发生改变。

## 麻 醉 维 持

在母体手术切皮之前，吸入氟烷类麻醉药浓度至少要增加到 2MAC，以达到术中子宫松弛的稳定麻醉状态。此时，应密切监测母体血压，因为平均动脉压的降低会使子宫和脐动脉的血流量减少，从而减少胎儿的心排血量和氧合。高浓度的吸入麻醉药导致血管明显扩张，也会使产妇术中有发生低血压的风险，母体低血压如果没有得到积极和及时的治疗，可能由于子宫灌注量的减少而导致胎儿缺氧。正如在第三章和第四章中讨论的那样，推注麻黄碱、去氧肾上腺素、血管紧张素Ⅱ以及输注液体可以维持母体平均动脉压，力争对胎儿的氧合影响最小。完全的子宫松弛极易导致产妇在术中发生急性出血，随着子宫吻合器的使用，在子宫切开术时可密封羊水膜和子宫切口边缘，这样可以显著减少失血。

吸入麻醉药的同时，大多数麻醉医师推荐使用100%的氧气而非氧化亚氮或空气混合。虽然这可能只轻微的增加胎儿氧合，但是大多数人认为单独使用高浓度吸入麻醉药可以促进子宫松弛（详见第一章"胎儿患者"）[4]，而氧化亚氮对子宫张力一点都没有影响，因此在需要完全子宫松弛时没有直接用处。

如果仅用一个全身麻醉药，需要使用其他的方法来提供完全的子宫松弛、胎儿麻醉和镇痛。虽然文献中少有报道，但理论上静脉注射宫缩抑制剂如推注硝酸甘油或硝酸甘油持续泵注可实现完全的子宫松弛（见第四章和第五章）。通过胎盘的药物可提供额外的胎儿镇痛（例如：芬太尼）。

## 子宫松弛和灌注

胎儿在子宫胎盘循环支持的整个过程中，保证子宫完全松弛是最重要的事情，这样可以在胎盘层面维持母体-胎儿气体交换，确保胎儿氧合，避免可能威胁生命的低氧血症。影响子宫血流量的因素除了麻醉诱导药物，还包括母体过度通气、母体低血压、引起母体儿茶酚胺释放和去甲肾上腺素活性增加的其他疾病以及子宫张力增加等。子宫血流量不能进行自动调节，它依赖于母体的平均动脉压。使子宫血管阻力增加的任何因素都会减少子宫灌注，如同子宫收缩时所见到的现象（见第三章和第四章）。保证 EXIT 操作完全成功的所有因素中，维持最小的子宫血管阻力是最重要的一个因素，因为子宫血流量的减少会导致胎儿产生低氧血症、酸中毒以及死亡。

## 术中胎儿监护

连续监测胎儿血流动力学的稳定性在胎儿干预的整个过程中都是至关重要的。目前使用的大多数胎儿监护仪都改自成人监护仪，但由于胎儿与成人患者之间存在的显著差异，目前在使用上有一定的局限性，这在第五章中进行了详细的讨论，此节内容将对最常见的监护仪进行综述。

在 EXIT 操作过程中，已经得到应用的术中胎儿监护包括经食管或经腹超声心动图检查、心电图以及脉搏血氧饱和度监测等。UCSF 对接受宫内外科手术的几个胎儿曾经使用过植入无线遥测器，通过无线电波发送连续的心率记录和心电图结果[122]。目前无线遥测技术在大多数医疗机构并未得到应用，因为进行连续监测比较困难（例如手术电刀的干扰），设备放置也存在困难以及设备的可靠性、可接受的替代监测方法等。

为了确保胎儿血流动力学稳定，目前使用的最可靠、创伤最小的监护措施是胎儿脉搏血氧饱和度和胎儿超声心动图，两者各有优缺点。脉搏血氧饱和度监测应用于胎儿肢体不但容易而且无创，可提供胎儿心率和血氧饱和度的连续信息（图12-5）。而使用过程中存在的问题包括：①明亮的手术室和无影灯的干扰使读数不准确，由此为了准确的数值需要完全遮盖氧饱和度探头；②为获取读数，放置探头的皮肤表面必须干燥，因此在放置探头之前必须将胎儿肢体上的羊水除去；③目前，临床应用的大多数血氧饱和度监测仪设计的都是用来测量成人而不是胎儿的血红蛋白水平，来自胎儿的读数可能并不完全准确；④手术电刀可能对此造成干扰；⑤某些情况下，没有胎儿肢体可用，导致脉搏氧饱和度监测设备无用。胎儿超声心动图可提供胎心、心室功能和心室容积等有关信息，不同于脉搏血氧饱和度监测仪，使用这种监测仪器不需要直接暴露胎儿。不管怎样，在进行干预时都需要一名超声科医师参与，这就意味着在原本已经很拥挤的手术台上再多一个人。此外，超声设备还占用手术室宝贵的空间。像脉搏血氧饱和度监测仪一样，它也可能受到手术电刀的干扰，这就限制了这种技术在主要外科切除操作步骤中的应用。这两种不同方法的有机联合，可以为计划好的外科手术整个过程中的关键时刻提供重要信息。

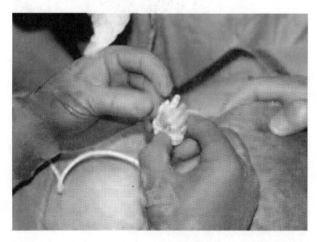

**图12-5**　应用脉搏血氧饱和度探头于胎儿上肢，为保护他免受手术台上无影灯的干扰，这种探头还需覆盖铝箔。照片承蒙费城儿童医院 N. Scott Adzick 医师提供

## 外科手术操作

通过超声检查首先确定胎盘的位置，然后对母体腹部进行手术准备和铺巾。行腹部切口，手术分离完全暴露子宫，然后进行外科触诊以评估子宫的松弛程度。虽然对评估子宫松弛程度的客观指标做了很多尝试和探讨，但是目前评估子宫张力的黄金标准仍然是外科医师的手触诊。因此，在外科医师未确定达到完全的子宫松弛之前不实施子宫切开。羊水过多且大量的病例，一些专家建议在子宫切开之前先对羊水进行抽吸。胎盘边缘估计错误的概率仅次于羊水过多，这导致了子宫切开后胎盘边缘明显的出血[2~4,115,123,124]。

用超声检查来确定胎盘边界，决定胎头、胎颈以及脐带的位置。子宫切开的准确位置一旦确定，应用组织吻合器（stapling device）（US 外科公司，Norwalk, CT）将组织缝入子宫切口边缘（stapled hysterotomy），这样可在保证子宫完全松弛情况下最大限度地减少母体出血。

在获得良好的止血后，将胎头、胎颈和胎肩移至手术野区域。如果此时子宫没有完全松弛，同时发生子宫收缩，就可能会无意中将整个胎体娩出，阻断胎儿胎盘单位的血供，导致所有子宫胎盘的氧合会立即停止，对胎儿的生命构成严重的威胁。正如前面所讨论的那样，时常只娩出胎儿的一个肢体，用来放置脉搏血氧饱和度探头和获得静脉通道[4,125,126]，虽然大多数情况下胎儿的麻醉是通过转胎盘途径由母体吸入的麻醉药而获得的，但是往往还需要额外的镇痛和肌肉松弛（如芬太尼、阿托品、肌松药等）。这些额外追加的药物通常以单次剂量注射于胎体的上肢，或子宫切开前在超声引导下给予。通过肌内注射的药物，较早时间给药的优点是可使胎儿吸收的时间延长。如果有外周静脉通路，任何额外追加的药物都可通过这条通路给予。

## 部分娩出胎儿的气管插管

建立并保护胎儿的气道在有潜在严重疾患的胎儿是非常重要的。诊断有 CDH 的大多数胎儿没有与气管相关的解剖异常和困难气道，可采用常规方法建立一个安全的胎儿气道。因此，采用 Miller 0号或1号喉镜片和喉镜柄就可完成直接喉镜气管插管。一般情况下，气管插管应当由手术间里最有经验的麻醉医师来完成，因为技术上的错误可能带来危及生命的严重后果。在围生期，应当考虑预期可能发生的意外情况。例如，一些专家建议使用低压套囊气管内导管，如果在手术修补后即刻出现通气问题时（如高频通气），就可以避免明显的导管漏气而带来的麻烦。而其他的专家则认为大多数情况下应避免使用带套囊的气管内导管，因为长期气管内插管有可能产生相关的气管狭窄。

患有巨大颈部肿块的患者不能用常规方法来建立一个安全气道，可能需要建立一个外科气道（如气管切开）。重要的是，要记住许多颈部肿块可能会妨碍气道的通畅，致使阻塞部位以下的呼吸道蓄积黏稠的分泌物，这不仅会阻碍有效的通气，而且也会消除肺泡表面活性物质降低肺泡表面张力的任何效应。因此，应备有吸引装置以吸除分泌物，在获得安全气道后应给予表面活性物质（详见第十一章）。

## 术中决定 ECMO 支持的因素

在目前，部分分娩胎儿在接受复合子宫胎盘循环支持和机械通气期间，关于其最终心肺功能衰竭的发病率尚无绝对的预测指标。正因为如此，不同医疗机构之间相关参数当然有所不同。一般情况下，在脐带结扎之前，大多数医师根据胎儿脉搏血氧饱和度值和超声心动图检查来决定该胎儿是否需要接受 ECMO。通常脉搏血氧饱和度值在机械通气开始之前维持在 30%～70%。Seelbach-Gobel 等报道，30% 的胎儿动脉血氧饱和度值是胎儿分娩过程中可以忍受的最低值[127]。在胎儿动脉血氧饱和度低于 30% 时的低氧血症期间，可以预料到机体就会发生酸中毒。采用胎儿血氧饱和度仪（Nell-cor-Puritan Bennett N-400 氧饱和度监测仪，FS-4 传感器，Nellcor，Inc.，Pleasanton，CA）监测 400 例分娩胎儿，结果发现，当胎儿血氧饱和度值长时间较低时，pH 显著下降（每 10 分钟下降 0.02）。除非胎儿血氧饱和度值持续低于 30% 并超过 10 分钟，否则 pH 下降值不会大于 0.05。然而，需要谨慎对待这些结果，因为外推到不同的临床状况，如 EXIT 情况下，这些数据或许并不能代表类似的生理情况。

一些专家以"有效通气 5～10 分钟后血氧饱和度值＞90%"来作为停止子宫胎盘支持后新生儿是否可以维持充分氧合的依据。如果超声心动图显示右心室的容积没有明显增加，且双肺区域能有效的通气，这些证据都可以提示胎儿在分娩后能维持氧合。需要完善这些判断标准，即能够客观评价且数据可重复性，以规范这部分操作流程。这些完善可能包括无创技术下（如 Istat 技术）的胎儿 $PaO_2$ 和 pH 测量，以及使用不同的通气策略。此外，目前尚无研究数据表明子宫胎盘循环支持的 CDH 患者机械通气开始后到底需要多长时间能够达到充分的氧合水平。

## 胎儿分娩及母体管理

ECMO 开始后（图 12-6），脐带被结扎，胎儿娩出。手术和麻醉团队之间的合作对防止产后子宫收缩乏力和母体过量出血至关重要。随着脐带夹闭，即刻关掉吸入麻醉气体，催产素单次静注后持续泵注以增加子宫张力。如果母体出血仍然持续存在，可能需要使用额外的子宫收缩药，这些药物应该现成并可使用。这些药物包括甲麦角新碱（0.25mg）、卡前列素（250μg）和碳酸钙（100～200mg 静脉注射）。如果发生持续性的出血，可能需要血液制品。如果使用了最大剂量的药物进行治疗，出血还是不能控制，此时可能需要采用手术方式来控制出血，这包括将子宫血管结扎，极端情况下甚至需要切除子宫。在此期间，外科医师与麻醉医师团队之间密切的沟通交流至关重要，因为有可能会低估失血量，外科医师对子宫张力的评估可指导麻醉医师的进一步用药。

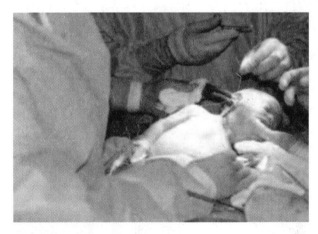

图 12-6　为患有严重先天性膈疝和法洛四联症的胎儿实施产时宫外治疗到体外膜肺氧合（EXIT 到 ECMO），在分娩和结扎脐带前完成 VA ECMO 置管

对于新生儿治疗，应当有一支包括新生儿科医师、麻醉医师和护士的独立团队，因为新生儿可能需要额外的用药、输注血液制品以及获得血管通路等。在分娩之后必须进行简短的体格检查，确认双侧呼吸音，确定足够的 ECMO 流量以及维持血流动力学的稳定。如果计划急诊手术进行干预，在邻近手术间里的另一组麻醉医师、外科医师和护士应作好照顾新生儿的准备。

一旦母体出血得到控制，子宫张力得到恢复，同时胎盘已娩出，此时如果母体血流动力学仍较稳定,可给予低浓度的吸入麻醉药和氧化亚氮。如果放置了硬膜外导管行术后镇痛,可以单次硬膜外注射复合的局部麻醉药与阿片类镇痛药。之后缝合皮肤,关闭所有的吸入麻醉气体,采用 100% 纯氧通气并给予拮抗剂。在产妇完全清醒、能服从指令、维持适当通气量的自主呼吸、气道保护性反射恢复后拔除气管导管。

## 第八节　术后注意事项

进行 EXIT 治疗的母体术后恢复在一定程度上不同于常规剖宫产的产妇,可能的术后并发症包括:伤口裂开、感染、出血和尿潴留,这些与进行常规剖宫产时的并发症相似[3,115,128]。虽然在 EXIT 操作时尽量尝试在子宫下段行子宫切开,但是患有前置胎盘的患者可能需要在子宫的其他位置进行切开,这使得这部分患者在随后怀孕过程中极易发生子宫破裂,因此经常建议这部分患者在将来分娩时采用剖宫产[3,115]。此外,与常规剖宫产相比,伤口出现并发症的概率也较高(如浅表伤口感染)[129]。关于将来的生育能力,现有的研究表明,如果使用如前所述的子宫吻合器技术进行开放式胎儿手术,对母体的生育能力没有影响[3,115,130,131]。

医师们应当也总是要考虑的事实是,不同于常规剖宫产,在大多数情况下父母不能立即同新生儿进行接触,甚至看一眼她们的孩子。因为这些新生儿大多需要进行立即的手术干预,产妇第一眼看到的可能是一个插着气管导管、ECMO 维持、镇静并有各种监护、有创导管甚至可能是面部水肿并扭曲的孩子。持续的情感支持、社会服务和教育有助于父母心态的改变,并提供给他们一个有益的网络使用。

## 第九节　结　论

EXIT 操作时立即施行 ECMO,这是两种新颖和创新技术的联合应用,为分娩后预计需要立即进行心肺支持的新生儿提供了最佳的生存机会。虽然仍有许多问题有待解答,通过仔细地产前评估和制订周全的计划,将来这两种联合技术可能会更大范围的应用于预防可能会给新生儿带来灾难性后果的潜在疾患,并优化患者的长期预后转归。

## 参 考 文 献

1. Norris MC, Joseph J, Leighton BL. Anesthesia for perinatal surgery. Am J Perinatol 1989;6:39–40.
2. Skarsgard ED, Chitkara U, Krane EJ, et al. The OOPS procedure (operation on placental support): in utero airway management of the fetus with prenatally diagnosed tracheal obstruction. J Pediatr Surg 1996;31:826–8.
3. Bouchard S, Johnson MP, Flake AW, et al. The EXIT procedure; experience and outcomes in 31 cases. J Pediatr Surg 2002;37:418–26.
4. Myers LB, Cohen D, Galinkin J, et al. Anaesthesia for fetal surgery. Paediatr Anaesth 2002;12:569–78.
5. German JC, Gazzaniga AB, Amlie R, et al. Management of pulmonary insufficiency in diaphragmatic hernia using extracorporeal circulation with a membrane oxygenator (ECMO). J Pediatr Surg 1977;12:905–12.
6. Kim ES, Stolar CJ. ECMO in the newborn. Am J Perinatol 2000;17:345–56.
7. Kanto WP Jr, Bunyapen C. Extracorporeal membrane oxygenation. Controversies in selection of patients and management. Clin Perinatol 1998;25:123–35.
8. Bartlett RH, Roloff DW, Custer JR, et al. Extracorporeal life support: the University of Michigan experience. JAMA 2000;283:904–8.
9. Extracorporeal Life Support Organization. ECMO registry. Ann Arbor (MI): March 1997.
10. Kanto WP. A decade of experience with neonatal extracorporeal membrane oxygenation: neurodevelopmental outcome. Pediatrics 1991;87:549.
11. Levy MS, Share JC, Fauza DO, et al. Fate of the reconstructed carotid artery after extracorporeal membrane oxygenation. J Pediatr Surg 1995;30:1046–9.
12. Bartlett RH, Roloff DW, Cornell RG, et al. Extracorporeal circulation in neonatal respiratory failure: a prospective randomized study. Pediatrics 1985;76:479–87.
13. D'Agostino JD, Bernbaum JC, Gerdes M, et al. Outcome for infants with congenital diaphragmatic hernia requiring extracorporeal membrane oxygenation. The first year. J Pediatr Surg 1995;30:10.
14. Schumacher RE, Baumgart S. Extracorporeal membrane oxygenation 2001. The odyssey continues. Clin Perinatol 2001;28:629–53.
15. Reickert CA, Hirschl RB, Altkinson JB, et al. Congenital diaphragmatic hernia survival and use of extracorporeal life support at selected level III nurseries with mulimodality support. Surgery 1998;123:305–10.
16. Kugelman A, Gangitano E, Pincros J, et al. Venovenous versus venoarterial extracorporeal membrane oxygenation in congenital diaphragmatic hernia. J Pediatr Surg 2003;38:1131–6.
17. Dimmitt RA, Moss RL, Rhine WD, et al. Venoarterial versus venovenous extracorporeal membrane oxygenation in congenital diaphragmatic hernia: the Extracorporeal Life Support Organization registry, 1990-1990. J Pediatr Surg 2001;36:1199–204.
18. Anderson HL, Snedecor SM, Otsu T, et al. Multicenter comparison of conventional venoarterial access versus venovenous double-lumen catheter access in newborn

infants undergoing extracorporeal membrane oxygenation. J Pediatr Surg 1993;28:530–4; discussion 534–5.

19. Raithel SC, Pennington DG, Boegner E, et al. Extracorporeal membrane oxygenation in children after cardiac surgery. Circulation 1992;85:22305–10.

20. Moulton SL, Lynch FP, Cornish JD, et al. Carotid artery reconstruction following neonatal extracorporeal membrane oxygenation. J Pediatr 1990;116:343–9.

21. Cilley RE, Zwischenberger JB, Andrews AF, et al. Intracranial hemorrhage during extracorporeal membrane oxygenation in neonates. Pediatrics 1986;78:699–704.

22. Allmen D, Babcock D, Matsumoto J, et al. The predictive value of head ultrasound in the ECMO candidate. J Pediatr Surg 1992;27:36–9.

23. Redmond CR, Graves ED, Falterman KW, et al. Extracorporeal membrane oxygenation for respiratory and cardiac failure in infants and children. J Thorac Cardiovasc Surg 1987;93:196–204.

24. Sell LL, Cullen ML, Whittlesey GC, et al. Hemorrhage during extracorporeal membrane oxygenation in neonates. Pediatrics 1986;78:699–704.

25. Northway WH, Rosan RC, Porter DY. Pulmonary disease following respiratory therapy of hyaline-membrane disease. N Engl J Med 1967;276:357–68.

26. Krummel TM, Greenfield LJ, Kirkpatrick BV, et al. Alveolar-arterial oxygen gradients versus the neonatal pulmonary insufficiency index for prediction of mortality in ECMO candidates. J Pediatr Surg 1984;19:380–4.

27. Beck R, Anderson KD, Pearson GD, et al. Criteria for extracorporeal membrane oxygenation in a population of infants with persistent pulmonary hypertension of the newborn. J Pediatr Surg 1986;21:297–302.

28. Marsh TD, Wilkerson SA, Cook LN. Extracorporeal membrane oxygenation selection criteria: partial pressure of arterial oxygen versus alveolar-arterial oxygen gradient. Pediatrics 1988;82:162–6.

29. Ortiz RM, Cilley RE, Bartlett RH. Extracorporeal membrane oxygenation in pediatric respiratory failure. Pediatr Clin North Am 1987;34:3–46.

30. Schumacher RE, Barks JDE, Johnson MV, et al. Right-sided brain lesions following ECMO. Pediatrics 1988;82:155.

31. Campbell BT, Braun TM, Schumacher RE, et al. Impact of ECMO on neonatal mortality in Michigan (1980-1999). J Pediatr Surg 2003;38:290–5; discussion 290–5.

32. Schumaker RE. ECMO: will this therapy continue to be as efficacious in the future? Pediatr Clin North Am 1993;40:105.

33. Bernbaum J, Schwartz IP, Gerdes M, et al. Survivors of extracorporeal membrane oxygenation at 1 year of age: the relationship of primary diagnosis with health and neurodevelopmental sequelae. J Pediatr Surg 1995; 96:907–13.

34. Nakayama DK, Motoyama EK, Mutich RL, et al. Pulmonary function in newborns after repair of congenital diaphragmatic hernia. Pediatr Pulmonol 1991;11:49–55.

35. Glass P, Bulas DI, Wagner AE, et al. Severity of brain injury following neonatal extracorporeal membrane oxygenation and outcome at age 5 years. Dev Med Child Neurol 1997;39:441–8.

36. Somaschini M, Locatelli G, Salvoni L, et al. Impact of new treatments for respiratory failure on outcome of infants with congenital diaphragmatic hernia. Eur J Pediatr 1999;158:780–4.

37. Jaillard S, Pierrat V, Truffert M, et al. Two year follow-up of newborn infants after extracorporeal membrane oxygenation (ECMO). Eur J Cardiothorac Surg 2000;18:328–33.

38. Nield A, Langenbacher D, Poulsen MK, et al. Neurodevelopmental outcome at 3.5 years of age in children treated with extracorporeal life support: relationship to primary diagnosis. J Pediatr 2000;136:338–44.

39. Bianchi DW, Crombleholme TM, D'Alton ME, editors. Fetology: diagnosis and management of the fetal patient. New York: McGraw-Hill; 2000.

40. Langham MR, Kays DW, Ledbetter DJ, et al. Congenital diaphragmatic hernia. Epidemiology and outcome. Clin Perinatol 1996;23:671–88.

41. Torfs CP, Curry CJR, Bateson TF, et al. A population-based study of congenital diaphragmatic hernia. Teratology 1992;46:555–65.

42. Fauza DO, Wilson JM. Congenital diaphragmatic hernia and associated anomalies: their incidence, identification, and impact on prognosis. J Pediatr Surg 1994;29:1113–7.

43. Thibeault DW, Haney B. Lung volume, pulmonary vasculature, and factors affecting survival in congenital diaphragmatic hernia. Pediatrics 1998;101:289–95.

44. Heiss KF, Clark RH, Cornish JD, et al. Preferential use of venovenous extracorporeal membrane oxygenation for congenital diaphragmatic hernia. J Pediatr Surg 1995;30:416–9.

45. Metkus AP, Esserman L, Sola A, et al. Cost per anomaly: what does a diaphragmatic hernia cost? J Pediatr Surg 1995;30:226–30.

46. Delepoulle F, Martinot A, Leclerc F, et al. Long-term outcome of congenital diaphragmatic hernia. A study of 17 patients. Arch Fr Pediatr 1991;48:703–7.

47. Lund DP, Mitchell J, Kharasch V, et al. Congenital diaphragmatic hernia: the hidden morbidity. J Pediatr Surg 1994;29:358–64.

48. Nagaya M, Akatsuka H, Kato J. Gastroesophageal reflux occurring after repair of congenital diaphragmatic hernia. J Pediatr Surg 1994;29:1447–51.

49. Stolar CJ, Snedecor SM, Bartlett RH. Extracorporeal membrane oxygenation and neonatal respiratory failure: experience from the Extracorporeal Life Support Organization. J Pediatr Surg 1991;26:563–71.

50. Stolar CJ, Levy JP, Dillon PW, et al. Anatomic and functional abnormalities of the esophagus in infants surviving congenital diaphragmatic hernia. Am J Surg 1990;159:204–7.

51. Wischermann A, Holschneider AM, Hubner U. Long-term follow-up of children with diaphragmatic hernia. Eur J Pediatr Surg 1995;5:13–8.

52. Clark RH, Hardin WD, Hirschl RB, et al. Current surgical management of congenital diaphragmatic hernia; a report from the Congenital Diaphragmatic Hernia Study Group. J Pediatr Surg 1998;33:1004–9.

53. Van Meurs KP, Robbins ST, Reed VL, et al. Congenital diaphragmatic hernia: long-term outcome in neonates treated with extracorporeal membrane oxyenation. J Pediatr 1993;122:893–9.

54. Skari H, Bjonland K, Haugen G, et al. Congenital diaphragmatic hernia: a meta-analysis of mortality factors. J Pediatr Surg 2000;35:188–97.

55. Bos AP, Hussain SM, Hazebroek FW, et al. Radiologic evidence of bronchopulmonary dysplasia in high-risk congenital diaphragmatic hernia survivors. Pediatr

Pulmonol 1993;15:231–4.

56. Davis SF, Byers RH, Lindegren ML, et al. Prevalence and incidence of vertically acquired HIV infection in the United States. JAMA 1995;274:952–5.

57. Wilson JM, Thompson JR, Schnitzer JJ, et al. Intratracheal pulmonary ventilation and congenital diaphragmatic hernia: a report of two cases. J Pediatr Surg 1993;28:484–7.

58. Koot VC, Bergmeijer JH, Molenaar JC. Lyophilized dura patch repair of congenital diaphragmatic hernia: occurrence of relapses. J Pediatr Surg 1993;28:667–8.

59. Sigalet DL, Nguyen LT, Adolph V, et al. Gastroesophageal reflux associated with large diaphragmatic hernia. J Pediatr Surg 1994;29:1262–5.

60. Beresford MW, Shaw NJ. Outcome of congenital diaphragmatic hernia. Pediatr Pulmonol 2000;30:249–56.

61. Wung JT, Sahni R, Moffitt ST, et al. Congenital diaphragmatic hernia: survival treated with very delayed surgery, spontaneous respiration, and no chest tube. J Pediatr Surg 1995;30:406–9.

62. Lally KP, Jaksic T, Wilson JM, et al. Estimating disease severity of congenital diaphragmatic hernia in the first 5 minutes of life. J Pediatr Surg 2001;36:141–5.

63. Glick PL, Leach CL, Besner GE, et al. Pathophysiology of congenital diaphragmatic hernia III: exogenous surfactant therapy for the high-risk neonate with CDH. J Pediatr Surg 1992;27:866–9.

64. Suen HC, Catlin EA, Ryan DP, et al. Biochemical immaturity of lungs in congenital diaphragmatic hernia. J Pediatr Surg 1993;28:471–5; discussion 476–7.

65. Harrison MR, Adzick NS, Flake AW, et al. The CDH two-step: a dance of necessity. J Pediatr Surg 1993;28:813–6.

66. O'Rourke PP, Lillehei CW, Crone RK, et al. The effect of extracorporeal membrane oxygenation on the survival of neonates with high-risk congenital diaphragmatic hernia: 45 cases from a single institution. J Pediatr Surg 1991;26:147–52.

67. Bohn D, Tamura M, Perrin D, et al. Ventilatory predictors of pulmonary hypoplasia in congenital diaphragmatic hernia, confirmed by morphologic assessment. J Pediatr 1987;111:423–31.

68. Langer JC, Filler RM, Bohn DJ, et al. Timing of surgery for congenital diaphragmatic hernia: is emergency operation necessary? J Pediatr Surg 1988;23:731–4.

69. Lotze A, Knight GR, Anderson KD, et al. Surfactant therapy for infants with congenital diaphragmatic hernia on ECMO: evidence of persistent surfactant deficiency. J Pediatr Surg 1994;29:407–12.

70. Wallace CA, Roden JS. Reverse, innervated latissimus dorsi flap reconstruction of congenital diaphragmatic absences. Plast Reconstr Surg 1995;96:761–9.

71. Harrison MR, Langer JC, Adzick NS, et al. Correction of congenital diaphragmatic hernia in utero. Initial clinical experience. J Pediatr Surg 1990;25:47–55.

72. Nio M, Haase G, Kennaugh J, et al. A prospective randomized trial of delayed versus immediate repair of congenital diaphragmatic hernia. J Pediatr Surg 1994;29:618–21.

73. Adolph V, Flageole H, Perreault TY, et al. Repair of congenital diaphragmatic hernia after weaning from extracorporeal membrane oxygenation. J Pediatr Surg 1995;30:349–52.

74. Casadevall I, Daoud P, Beaufils F, et al. [Congenital diaphragmatic hernia: value of preoperative stabilization].

Pediatr Bucur 1992;47:125–32.

75. Lessin MS, Thompson IM, Deprez MF, et al. Congenital diaphragmatic hernia with or without extracorporeal membrane oxygenation. Are we making progress? J Am Coll Surg 1995;181:65–71.

76. Schimpl G, Fotter R, Sauer H. Congenital diaphragmatic hernia presenting after the newborn period. Eur J Pediatr 1993;152:765–8.

77. Schnitzer JJ, Kikiros CS, Short BL, et al. Experience with abdominal wall closure for patients with congenital diaphragmatic hernia repaired on ECMO. J Pediatr Surg 1995;30:19–22.

78. Steimle CN, Meric F, Hirschl RB, et al. Effect of extracorporeal life support on survival when applied to all patients with congenital diaphragmatic hernia. J Pediatr Surg 1994;29:997–1001.

79. Sweed Y, Puri P. Congenital diaphragmatic hernia: influence of associated malformations on survival. Arch Dis Child 1993;69:68–70.

80. Wilson JM, Lund DP, Lillehei CW, et al. Congenital diaphragmatic hernia—a tale of two cities: the Boston experience. J Pediatr Surg 1997;32:401–5.

81. Azarow K, Messineo A, Pearl R, et al. Congenital diaphragmatic hernia—a tale of two cities: the Toronto experience. J Pediatr Surg 1997;32:395–400.

82. Rasheed A, Tindall S, Cueny DL, et al. Neurodevelopmental outcome after congenital diaphragmatic hernia: extracorporeal membrane oxygenation before and after surgery. J Pediatr Surg 2001;36:539–44.

83. Shew SB, Davis B, Furck AK, et al. Does extracorporeal membrane oxygenation improve survival in neonates with congenital diaphragmatic hernia? J Pediatr Surg 1999;34:720–5.

84. Pranikoff T, Gauger P, Hirschl R. Partial liquid ventilation in newborn patients with congenital diaphragmatic hernia. J Pediatr Surg 1996;31:613–8.

85. Greenspan JS, Wolfson MR, Rubenstein SD, et al. Liquid ventilation of human preterm neonates. J Pediatr 1990;117:106–11.

86. Furhman BP, Paczan PR, DeFrancisis M. Perfluorocarbon-associated gas exchange. Crit Care Med 1991;19:712–22.

87. McGahren ED, Mallik K, Rodgers BM. Neurological outcome in diminished in survivors of congenital diaphragmatic hernia requiring extracorporeal membrane oxygenation. J Pediatr Surg 1997;32:1216–20.

88. Sakai H, Tamura M, Hosokawa Y, et al. Effect of surgical repair on respiratory mechanics in congenital diaphragmatic hernia. J Pediatr 1987;111:432–8.

89. Cartlidge PHT, Mann NP, Kapila L. Preoperative stabilization in congenital diaphragmatic hernia. Arch Dis Child 1986;61:1226–8.

90. Breaux CW Jr, Rouse TM, Cain WS, et al. Improvement in survival of patients with congenital diaphragmatic hernia utilizing a strategy of delayed repair after medical and/or extracorporeal membrane oxygenation stabilization. J Pediatr Surg 1991;26:333–8.

91. West KW, Bengston K, Rescorla FJ, et al. Delayed surgical repair and ECMO improves survival in congenital diaphragmatic hernia. Ann Surg 1992;216:454–62.

92. Nakayama DK, Motoyama EK, Tagge EM. Effect of preoperative stabilization on respiratory system compliance and outcome in newborn infants with congenital

diaphragmatic hernia. J Pediatr 1991;118:793–9.

93. Lally KP, Paranka MS, Roden J, et al. Congenital diaphragmatic hernia: stabilization and repair on ECMO. Ann Surg 1992;216:569–73.

94. Hintz SR, Suttner DM, Sheehan AM, et al. Decreased use of neonatal extracorporeal membrane oxygenation (ECMO): how new treatment modalities have affected ECMO utilization. Pediatrics 2000;106:1339–43.

95. Steinhorn RH, Kriesmer PJ, Green TP, et al. Congenital diaphragmatic hernia in Minnesota; impact of antenatal diagnosis on survival. Arch Pediatr Adolesc Med 1994;148:626–31.

96. Downard CD, Jaksic T, Garza JJ, et al. Analysis of an improved survival rate for congenital diaphragmatic hernia. J Pediatr Surg 2003;38:729–32.

97. Adzick NS, Harrison MR, Glick PL, et al. Diaphragmatic hernia in the fetus: prenatal diagnosis and outcome in 94 cases. J Pediatr Surg 1985;20:357–61.

98. Harrison MR, Adzick NS, Longaker MT, et al. Successful repair in utero of a fetal diaphragmatic hernia after removal of herniated viscera from the left thorax. N Engl J Med 1990;322:1582–4.

99. Harrison MR, Jester JA, Ross NA. Correction of congenital diaphragmatic hernia in utero. I. The model: intrathoracic balloon produces fatal pulmonary hypoplasia. Surgery 1980;88:174–82.

100. Harrison MR, Bressack MA, Churg AM, et al. Correction of congenital diaphragmatic hernia in utero. II. Simulated correction permits fetal lung growth with survival at birth. Surgery 1980;88:260–8.

101. Harrison MR, Ross NA, de Lorimier AA. Correction of congenital diaphragmatic hernia in utero. III. Development of a successful surgical technique using abdominoplasty to avoid compromise of umbilical blood flow. J Pediatr Surg 1981;16:934–42.

102. Adzick NS, Outwater K, Harrison MR, et al. Correction of congenital diaphragmatic hernia in utero. IV. An early gestational fetal lamb model for pulmonary vascular morphometric analysis. J Pediatr Surg 1985;20:673–80.

103. Harrison MR, Adzick NS, Flake AW, et al. Correction of congenital diaphragmatic hernia in utero. Hard learned lessons. J Pediatr Surg 1993;28:1411–7.

104. Harrison MR, Adzick NS, Bullard KM, et al. Correction of congenital diaphragmatic hernia in utero VII: a prospective trial. J Pediatr Surg 1997;32:1637–42.

105. Hedrick MH, Ester JM Sullivan KM, et al. Plug the lungs until it grows (PLUG): a new method to treat congenital diaphragmatic hernia in utero. J Pediatr Surg 1994;29:612–7.

106. Bealer JF, Skarsgard ED, Hedrick MH, et al. The "PLUG" odyssey: adventures in experimental fetal tracheal occlusion. J Pediatr Surg 1995;30:361–4; discussion 364–5.

107. Benachi A, Chaliiey-Heu B, Delezoide A, et al. Lung growth and maturation after tracheal occlusion in diaphragmatic hernia. Am J Respir Crit Care Med 1998;157:921–7.

108. O'Toole SJ, Karamanoukian HL, Irish MS, et al. Tracheal ligation: the dark side of in utero congenital diaphragmatic hernia treatment. J Pediatr Surg 1997;32:407–10.

109. Lipshutz GS, Albanese CT, Feldstein VA, et al. Prospective analysis of lung-to-head ratio predicts survival for patients with prenatally diagnosed congenital diaphragmatic hernia. J Pediatr Surg 1997;32:1634–6.

110. Metkus AP, Filly RA, Stringer MD, et al. Sonographic predictors of survival in fetal diaphragmatic hernia. J

Pediatr Surg 1996;31:148–51; discussion 151–2.

111. Albanese CT, Lopoo J, Goldstein RB, et al. Fetal liver position and perinatal outcome for congenital diaphragmatic hernia. Prenat Diagn 1998;18:1138–42.

112. Harrison MR, Adzick NS, Estes JM, et al. A prospective study of the outcome for fetuses with diaphragmatic hernia. J Pediatr Surg 1996;31:148–52.

113. Graf JL, Gibbs DL, Adzick NS, et al. Fetal hydrops after in utero tracheal occlusion. J Pediatr Surg 1997;32:214–5; discussion 216.

114. Walsh DS, Adzick NS. Fetal surgical intervention. Am J Perinatol 2000;17:277–83.

115. MacKenzie TC, Crombleholme TM, Flake AW. The ex-utero intrapartum treatment. Curr Opin Pediatr 2002;14:453–8.

116. Michel TC, Rosenberg AL, Polley LS. EXIT to ECMO. Anesthesiology 2002;97:267–8.

117. Rosenfeld CK, Coln CD, Duenhoelter JH. Fetal cervical teratomas as a cause of polyhydramnios. Pediatrics 1979; 64:174–9.

118. Sharland GK, Lockhart SM, Heward AJ, et al. Prognosis in fetal diaphragmatic hernia. Am J Obstet Gynecol 1992;166:9–13.

119. Myers LB, Bulich LA, Mizrahi A, et al. Ultrasonographic guidance for the location of the trachea during the EXIT procedure for cervical teratoma. J Pediatr Surg 2003; 38(4):E12–4.

120. Embrey MP, Garret WJ, Pryer DL. Inhibitory action of halothane on contractility of human pregnant uterus. Lancet 1958;ii:1093–4.

121. McNamara H, Johnson N. The effect of uterine contractions on fetal oxygen saturation. Br J Obstet Gynaecol 1995; 102:664–7.

122. Mychaliska GB, Bealer JF, Graf JL, et al. Operating on placental support: the ex utero intrapartum treatment procedure. J Pediatr Surg 1997;32:227–30; discussion 230–1.

123. Langer JC, Fitzgerald PC, Desa D, et al. Cervical cystic hygroma in the fetus: clinical spectrum and outcome. J Pediatr Surg 1999;25:58–62.

124. DeCou JM, Jones DC, Jacobs HD, et al. Successful ex utero intrapartum treatment (EXIT) procedure for congenital high airway obstruction syndrome (CHAOS) owing to laryngeal atresia. J Pediatr Surg 1998;33:1563–5.

125. Gaiser RR, Cheek TG, Kurth CD. Anesthetic management of cesarean delivery complicated by ex utero intrapartum treatment of the fetus. Anesth Analg 1997;84:1150–3.

126. Gaiser RR, Kurth CD, Cohen D, et al. The cesarean delivery of a twin gestation under 2 minimum alveolar anesthetic concentration isoflurane: one normal and one with a large neck mass. Anesth Analg 1995;81:90–5.

127. Seelbach-Gobel B, Heupel M, Kuhnert M, et al. The prediction of fetal acidosis by means of intrapartum fetal pulse oximetry. Am J Obstet Gynecol 1999;180:73–81.

128. Noah MM, Norton ME, Sandberg P, et al. Short-term maternal outcomes that are associated with the EXIT procedure, as compared with cesarean delivery. Am J Obstet Gynecol 2002;186:773–7.

129. Farrell JA, Albanese CT, Jennings RW, et al. Maternal fertility is not affected by fetal surgery. Fetal Diagn Ther 1999; 14:190–2.

130. Sanchez-Ramos L, Kaunitz AM, Gaudier FL, Delke I. Efficacy of maintenance therapy after acute tocolysis: a meta-analysis. Am J Obstet Gynecol 1999;181:484–90.

131. Kitano Y, Flake AW, Crombleholme TM, et al. Open fetal surgery for life-threatening fetal malformations. Semin Perinatol 1999;23:448–61.

# 英中文对照

## A

| | |
|---|---|
| Accessory lung | 副肺 |
| Acetylcholine | 乙酰胆碱 |
| Acidemia | 酸血症 |
| Acidosis | 酸中毒 |
| Acinar | 腺泡的 |
| Actin | 肌动蛋白 |
| Adrenergic receptors | 肾上腺素能受体 |
| Adrenergic receptor stimulation | 肾上腺素能受体兴奋 |
| Adrenocorticotropic hormone | 促肾上腺皮质激素 |
| Airway | 气道 |
| Alanine transaminase(ALT) | 谷丙转氨酶 |
| Alcohol | 乙醇 |
| Alkaline phosphatase | 碱性磷酸酶 |
| American Academy of Pediatric Surgery Section classification | 美国小儿外科学会组织切片分类 |
| Amniotic fluid | 羊水 |
| Angiotensin Ⅱ | 血管紧张素Ⅱ |
| Anhydramnios | 无羊水 |
| Antibiotics | 抗生素 |
| Aortic dilation | 主动脉扩张 |
| Aortic isthmus | 主动脉峡部 |
| Aortic stenosis(AS) | 主动脉瓣狭窄 |
| Apnea | 呼吸暂停 |
| Arnold Chiari malformation type Ⅱ | Ⅱ型阿诺德-基亚里畸形 |
| Arterial blood pressure | 动脉血压 |
| Arterial hemoglobin | 动脉血红蛋白 |
| Arteriovenous fistulae | 动静脉瘘 |
| AS(Aortic stenosis) | 主动脉瓣狭窄 |
| Aspartate transaminase(AST) | 谷草转氨酶 |
| Atosiban(Tractocile) | 阿托西班(醋酸阿托西班注射液) |
| Atrial septum | 房间隔 |
| Atropine | 阿托品 |

## B

| | |
|---|---|
| Bacteriuria | 菌尿 |
| Balloon dilation | 球囊扩张 |
| Baroreceptor reflex | 压力感受器反射 |

| | |
|---|---|
| Baseline fetal heart rate | 基础胎心率值 |
| Baseline fetal heart rate variability | 基础胎心率变异性 |
| Bed rest | 床旁休息 |
| Beta adrenergic receptor stimulation | β肾上腺能受体兴奋 |
| Beta mimetic agents | 拟β肾上腺能受体药 |
| Bilirubin | 胆红素 |
| Birth weight | 出生体重 |
| Bladder outlet obstruction | 膀胱流出道梗阻 |
| Bleeding complications | 出血并发症 |
| Blood flow | 血流 |
| Blood pressure | 血压 |
| Blood volume | 血容量 |
| Bochdalek's hernias | 胸腹裂孔疝 |
| Brain embryologic development | 脑胚胎发育 |
| Bronchogenic cysts | 支气管囊肿 |
| Bronchopulmonary foregut malformation | 支气管肺前肠畸形 |
| Bronchopulmonary sequestration | 支气管肺隔离症 |
| Bupivacaine | 丁哌卡因 |
| Buprenorphine | 丁丙诺啡 |

## C

| | |
|---|---|
| Calcium | 钙 |
| Calcium channel blockers | 钙通道阻滞剂 |
| Caldesmon | 钙调素结合蛋白 |
| Calmodulin | 钙调节蛋白 |
| cAMP | 环磷腺苷 |
| Cardiac intervention | 心脏介入治疗 |
| Cardiac output | 心排血量 |
| Cardiac stroke volume | 每搏量 |
| Cardiovascular system | 心血管系统 |
| Carotid chemoreceptor | 颈动脉化学感受器 |
| CCAM(congenital cystic adenomatoid malformation of the lung) | 肺先天性囊性腺瘤样畸形 |
| Cerebral blood flow | 脑血流 |
| Cervical teratoma | 颈部畸胎瘤 |
| cGMP | 环鸟苷酸 |
| CHAOS(congenital high airway obstruction syndrome) | 先天性高位气道梗阻综合征 |
| Chemoreceptors | 化学感受器 |
| Chest masses | 胸部肿块 |
| Cholesterol | 胆固醇 |
| Cholinesterase | 乙酰胆碱酯酶 |
| Chorioamnionitis | 绒(毛)膜羊膜炎 |
| Chorioamniotic membrane disruption | 胎膜早破 |
| Circulation | 循环 |
| Circulatory redistribution | 循环再分布 |
| Cisatracurium | 顺阿曲库铵 |

| | |
|---|---|
| Clear liquids | 清水 |
| Coagulation | 凝血 |
| Colloid oncotic pressure(COP) | 胶体渗透压 |
| Congenital cystic adenomatoid malformation of the lung(CCAM) | 先天性肺囊肿腺瘤样畸形 |
| Congenital diaphragmatic hernia | 先天性膈疝 |
| Congenital goiter | 先天性甲状腺肿 |
| Congenital heart disease | 先天性心脏病 |
| Congenital high airway obstruction syndrome(CHAOS) | 先天性高位气道梗阻综合征 |
| COP(Colloid oncotic pressure) | 胶体渗透压 |
| Cortical activity | 肾上腺皮质活性 |
| Cortisol | 皮质醇,氢化可的松 |
| COX Ⅱ | 环氧化酶-Ⅱ |
| COX inhibitors | 环氧化酶抑制剂 |
| Cyst decompression | 囊肿减压术 |
| Cystic hygroma | 水囊状淋巴管瘤 |

D

| | |
|---|---|
| Decidua deficiency | 蜕膜缺陷 |
| Descending inhibition | 下行抑制 |
| Desflurane | 地氟醚 |
| Dextrose in water | 葡萄糖水溶液 |
| Digoxin | 地高辛 |
| Doppler ultrasonography | 多普勒超声检查 |
| Duramorph | 硫酸吗啡 |

E

| | |
|---|---|
| Echocardiography | 超声心动图检查 |
| Electrocardiograph | 心电图 |
| Electronic fetal monitoring(EFM) | 电子胎儿监护 |
| Embryologic development | 胚胎发育 |
| Endocrine response to stress | 应激所致内分泌反应 |
| Endocrine system | 内分泌系统 |
| Endoscopic laser surgery | 内镜激光手术 |
| Endoscopic procedures | 内镜操作 |
| Endotracheal anesthesia | 气管内麻醉 |
| Enflurane | 恩氟烷 |
| Enkephalinase | 脑啡肽 |
| Epidural analgesia | 硬膜外镇痛 |
| Epidural anesthesia | 硬膜外麻醉 |
| ERK pathway | ERK 通路 |
| Estradiol | 雌二醇 |
| Estrogen | 雌激素 |
| Ex utero intrapartum treatment(EXIT) | 产时宫外治疗 |
| Extracorporeal membrane oxygenation(ECMO) | 体外膜肺 |
| Extracellular signal regulated kinase(ERK)pathway | 细胞外信号调节激酶(ERK)通路 |

# F

# G

# H

| | |
|---|---|
| Halothane | 氟烷 |
| Hemorrhage | 出血 |
| Hepatic system | 肝脏系统 |
| Hernias | 疝 |
| HLHS(hypoplastic left heart syndrome) | 左心发育不全综合征 |
| HRHS(hypoplastic right heart syndrome) | 右心发育不全综合征 |
| Hybrid lesions | 混合损害 |
| Hydration | 积水 |
| Hydrocephalus | 脑积水 |
| Hydronephrosis | 肾盂积水 |
| Hydrops fetalis | 胎儿水肿 |
| Hyponatremia | 低钠血症 |
| Hypotension | 低血压 |
| Hypoventilation | 通气不足 |
| Hypoxia | 低氧 |
| Hysterotomy | 子宫切开术 |

# I

| | |
|---|---|
| Indomethacin | 吲哚美辛 |
| Induction agents | 诱导药 |
| Inhalational anesthetics | 吸入麻醉药 |
| Inositol triphosphate | 肌醇三磷酸 |
| Intact atrial septum | 完整的房间隔 |
| Interleukin 6 | 白介素-6 |
| Interstitium | 间质 |
| Intracranial hemorrhage | 颅内出血 |
| Intraoperative fetal monitoring | 术中胎儿监测 |
| Intraoperative fetal resuscitation | 术中胎儿复苏 |
| Intrathecal morphine | 鞘内吗啡 |
| Intrathecal opioids | 鞘内阿片类药 |
| Intrauterine endoscopic laser surgery | 内镜下子宫内激光手术 |
| Intrauterine shunt placement | 宫内分流管放置 |
| Intrauterine structures | 子宫内结构 |
| In utero fetal resection | 子宫内胎儿切除术 |
| In utero laser ablation | 子宫内激光消融 |
| Isoflurane | 异氟烷 |

# K

| | |
|---|---|
| Ketamine | 氯胺酮 |
| Kidney | 肾 |

# L

| | |
|---|---|
| Labor | 分娩 |
| Lactic acidosis | 乳酸性酸中毒 |

Lecithin to sphingomyelin ratio　　　　　　　磷脂酰胆碱与神经鞘髓磷脂比率
Liver　　　　　　　　　　　　　　　　　　肝脏
Local anesthesia　　　　　　　　　　　　　　局部麻醉
Local anesthetics　　　　　　　　　　　　　　局部麻醉药
Lung　　　　　　　　　　　　　　　　　　　肺

# M

Magnesium sulfate　　　　　　　　　　　　　硫酸镁
Management of Myelomeningocele(MOMS)　　　脊髓脊膜膨出症的处理
Maternal anesthetics　　　　　　　　　　　　用于母体的麻醉药
Maternal hemorrhage　　　　　　　　　　　　母体出血
Maternal hyponatremia　　　　　　　　　　　母体低钠血症
Maternal hypotension　　　　　　　　　　　　母体低血压
Maternal hysterotomy　　　　　　　　　　　　母体子宫切开术
Maternal local anesthesia　　　　　　　　　　由于母体的局部麻醉
Maternal pain control　　　　　　　　　　　　母体疼痛控制
Meperidine　　　　　　　　　　　　　　　　哌替啶
Metaraminol　　　　　　　　　　　　　　　　间羟胺
Metoclopramide　　　　　　　　　　　　　　甲氧氯普胺
Midazolam　　　　　　　　　　　　　　　　咪达唑仑
Minimally invasive surgery　　　　　　　　　微创手术
Mirror syndrome　　　　　　　　　　　　　　镜像综合征
Mitral valve stenosis　　　　　　　　　　　　二尖瓣狭窄
Mivacurium　　　　　　　　　　　　　　　　米库氯铵
MLCK(myosin light chain kinase)　　　　　　　肌球蛋白轻链激酶
MOMS trial　　　　　　　　　　　　　　　　MOMS 试验
Morgagni hernias　　　　　　　　　　　　　　先天性胸骨后膈疝
Morphine　　　　　　　　　　　　　　　　　吗啡
Motor response　　　　　　　　　　　　　　运动反应
Muscle relaxants　　　　　　　　　　　　　　肌肉松弛药
Myelination　　　　　　　　　　　　　　　　髓鞘形成
Myelomeningocele　　　　　　　　　　　　　脊髓脊膜膨出症
Myelomeningocele repair　　　　　　　　　　脊髓脊膜膨出症修补术
Myosin　　　　　　　　　　　　　　　　　　肌球蛋白
Myosin light chain kinase(MLCK)　　　　　　　肌球蛋白轻链激酶

# N

Nafcillin　　　　　　　　　　　　　　　　　萘夫西林
Nd:YAG laser　　　　　　　　　　　　　　　钇铝石榴石激光
Needle aspiration　　　　　　　　　　　　　　针头抽吸法
Neodymium yttrium aluminum garnet　　　　　钇铝石榴石
Neonatal pulse oximeter　　　　　　　　　　　新生儿血氧饱和度
Neonatal rebound hypoglycemia　　　　　　　新生儿反跳性低血糖
Nervous system　　　　　　　　　　　　　　神经系统
Neurons　　　　　　　　　　　　　　　　　神经元
Nifedipine　　　　　　　　　　　　　　　　硝苯地平

| | |
|---|---|
| Nitric oxide | 一氧化氮 |
| Nitroglycerin | 硝酸甘油 |
| Nociception | 伤害性刺激 |
| Nonsteroidal antiinflammatory drugs(NSAID) | 非甾体抗炎药 |

## O

| | |
|---|---|
| Ondansetron | 昂丹司琼 |
| Oligohydramnios | 羊水过少 |
| Open fetal thoracotomy | 直视胎儿开胸术 |
| Opioids | 阿片类药物 |
| Oropharyngeal teratoma | 口咽畸胎瘤 |
| Oxyhemoglobin dissociation curve | 氧离曲线 |
| Oxytocin | 缩宫素 |
| Oxytocinase | 催产素酶 |
| Oxytocin receptor antagonists | 催产素受体阻断剂 |

## P

| | |
|---|---|
| Pain and stress response | 疼痛和应激反应 |
| Pain management | 疼痛管理 |
| PAIVS(pulmonary valve atresia with an intact ventricular septum) | 室间隔完整的肺动脉瓣闭锁症 |
| Pars sternalis diaphragmatic hernias | 横膈膜疝气 |
| Patient controlled analgesia | 患者自控镇痛 |
| Pentothal | 硫喷妥钠 |
| Percutaneous catheter insertion | 经皮导管置入 |
| Percutaneous drainage | 经皮穿刺引流 |
| Percutaneous fetal procedures | 经皮胎儿操作 |
| Periodic patterns | 循环模式 |
| $PGE_2$ | 前列腺素 $E_2$ |
| Phenylephrine | 去氧肾上腺素 |
| Phospholipase C pathway | 磷脂酶 C 通路 |
| Placenta accrete | 侵入性胎盘 |
| Placental circulation | 胎盘循环 |
| Placental separation | 胎盘剥离 |
| Pneumocytes | 肺泡壁细胞 |
| Polyhydramnios | 羊水过多 |
| Postoperative pain management | 术后疼痛管理 |
| Pregnancy | 妊娠 |
| Preterm premature rupture of the amniotic membranes(PPROM) | 足月前胎膜早破 |
| Preterm labor | 早产 |
| Progesterone | 孕酮 |
| Programming effects | 程序效应 |
| Propofol | 丙泊酚 |
| Prostaglandin $E_2$ ( $PGE_2$ ) | 前列腺素 $E_2$ |
| Prostaglandin $F_2$ alpha | 前列腺素 $F_2\alpha$ |
| Prostaglandin H synthetase type | 前列腺素 H 合成酶 |
| Prostaglandin inhibitors | 前列腺素抑制剂 |

| Prostaglandins | 前列腺素 |
|---|---|
| Pulmonary edema | 肺水肿 |
| Pulmonary hypoplasia | 肺发育不全 |
| Pulmonary sequestration | 肺隔离症 |
| Pulse oximetry | 胎儿的脉搏血氧测定法 |
| Pyelonephritis | 肾盂肾炎 |

## R

| Radiofrequency ablation | 射频消融 |
|---|---|
| Rebound hypoglycemia | 反跳性低血糖 |
| Red blood cell volume | 红细胞容积 |
| Regional anesthesia | 区域麻醉 |
| Regional neuraxial blockade | 椎管内阻滞 |
| Renal blood flow | 肾血流量 |
| Renal function | 肾功能 |
| Renal system | 肾脏系统 |
| Respiratory alterations | 呼吸功能改变 |
| Respiratory development | 呼吸器官的发育 |
| Respiratory system | 呼吸系统 |
| Revealed caval occlusion | 显性腔静脉闭塞 |
| Reversible disease | 可逆性疾病 |
| Ritodrine | 羟苄麻黄碱 |

## S

| Sacrococcygeal teratoma(SCT) | 骶尾部畸胎瘤 |
|---|---|
| Scalp blood sampling | 头皮血样 |
| Sensory receptors | 感受器 |
| Sevoflurane | 七氟烷 |
| Shunts | 分流 |
| Spinal cord | 脊髓 |
| Stocker classification | Stocker 分类 |
| Stress response | 应激反应 |
| Succinylcholine | 琥珀胆碱 |
| Sufentanil | 舒芬太尼 |
| Supine hypotensive syndrome | 仰卧位低血压综合征 |
| Surfactant | 表面活性物质 |

## T

| Teratoma | 畸胎瘤 |
|---|---|
| Terbutaline | 特布他林 |
| Thalamus | 丘脑 |
| Thermocoagulation | 热凝固术 |
| Thiopental | 硫喷妥钠 |
| Thrombin | 凝血酶 |
| Tocolytics | 宫缩抑制剂 |
| TOF(tetralogy of Fallot) | 法洛四联症 |

Tractocile                                            醋酸阿托西班注射液

Transplacental therapy                                经胎盘治疗

TRAP(twin reversed arterial perfusion sequence)      凝血酶受体激活肽

Triglycerides                                         三酰甘油

twin twin transfusion syndrome(TTTS)                  双胎输血综合征

## U

Umbilical cord ligation                               脐带结扎

Uterine blood flow                                    子宫血流

Uterine cavity                                        子宫腔

Uterine contractions                                  子宫收缩

Uterine relaxation                                    子宫松弛

Uterine stapling device                               子宫缝合器装置

Uterine tone                                          子宫张力

Uteroplacental circulation                            子宫胎盘循环

Uterus                                                子宫

## V

Vecuronium                                            维库溴铵

Volatile anesthetics                                  挥发性麻醉剂

## Y

Yttrium aluminum garnet(YAG)laser therapy             钇铝石榴石激光治疗

# 索　引